# MUSKEL-FUNKTION

## Prüfung und klinische Bedeutung

Karin Wieben
Bernd Falkenberg

3. Auflage

97 Abbildungen
in 246 Einzeldarstellungen

Geleitwort von
F.-W. Meinecke

2001
Georg Thieme Verlag
Stuttgart · New York

Karin Wieben
Markt 16
21509 Glinde

Bernd Falkenberg
Friedrichstraße 43
58636 Iserlohn

1. Auflage 1991
2. Auflage 1997

*Die Deutsche Bibliothek – CIP-Einheitsaufnahme*

**Wieben, Karin:**
Muskelfunktion : Prüfung und klinische Bedeutung / Karin Wieben und Bernd Falkenberg. Geleitw. von F.-W. Meinecke. – 3. Aufl. – Stuttgart ; New York : Thieme, 2001

**Wichtiger Hinweis:**

Wie jede Wissenschaft ist die Medizin ständigen Entwicklungen unterworfen. Forschung und klinische Erfahrung erweitern unsere Erkenntnisse, insbesondere was Behandlung und medikamentöse Therapie anbelangt. Soweit in diesem Werk eine Dosierung oder eine Applikation erwähnt wird, darf der Leser zwar darauf vertrauen, daß Autoren, Herausgeber und Verlag große Sorgfalt darauf verwandt haben, daß diese Angabe **dem Wissensstand bei Fertigstellung des Werkes** entspricht.


Rüdigerstraße 14, D-70469 Stuttgart
Printed in Germany

Satz und Druck: Druckhaus Götz GmbH, D-71636 Ludwigsburg
Gesetzt auf CCS Textline (Linotronic 630)

ISBN 3-13-742703-7 1 2 3 4 5 6

## Geleitwort

Die Bemühungen, muskuläre Ausfallserscheinungen zu bewerten und vergleichbare Ergebnisse zu erarbeiten, reichen heute fast 80 Jahre zurück (L. Daniels et al., 1962). Verfolgt man diese Entwicklung, so wird nicht nur die Bedeutung solcher Verfahren in der täglichen Arbeit, sondern auch das Bestreben der Benutzer deutlich, die Muskelfunktionstests noch praxisnäher und funktionsgerechter zu gestalten. Sie dienen der ersten Standortbestimmung bei der Übernahme der Patienten, der Überprüfung der Therapieergebnisse durch Nachuntersuchungen in regelmäßigen Abständen und der Festlegung des Abschlußbefundes. So erhalten Ärzte, Physiotherapeuten, Ergo- und Sporttherapeuten Informationen über die einzuschlagenden therapeutischen Wege und deren notwendige Änderung, über Rückbildungen vorhandener Lähmungen, über erforderliche Hilfen zur Selbsthilfe im täglichen Leben und im nachstationären Bereich. Die Patienten erkennen Therapiegewinne und können Ängste abbauen, Therapeuten ihre Behandlungsverfahren auf die individuell ermittelten funktionellen Gegebenheiten einstellen. Trainer und sportliche Betreuer im Rehabilitations- und Behindertensport erhalten wertvolle Unterlagen für die Beurteilung sportlicher Leistungsbreiten. Einheitliche Grundlagen im nationalen und internationalen Bereich erlauben vergleichbare Untersuchungen verschiedener ärztlicher, physio- oder ergotherapeutischer Behandlungsansätze.

Rückenmarkschäden weisen in ihren Folgen eine große Variationsbreite vollständiger und teilweiser Lähmungen auf. Sie sind damit besonders geeignet, isolierte Ausfallserscheinungen, deren Untersuchungsverfahren und Kompensationsmöglichkeiten zu analysieren. Waren es in den fünfziger Jahren die peripheren Lähmungen nach Poliomyelitis, die zum Ausbau vorhandener Testmethoden führten, so sind es seit vielen Jahren die verbesserten Therapieverfahren bei Querschnittlähmungen, die den Wunsch nach Neuorientierungen erwecken.

Karin Wieben war über viele Jahre Leiterin der krankengymnastischen Abteilung des Querschnittgelähmten-Zentrums des Berufsgenossenschaftlichen Unfallkrankenhauses Hamburg, Bernd Falkenberg war einer ihrer Mitarbeiter. Gemeinsam entwickelten sie Vorstellungen zu diesem Buch, die sich aus ihrer täglichen Arbeit mit Tetra- und Paraplegikern vom Unfalltage an bis zum Abschluß der umfassenden Rehabilitation in enger Zusammenarbeit mit dem übrigen Team ergaben.

So ergänzen sie jetzt das bewährte, international anerkannte Bewertungssystem von Muskelfunktions-Grad 0 – 5 um den Grad 6, der es erlaubt, etwas über die Ausdauer einer Bewegung auszusagen, wodurch sich vielleicht noch eine Restschwäche aufzeigen läßt. Den funktionellen Beschreibungen fügen sie nicht nur die gängigen Lähmungsbilder, sondern auch die Auswirkungen verbliebener Schwächen auf die Alltagsbewegungen hinzu. Eine zusätzliche Möglichkeit, larvierte Defizite zu erkennen und ggf. therapeutischen Ansätzen zugänglich zu machen.

Wer Neuland betritt, rechnet nicht nur mit Zustimmung, er muß auch auf Kritik eingestellt sein. Solche Diskussionen entscheiden über die breite Anwendbarkeit neuer oder ergänzender Verfahren. In jedem Falle bringen sie Klarheit in manche noch offenen Fragen. Davon lebt der Fortschritt, zu dem auch diese Darstellung sicher beitragen kann.

Reinbek, im März 1991

Prof. Dr. med. F.-W. Meinecke
ehem. Chefarzt des Querschnittgelähmten-Zentrums des
Berufsgenossenschaftlichen
Unfallkrankenhauses Hamburg

## Vorwort zur 1. Auflage

Muskelsynergie ist das Zusammenwirken verschiedener Muskelgruppen bei dynamischer oder statischer Beanspruchung des Bewegungsapparates. Erst dieses Zusammenspiel ermöglicht volle Kraftentfaltung und koordinierte Bewegungen. Das Wissen um dieses Zusammenwirken verschiedener muskulärer Abläufe ist erforderlich, um einen gestörten Bewegungsablauf zu analysieren.

Der Muskelfunktionsstatus gibt uns hierbei die Möglichkeit, manuell den Grad einer Schwäche während der Bewegung zu beurteilen. Er bildet die Grundlage, Ursachen, die zu einem gestörten Bewegungsablauf führen, zu erkennen.

Um eine Aussage über die Ausdauer bei maximaler Kraft zu erhalten, haber wir die Note 6 (10malige Wiederholung gegen maximalen Widerstand) in die Bewertungsskala mit einbezogen.

Im Laufe unserer Tätigkeit in einem Zentrum für Rückenmarkverletzte mußten wir erkennen, daß die gebräuchlichen „Muskelteste" nur unter Vorbehalt Gültigkeit hatten.

In vielen verschiedenen Zentren, Schulen und anderen klinischen Einrichtungen hat sich die Ansicht manifestiert, daß es möglich sei, die Kraft eines Muskels durch bestimmte Gelenkeinstellungen isoliert zu bewerten. Ein Muskel kann auf seine Innervation bzw. Kontraktionsfähigkeit oder auch auf eine Verkürzung geprüft werden. Jedoch sollte der Prüfer nicht dem Irrtum unterliegen, auch die Kraft eines Muskels isoliert beurteilen zu können. Eine Bewegung wird immer (mit wenigen Ausnahmen) synergistisch von mehreren Muskeln durchgeführt. Der prozentuale Kraftanteil der an der entsprechenden Bewegung beteiligten Muskeln ist unterschiedlich hoch.

Die Ursache für diese einseitige Entwicklung in der Muskelfunktionsprüfung ist dem Fehlen einer adäquaten Dokumentationsmöglichkeit zuzuschreiben. Ein Prüfungsbogen muß für die Diagnostik und Prognosestellung Angaben über die Innervation eines jeden Muskels beinhalten und aussagen, mit welchem Kraftgrad eine Bewegung durchgeführt werden kann.

Obwohl diese Veröffentlichung überwiegend an Physiotherapeuten gerichtet ist, sind auch andere medizinische Berufsgruppen, wie z. B. Ärzte, Ergotherapeuten und klinische Sporttherapeuten, gefordert, sich mit dieser Thematik auseinanderzusetzen, um entsprechende Behandlungsmaßnahmen ergreifen zu können.

Wir möchten allen an der Gestaltung dieses Buches mitwirkenden Personen danken und hoffen, daß es dem Leser in seiner praktischen Tätigkeit eine Hilfe sein wird.

*Karin Wieben*
*Bernd Falkenberg*

## Vorwort

Nach dem Erscheinen der ersten Auflage sind einige Jahre des intensiven Arbeitens mit dem Buch, in der täglichen Praxis und als Unterrichtsunterlage, vergangen.

Eigene Erfahrungen und Zuschriften von Ärzten und Kollegen, für die wir uns hier bedanken möchten, brachten uns dazu, die erste Auflage zu überarbeiten und zu erweitern.

Das frühere Kapitel „Segmentale Innervationsschemata“ wurde neu geordnet und durch eine Abhandlung über die Prüfung der Muskeleigenreflexe ergänzt. Diese Änderungen sollen es dem Benutzer erleichtern, neurologische Befunde besser zuordnen zu können.

Damit das Arbeiten mit dem Buch einfacher wird, haben wir alle Bilder mit einer Legende versehen.

Sicherlich für Schüler ganz hilfreich ist die Ergänzung am Ende des Buches, in der Prüfungsfragen aufgeführt sind.

Wir denken, daß wir mit dieser Überarbeitung und Ergänzung dem Praktiker und dem Schüler für die tägliche Arbeit eine gute Hilfe in die Hand gegeben haben.

Bedanken möchten wir uns auch noch für die freundliche Unterstützung und die konstruktive Mitarbeit, die wir im Hause des Thieme-Verlages erfahren haben.

*Karin Wieben*
*Bernd Falkenberg*

# Inhaltsverzeichnis

Fragenkatalog

# Grundlagen

## Manueller Muskelfunktionsstatus

Der manuelle Muskelfunktionsstatus bietet die Möglichkeit, mit geringem technischem Aufwand die Ausdehnung und den Grad einer Muskelschwäche zu bestimmen.

Bei neurologischen Krankheitsbildern ist die korrekte Aussage über die Muskelfunktion hilfreich bei der Erstellung von Differentialdiagnosen und Prognosen. Weiterhin ist er ein wertvolles Mittel, um muskuläre Dysbalancen objektiv zu analysieren (siehe auch Muskelsynergie und Auswertung der Muskelfunktionsprüfung). Durch regelmäßige Wiederholungen einer solchen Befunderhebung läßt sich der physiotherapeutische Behandlungsverlauf objektivieren, das Behandlungsziel prüfen und der Behandlungsplan optimaler gestalten.

## Voraussetzungen für die Genauigkeit des Muskelfunktionsstatus

Für die Beurteilung der aktiven Bewegungsmöglichkeiten in einem Gelenk wird vorausgesetzt, daß der Prüfer detaillierte Grundkenntnisse über Gelenkmechanik, Muskelverlauf und -funktion besitzt. Genauigkeit und Sorgfalt sind wichtige Voraussetzungen für die Verläßlichkeit der Prüfung, und sicherlich gehören ausreichende Erfahrungen dazu, um unter Abwägung aller Kriterien einen objektiven Status zu erstellen.

Ein Muskelfunktionsstatus, der ungenau durchgeführt wird, kann durch seine fehlerhafte Aussage verwirren und Grundlage für falsche Rückschlüsse sein.

Folgende Punkte müssen bei der Durchführung berücksichtigt werden:

- Die Muskelfunktionsprüfung muß immer aus einer korrekten Ausgangsstellung und unter Beibehaltung der entsprechenden Bewegungsebene erfolgen.
- Ist eine Fixation für die Prüfung erforderlich, so erfolgt sie durch den Prüfer immer proximal des zu bewegenden Gelenkes.
- Individuelle Einflüsse werden weitgehend gering gehalten, wenn der Muskelfunktionsstatus immer von demselben Prüfer durchge-

führt wird. Nach Möglichkeit sollte er nicht vom behandelnden Therapeuten aufgestellt werden, da dieser in der Regel nicht wertfrei urteilen kann.

- Vor Ermittlung des Kraftgrades muß das passive Bewegungsausmaß geprüft werden. Bewegungseinschränkungen, die aus unterschiedlichen Ursachen resultieren können, werden berücksichtigt und durch einen Vermerk in die Bewertung mit einbezogen. Sie können ligamentärer, kapsulärer, ossärer, muskulärer oder schmerzhafter Natur sein. Ein Gelenkstatus nach der Neutral-Null-Methode muß beigefügt werden, wenn das normale Bewegungsausmaß aus diesen Gründen nicht erreicht werden kann.
- Die Höhe des Widerstandes ist immer in Abhängigkeit zur Konstitution, zum Alter und Geschlecht des Patienten und zu den zu prüfenden Funktionen zu setzen. So wird der Widerstand für einen aktiven Sportler sicher höher sein als für einen untrainierten älteren Menschen, und der Extension im Endgelenk des Daumens wird man eine andere Kraft entgegensetzen als der Flexion im Ellenbogengelenk. In Zweifelsfällen kann die gesunde Seite zur Ermittlung der individuellen Maximalkraft herangezogen werden.
- Das Ergebnis des Muskelfunktionsstatus muß auf einem Prüfungsbogen dokumentiert werden.
- Bei einer Spastizität ist eine Befunderhebung nach diesem System nicht durchführbar.

## Beurteilung der Muskelkraft

0 = Keine sicht- oder tastbare Anspannung eines an der Bewegung beteiligten Muskels.

1 = Sicht- ober tastbare Kontraktion eines an der Bewegung beteiligten Muskels.

Die Innervation eines Muskels kann durch Tasten am Ursprung, Ansatz oder Muskelbauch geprüft werden.

In Einzelfällen ist eine Kontraktion leichter festzustellen, wenn Ansatz und Ursprung eines Muskels angenähert sind.

Die Palpationspunkte sind in den anschließenden Abschnitten für die Muskelfunktionsprüfung bildlich dargestellt und beschrieben.

Ist die Innervation eines an der Bewegung beteiligten Muskels fraglich, so muß die Prüfung unter seiner Hauptfunktion erfolgen.

Einige Muskeln können, bedingt durch ihre anatomische Lage, nicht palpiert werden. Sie sind in den jeweiligen Testabschnitten aufgeführt.

2 = Die Bewegung wird vollständig unter Aufhebung der Schwerkraft durchgeführt.

Damit entstehende Reibungswiderstände während einer Bewegung so gering wie möglich gehalten werden, wird zwischen den zu bewegenden Körperabschnitt und die Unterlage ein Tuch gelegt.

3 = Die Bewegung wird vollständig gegen die Schwerkraft durchgeführt.

4 = Die Bewegung wird vollständig gegen die Schwerkraft und mittleren Widerstand durchgeführt.

5 = Die Bewegung wird vollständig gegen die Schwerkraft und maximalen Widerstand durchgeführt.

6 = Die Bewegung wird vollständig mindestens 10mal gegen die Schwerkraft und maximalen Widerstand durchgeführt. Über die 10malige Wiederholung erhalten wir eine Aussage über die Kraftausdauer (Maximalkraft × Anzahl der Kontraktionen).

Liegt die Muskelfunktionsprüfung in diesem Kraftgradbereich, so ist der Übergang zur normalen Kraft (individuelle Maximalkraft) manuell nicht zu erfassen. Durch isokinetische Kraftmessungen (Cybex-Gerät) ist es möglich, hier besser zu differenzieren.

Kann für die Bewertungen 3, 4, 5 und 6 bei den Muskelfunktionsprüfungen das Prinzip der Schwerkraft nicht zugrunde gelegt werden, muß dieses durch manuellen Widerstand ausgeglichen werden.

Liegt der Kraftgrad zwischen zwei Beurteilungsnoten, so wird der untere Wert dokumentiert.

## Dokumentation des Muskelfunktionsstatus

Für eine übersichtliche und informative Dokumentation ist ein Prüfungsbogen erforderlich. Neben den persönlichen Angaben zu dem Patienten müssen folgende Informationen enthalten sein:

- welche Muskeln sind innerviert und führen somit die Bewegung durch, zu kennzeichnen durch ein Kreuz in der jeweiligen Zeile des Muskels,
- mit welchem Kraftgrad und mit welcher Ausdauer wird eine Bewegung durchgeführt, zu kennzeichnen durch die Noten 0-6 in der Zeile der Bewegung,
- zur Präsenz der Anatomie sollte angegeben sein, aus welchem Rükkenmarksegment die Innervation eines Muskels erfolgt und welcher periphere Nerv für die Versorgung verantwortlich ist,
- die Daten der Prüfungen,
- der Name des Prüfers.

Name des Patienten: ______________________

Geb.-Datum: ______________________

Diagnose: ______________________

Name des Prüfers: ______________________

| | rechte Seite | | | | | | | linke Seite | | | | | |
|---|---|---|---|---|---|---|---|---|---|---|---|---|---|
| Datum: | | | | | | | | Datum: | | | | | |
| | | | | | | | **HWS-Extension** | | | | | | |
| | | | | | | | zervikaler Anteil d. autocht. Rückenm., C1–C8, Rr. dors. d. Spinalnerven | | | | | | |
| | | | | | | | **BWS-Extension** | | | | | | |
| | | | | | | | thorakaler Anteil d. autocht. Rückenm., Th1–Th12, Rr. dors. d. Spinalnerven | | | | | | |
| | | | | | | | **LWS-Extension** | | | | | | |
| | | | | | | | lumbaler Anteil d. autocht. Rückenm., L1–L5, Rr. dors. d. Spinalnerven | | | | | | |
| | | | | | | | **HWS-Flexion** | | | | | | |
| | | | | | | | M. sternocleidomastoideus, N. accessorius u. C1–C2 Plexus cervicalis | | | | | | |
| | | | | | | | M. rectus capitis anterior, Plexus cervicalis C1–C4 | | | | | | |
| | | | | | | | M. longus capitis, Plexus cervicalis C1–C4 | | | | | | |
| | | | | | | | M. longus colli, Plexus cervicalis u. brachialis C2–C8 | | | | | | |
| | | | | | | | **Rumpf-Flexion** | | | | | | |
| Th6 | | | | | | | M. rectus abdominis, Th5–Th12, Nn. intercostales | | | | | | |
| | | | | | | | Mm. obliquus ext. et int. abdominis, Th5–Th12, Nn. intercostales | | | | | | |
| | | | | | | | **Rumpf-Rotation nach rechts** | | | | | | |
| | | | | | | | M. obliquus ext. abdominis, Th5–Th12, Nn. intercostales | | | | | | |
| | | | | | | | M. obliquus int. abdominis, Th10–Th12, Nn. intercostales und L1 | | | | | | |

| | | | | | | | | | | | | |
|---|---|---|---|---|---|---|---|---|---|---|---|---|
| | | | | | | **Rumpf-Rotation nach links** | | | | | | |
| | | | | | | M. obliquus ext. abdominis, Th5–Th12, Nn. intercostales | | | | | | |
| | | | | | | M. obliquus int. abdominis, Th10–Th12, Nn. intercostales und L1 | | | | | | |
| | | | | | | **Rumpf-Lateralflexion** | | | | | | |
| | | | | | | M. erector spinae, C1–S4, Rr. dorsales d. Spinalnerven | | | | | | |
| | | | | | | M. obliquus ext. abdominis, Th5–Th12, Nn. intercostales | | | | | | |
| | | | | | | M. obliquus int. abdominis, Th10–Th12, Nn. intercostales und L1 | | | | | | |
| | | | | | | M. rectus abdominis, Th5–Th12, Nn. intercostales | | | | | | |
| | | | | | | M. latissimus dorsi, C6–C8, N. thoracodorsalis | | | | | | |
| | | | | | | M. quadratus lumborum, Th12, N. intercostales, L1–L3, Plexus lumbalis | | | | | | |

Name des Patienten: ____________________

Geb.-Datum: ____________________

Diagnose: ____________________

Name des Prüfers: ____________________

| rechte Seite – Datum: | | | | | | | linke Seite – Datum: | | | | | |
|---|---|---|---|---|---|---|---|---|---|---|---|---|
| | | | | | | **Schulterblatt-kranialwärts** | | | | | | |
| | | | | | | M. trapezius pars desc., N. accessorius und R. trapezius C2–C4 | | | | | | |
| | | | | | | M. levator scapulae, C4–C5, N. dorsalis scapulae | | | | | | |
| | | | | | | **Schulterblatt-kaudalwärts** | | | | | | |
| | | | | | | M. trapezius pars ascend., N. accessorius und R. trapezius C2–C4 | | | | | | |
| | | | | | | M. serratus anterior, C5–C7, N. thoracicus longus | | | | | | |
| | | | | | | **Schulterblatt-dorsomedialwärts** | | | | | | |
| | | | | | | M. trapezius, N. accessorius und R. trapezius C2–C4 | | | | | | |
| | | | | | | Mm. rhomboidei, C4–C5, N. dorsalis scapulae | | | | | | |
| | | | | | | M. latissimus dorsi, C6–C8, N. thoracodorsalis | | | | | | |
| | | | | | | **Schulterblatt-ventrolateralwärts** | | | | | | |
| | | | | | | M. serratus anterior, C5–C7, N. thoracicus longus | | | | | | |
| | | | | | | Mm. pectoralis major et minor, C5–Th1, Nn. pectorales | | | | | | |
| | | | | | | **Schultergelenk-Elevation** | | | | | | |
| | | | | | | M. deltoideus pars clavicularis, C4–C6, N. axillaris | | | | | | |
| | | | | | | M. biceps brachii, C5–C6, N. musculocutaneus | | | | | | |

| | | | | | | | | | | | | |
|---|---|---|---|---|---|---|---|---|---|---|---|---|
| | | | | | | **Schultergelenk-Retroversion** | | | | | | |
| | | | | | | M. teres major, C6–C7, N. thoracodorsalis | | | | | | |
| | | | | | | M. latissimus dorsi, C6–C8, N. thoracodorsalis | | | | | | |
| | | | | | | M. triceps brachii caput longum, C6–C8, N. radialis | | | | | | |
| | | | | | | M. deltoideus pars spinalis, C4–C6, N. axillaris | | | | | | |
| | | | | | | **Schultergelenk-Abduktion** | | | | | | |
| | | | | | | M. deltoideus, C4–C6, N. axillaris | | | | | | |
| | | | | | | M. supraspinatus, C4–C6, N. suprascapularis | | | | | | |
| | | | | | | **Schultergelenk-Adduktion** | | | | | | |
| | | | | | | M. pectoralis major, C5–Th1, Nn. pectorales | | | | | | |
| | | | | | | M. triceps brachii caput longum, C6–C8, N. radialis | | | | | | |
| | | | | | | M. teres major, C6–C7, N. thoracodorsalis | | | | | | |
| | | | | | | M. latissimus dorsi, C6–C8, N. thoracodorsalis | | | | | | |
| | | | | | | **Schultergelenk-Außenrotation** | | | | | | |
| | | | | | | M. infraspinatus, C4–C6, N. suprascapularis | | | | | | |
| | | | | | | M. teres minor, C5–C6, N. axillaris | | | | | | |
| | | | | | | **Schultergelenk-Innenrotation** | | | | | | |
| | | | | | | M. subscapularis, C5–C8, N. subscapularis | | | | | | |
| | | | | | | M. teres major, C6–C7, N. thoracodorsalis | | | | | | |

| | | | | | | | | | | | | | |
|---|---|---|---|---|---|---|---|---|---|---|---|---|---|
| | | | | | | | **Ellenbogengelenk-Flexion** | | | | | | |
| C5 | | | | | | | M. biceps brachii, C5–C6, N. musculocutaneus | | | | | | |
| | | | | | | | M. brachialis, C5–C6, N. musculocutaneus | | | | | | |
| | | | | | | | M. brachioradialis, C5–C6, N. radialis | | | | | | |
| | | | | | | | **Ellenbogengelenk-Extension** | | | | | | |
| C7 | | | | | | | M. triceps brachii, C6–C8, N. radialis | | | | | | |
| | | | | | | | **Ellenbogengelenk-Supination** | | | | | | |
| | | | | | | | M. supinator, C5–C6, N. radialis | | | | | | |
| | | | | | | | M. biceps brachii, C5–C6, N. musculocutaneus | | | | | | |
| | | | | | | | **Ellenbogengelenk-Pronation** | | | | | | |
| | | | | | | | M. pronator quadratus, C8–Th1, N. medianus | | | | | | |
| | | | | | | | M. pronator teres, C6–C7, N. medianus | | | | | | |
| | | | | | | | **Handgelenk-Extension** | | | | | | |
| | | | | | | | M. extensor digitorum communis, C6–C8, N. radialis | | | | | | |
| C6 | | | | | | | M. extensor carpi radialis longus, C5–C7, N. radialis | | | | | | |
| | | | | | | | M. extensor indicis, C6–C8, N. radialis | | | | | | |
| | | | | | | | M. extensor carpi radialis brevis, C5–C7, N. radialis | | | | | | |

| | | | | | | | | | | | | | |
|---|---|---|---|---|---|---|---|---|---|---|---|---|---|
| | | | | | | | **Handgelenk-Flexion** | | | | | | |
| C8 | | | | | | | M. Flexor digitorum superficialis, C7–Th1, N. medianus | | | | | | |
| C8 | | | | | | | M. flexor digitorum profundus, C7–Th1 N. medianus u. N. ulnaris | | | | | | |
| | | | | | | | M. flexor carpi ulnaris, C7–C8, N. ulnaris | | | | | | |
| | | | | | | | M. flexor pollicis longus, C7–C8, N. medianus | | | | | | |
| | | | | | | | M. flexor carpi radialis, C6–C7, N. medianus | | | | | | |
| | | | | | | | **Handgelenk-Ulnarabduktion** | | | | | | |
| | | | | | | | M. extensor carpi ulnaris, C7–C8, N. radialis | | | | | | |
| | | | | | | | M. flexor carpi ulnaris, C7–C8, N. ulnaris | | | | | | |
| | | | | | | | **Finger-Flexion/MCP** | | | | | | |
| | | | | | | | Mm. interossei dorsales et palmares, C8–Th1, N. ulnaris | | | | | | |
| | | | | | | | Mm. lumbricales, C8–Th1, N. medianus und N. ulnaris | | | | | | |
| | | | | | | | M. flexor digitorum superficialis, C7–Th1, N. medianus | | | | | | |
| | | | | | | | M. flexor digitorum profundus, C7–Th1, N. medianus u. N. ulnaris | | | | | | |
| | | | | | | | **Finger-Flexion/PIP** | | | | | | |
| | | | | | | | M. flexor digitorum superficialis, C7–Th1, N. medianus | | | | | | |
| | | | | | | | M. flexor digitorum profundus, C7–Th1, N. medianus u. N. ulnaris | | | | | | |
| | | | | | | | **Finger-Flexion/DIP** | | | | | | |
| | | | | | | | M. flexor digitorum profundus, C7–Th1, N. medianus u. N. ulnaris | | | | | | |

| | | | | | | | | | | | | | |
|---|---|---|---|---|---|---|---|---|---|---|---|---|---|
| | | | | | | | **Finger-Extension/MCP** | | | | | | |
| | | | | | | | M. extensor digitorum communis, C6–C8, N. radialis | | | | | | |
| | | | | | | | M. extensor indicis, C6–C8, N. radialis | | | | | | |
| | | | | | | | M. extensor digiti minimi, C6–C8, N. radialis | | | | | | |
| | | | | | | | **Finger-Extension/PIP u. DIP** | | | | | | |
| | | | | | | | M. extensor digitorum communis, C6–C8, N. radialis | | | | | | |
| | | | | | | | M. extensor indicis, C6–C8, N. radialis | | | | | | |
| | | | | | | | M. extensor digiti minimi, C6–C8, N. radialis | | | | | | |
| | | | | | | | Mm. interossei dorsales et palmares, C8–Th1, N. ulnaris | | | | | | |
| | | | | | | | Mm. lumbricales, C8–Th1, N. medianus und N. ulnaris | | | | | | |
| | | | | | | | **Finger-Spreizen** | | | | | | |
| Th1 | | | | | | | Mm. interossei dorsales, C8–Th1, N. ulnaris | | | | | | |
| | | | | | | | M. abductor digiti minimi, C8–Th1, N. ulnaris | | | | | | |
| | | | | | | | **Finger-Schließen** | | | | | | |
| Th1 | | | | | | | Mm. interossei palmares, C8–Th1, N. ulnaris | | | | | | |
| | | | | | | | **Daumen-Flexion Sattelgelenk** | | | | | | |
| | | | | | | | M. flexor pollicis longus, C7–C8, N. medianus | | | | | | |
| | | | | | | | M. flexor pollicis brevis, C8–Th1, N. medianus und N. ulnaris | | | | | | |
| | | | | | | | M. abductor pollicis brevis, C8–Th1, N. medianus | | | | | | |
| | | | | | | | M. opponens pollicis, C6–C7, N. medianus | | | | | | |

| | | | | | | | | | | | | |
|---|---|---|---|---|---|---|---|---|---|---|---|---|
| | | | | | | **Daumen-Flexion Grundgelenk** | | | | | | |
| | | | | | | M. flexor pollicis longus, C7–C8, N. medianus | | | | | | |
| | | | | | | M. flexor pollicis brevis, C8–Th1, N. medianus u. N. ulnaris | | | | | | |
| | | | | | | **Daumen-Flexion Endgelenk** | | | | | | |
| | | | | | | M. flexor pollicis longus, C7–C8, N. medianus | | | | | | |
| | | | | | | **Daumen-Extension Sattelgelenk** | | | | | | |
| | | | | | | M. extensor pollicis longus, C7–C8, N. radialis | | | | | | |
| | | | | | | M. extensor pollicis brevis, C7–Th1, N. radialis | | | | | | |
| | | | | | | M. abductor pollicis longus, C7–C8, N. radialis | | | | | | |
| | | | | | | **Daumen-Extension Grundgelenk** | | | | | | |
| | | | | | | M. extensor pollicis longus, C7–C8, N. radialis | | | | | | |
| | | | | | | M. extensor pollicis brevis, C7–Th1, N. radialis | | | | | | |
| | | | | | | **Daumen-Extension Endgelenk** | | | | | | |
| | | | | | | M. extensor pollicis longus, C7–C8, N. radialis | | | | | | |
| | | | | | | **Daumen-Adduktion Sattelgelenk** | | | | | | |
| | | | | | | M. adductor pollicis, C8–Th1, N. ulnaris | | | | | | |
| | | | | | | M. flexor pollicis brevis, C8–Th1, N. medianus und N. ulnaris | | | | | | |
| | | | | | | **Daumen-Abduktion Sattelgelenk** | | | | | | |
| | | | | | | M. abductor pollicis longus, C7–C8, N.radialis | | | | | | |
| | | | | | | M. abductor pollicis brevis, C8–Th1, N. medianus | | | | | | |

Name des Patienten: ______________________

Geb.-Datum: ______________________

Diagnose: ______________________

Name des Prüfers: ______________________

| | rechte Seite | | | | | | | linke Seite | | | | | |
|---|---|---|---|---|---|---|---|---|---|---|---|---|---|
| | Datum: | | | | | | | Datum: | | | | | |
| | | | | | | | **Hüftgelenk-Flexion** | | | | | | |
| L2 | | | | | | | M. iliopsoas, L1–L4, Plexus lumbalis und N. femoralis | | | | | | |
| | | | | | | | M. rectus femoris, L2–L4, N. femoralis | | | | | | |
| | | | | | | | M. tensor fascia latae, L4–L5, N. glutaeus superior | | | | | | |
| | | | | | | | M. sartorius, L1–L3, N. femoralis | | | | | | |
| | | | | | | | **Hüftgelenk-Extension** | | | | | | |
| | | | | | | | M. glutaeus maximus, L5–S2, N. glutaeus inferior | | | | | | |
| | | | | | | | Mm. semimembranosus et semitendinosus, L5–S2, N. tibialis | | | | | | |
| | | | | | | | Mm. glutaeus medius et minimus, L4–S1, N. glutaeus superior | | | | | | |
| | | | | | | | M. adductor magnus, L3–L5, N. obturatorius und N. tibialis | | | | | | |
| | | | | | | | M. biceps femoris, caput longum, L5–S2, N. tibialis | | | | | | |
| | | | | | | | **Hüftgelenk-Adduktion** | | | | | | |
| L1 | | | | | | | Mm. adductores, L2–L5, N. obturatorius und N. tibialis | | | | | | |
| | | | | | | | M. glutaeus maximus, L5–S2, N. glutaeus inferior | | | | | | |
| | | | | | | | Mm. semimembranosus et semitendinosus, L5–S2, N. tibialis | | | | | | |

| | | | | | | | | | | | | | |
|---|---|---|---|---|---|---|---|---|---|---|---|---|---|
| | | | | | | | **Hüftgelenk-Abduktion** | | | | | | |
| L5 | | | | | | | Mm. glutaeus medius et minimus, L4–S1, N. glutaeus superior | | | | | | |
| | | | | | | | M. tensor fascia latae, L4–L5, N. glutaeus superior | | | | | | |
| | | | | | | | M. glutaeus maximus, L5–S2, N. glutaeus inferior | | | | | | |
| | | | | | | | **Hüftgelenk-Außenrotation** | | | | | | |
| | | | | | | | M. glutaeus maximus, L5–S2, N. glutaeus inferior | | | | | | |
| | | | | | | | Mm. glutaeus medius et minimus, dors. Anteil, L4–S1, N. glutaeus superior | | | | | | |
| | | | | | | | kurze Außenrotatoren, L1–S2, N. obturatorius, N. glutaeus inf., Plexus sacralis | | | | | | |
| | | | | | | | **Hüftgelenk-Innenrotation** | | | | | | |
| | | | | | | | Mm. glutaeus medius et minimus, L4–S1, N. glutaeus superior | | | | | | |
| | | | | | | | M. tensor fascia latae, L4–L5, N. glutaeus superior | | | | | | |
| | | | | | | | **Kniegelenk-Extension** | | | | | | |
| L3 | | | | | | | M. quadriceps femoris, L2–L4, N. femoralis | | | | | | |
| | | | | | | | **Kniegelenk-Flexion** | | | | | | |
| | | | | | | | Mm. semimembranosus et semitendinosus, L5–S2, N. tibialis | | | | | | |
| | | | | | | | M. biceps femoris, L5–S2, N. tibialis und N. peroneus | | | | | | |
| | | | | | | | **Fuß-Plantarflexion** | | | | | | |
| S1 | | | | | | | M. triceps surae, S1–S2, N. tibialis | | | | | | |

| | | | | | | | | | | | | | |
|---|---|---|---|---|---|---|---|---|---|---|---|---|---|
| | | | | | | | **Fuß-Dorsalextension** | | | | | | |
| L4 | | | | | | | M. tibialis anterior, L4–L5, N. peronaeus profundus | | | | | | |
| | | | | | | | M. extensor digitorum longus, L5–S1, N. peronaeus profundus | | | | | | |
| | | | | | | | M. extensor hallucis longus, L4–S1, N. peronaeus profundus | | | | | | |
| | | | | | | | **Fuß-Pronation** | | | | | | |
| | | | | | | | Mm. peronaeus longus et brevis, L5–S1, N. peronaeus superficialis | | | | | | |
| | | | | | | | M. extensor digitorum longus, L5–S1, N. peronaeus profundus | | | | | | |
| | | | | | | | **Fuß-Supination** | | | | | | |
| | | | | | | | M. triceps surae, S1–S2, N. tibialis | | | | | | |
| | | | | | | | M. tibialis posterior, L4–L5, N. tibialis | | | | | | |
| | | | | | | | M. tibialis anterior, L4–L5, N. peronaeus profundus | | | | | | |
| | | | | | | | **Zehenflexion** | | | | | | |
| | | | | | | | M. flexor digitorum longus, S1–S3, N. tibialis | | | | | | |
| | | | | | | | M. flexor digitorum brevis, L5–S1, N. plantaris medialis | | | | | | |
| | | | | | | | **Großzehenflexion** | | | | | | |
| | | | | | | | Mm. flexor hallucis longus et brevis, L5–S3, N. tibialis u. N. plantaris med. | | | | | | |
| | | | | | | | **Zehenextension** | | | | | | |
| | | | | | | | Mm. extensor digitorum longus et brevis, L5–S2, N. peronaeus profundus | | | | | | |
| | | | | | | | **Großzehenextension** | | | | | | |
| | | | | | | | Mm. extensor hallucis longus et brevis, L4–S2, N. peronaeus profundus | | | | | | |

## Neurologische Etagendiagnostik

Ein wichtiges Ziel bei der Untersuchung von Patienten mit neurologischen Ausfällen ist die genaue Lokalisation des geschädigten Gebietes. Wir unterscheiden zwischen zentralen und peripheren Schädigungen des Nervensystems. Bei beiden Formen muß man so präzise wie möglich den Ort der Läsion festlegen.

Mit zentralen Bahnen bezeichnet man die *Pyramidenbahnen*, über die die Willkürmotorik gesteuert wird, und die *extrapyramidalen Bahnen*, über die die nicht willkürliche Motorik gesteuert wird. Beide Systeme enden an der motorischen Vorderhornzelle im Rückenmark. Ab der motorischen Vorderhornzelle nach distal beginnt das periphere motorische System. Störungen in den zentralen und in den peripheren Systemen können sich über eine Änderung des Muskeltonus, der Sensibilität und des Muskeleigenreflexverhaltens zeigen.

Eine Tonussteigerung in der Muskulatur ist immer ein Zeichen für eine zentrale Störung. Das Anfangsstadium eines Hirninfarktes oder einer Querschnittlähmung stellt eine Ausnahme dar. Hier besteht eine Tonusminderung, die sich jedoch später auch in eine Steigerung des Muskeltonus umwandelt. Bei peripheren Läsionen findet man immer eine Tonusminderung. In beiden Fällen ändert sich die Muskeleigenreflexaktivität gleich der Tonusänderung, d.h. wir haben eine Reflexsteigerung bei einer Tonussteigerung und eine Reflexminderung bei einer Tonusminderung. Die Bestimmung der Läsionshöhe ist sowohl bei zentralen Geschehen, z.B. bei einer Querschnittlähmung, als auch bei peripheren Schädigungen, wie bei einem zervikalen oder lumbalen Bandscheibenvorfall, notwendig. Bei peripheren Störungen muß noch zwischen der Nervenwurzel und dem peripheren Nerv unterschieden werden.

Mit der Überprüfung

- der Muskelkraft bzw. der Kennmuskeln,
- der Oberflächensensibilität und
- der Muskeleigenreflexe

läßt sich eine Lokalisation des geschädigten Gebietes einfach und genau vornehmen.

Abb. **1** zeigt das *motorische Innervationsschema*. Hier wird die topographische Beziehung der Rückenmarksegmente zu den Wirbelkörpern deutlich. Während im oberen Bereich der Wirbelsäule Rückenmark-

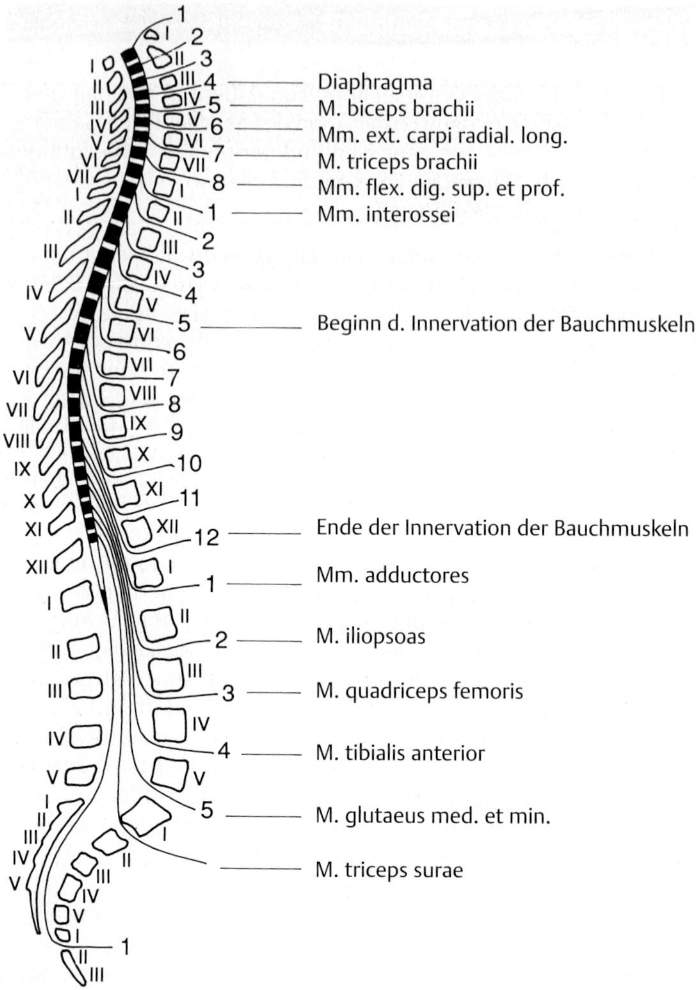


Abb. **1** Segmentales Innervationsschema mit Kennmuskeln

segment und Wirbelkörper noch weitgehend auf einer Höhe liegen, ist im unteren Bereich der Wirbelsäule eine deutliche Verschiebung sichtbar. So befindet sich das 5. Lumbalsegment zwischen dem 11. und 12. Brustwirbel. Hervorgerufen wird diese Verschiebung durch das unterschiedliche Längenwachstum des Rückenmarkes und der Wirbelsäule während der Entwicklung.

Die aufgeführten Muskeln sind *Kennmuskeln*. Es sind Muskeln, die in ihrer Innervation überwiegend einem Rückenmarksegment zugeordnet werden können. Durch die Überprüfung dieser Muskeln ist eine segmentale Höhenzuordnung möglich. Ist bei einer Querschnittlähmung der M. triceps brachii noch innerviert, aber unterhalb C7 kein Kennmuskel mehr aktiv, so spricht man von einer kompletten Querschnittlähmung unterhalb C7. Wenn bei einem lumbalen Bandscheibenvorfall der M. tibialis anterior geschwächt ist, muß die Schädigung in Höhe des Rückenmarksegmentes L4 liegen.

Das *sensible Innervationsschema* dient ebenfalls dazu, den Ort der Schädigung näher zu bestimmen. Die Abb. **2–5** zeigen die segmentale und periphere sensible Innervation. Für uns ist das Berührungs- und Schmerzempfinden am einfachsten zu testen. Bei einer zentralen Störung, bei der die Bahnen für die Oberflächensensibilität mitbetroffen sind, sind die Ausfälle (Anästhesie und Analgesie) unterhalb der Schädigung in ausgedehntem Maße vorhanden. So ist bei einer Halbseitenlähmung die gesamte kontralaterale Körperhälfte betroffen und bei einer Querschnittlähmung ist unterhalb der Verletzung das Berührungs- und Schmerzempfinden komplett aufgehoben. Liegt ein Bandscheibenvorfall in Höhe L5 vor, finden wir eine Parästhesie oder Anästhesie im Dermatom L5. Noch eine größere Aussagekraft als die Überprüfung der Ästhesie bietet in diesem Fall die Testung der Algesie, die ebenfalls in dem entsprechenden Dermatom herabgesetzt oder aufgehoben ist. Befindet sich die Schädigung weiter in der Peripherie, wie bei einer Nervenkompression, ist die Hypästhesie und Hypalgesie (bzw. Anästhesie und Analgesie) in dem von dem Nerv sensibel versorgten Hautareal zu finden. Hier hat die Überprüfung des Berührungsempfindens wieder eine größere Genauigkeit, da die einzelnen Hautnerven, im Gegensatz zu den Dermatomen, die eine große Überlappung im Bereich der Oberflächensensibilität aufweisen können, scharf abgegrenzt sind. Die Sensibilität wird durch ein leichtes Berühren mit den Fingerspitzen oder mit dem Pinsel aus dem Reflexhammer getestet. Für das Schmerzempfinden nehmen wir eine Nadel.

Am Rumpf testet man von oben nach unten und an den Extremitäten ringförmig, um sicher den Vergleich zwischen den Dermatomen zu haben.

Ein weiteres wichtiges Kriterium bei der Beurteilung zervikaler und lumbaler Bandscheibenvorfälle ist die *Reflexprüfung*. Liegt eine Protu-

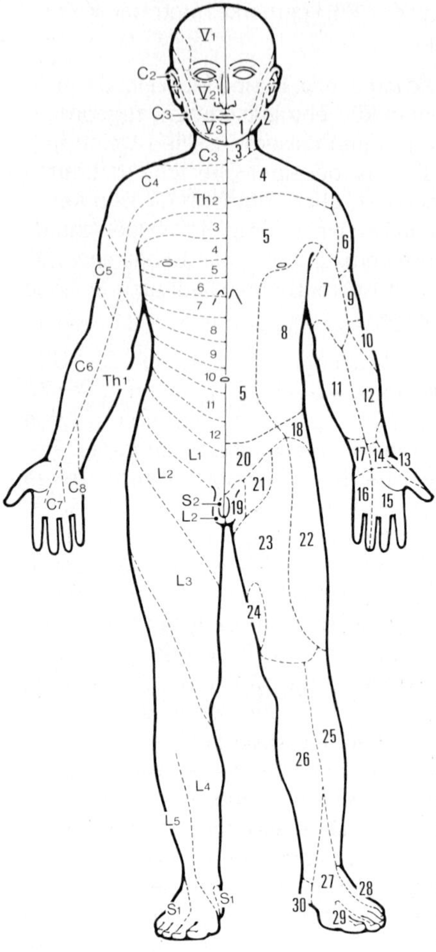


1 N. trigeminus
2 N. auricularis magnus
3 N. transversus colli
4 Nn. supraclaviculares
5 Rr. cutanei anteriores nn. intercostalium
6 N. cutaneus brachii lateralis superior (N. axillaris)
7 N. cutaneus brachii medialis
8 Rr. mammarii laterales nn. intercostalium
9 N. cutaneus brachii posterior (N. radialis)
10 N. cutaneus antebrachii posterior
11 N. cutaneus antebrachii medialis
12 N. cutaneus antebrachii lateralis
13 R. superficialis n. radialis
14 R. palmaris n. mediani
15 N. medianus
16 Nn. digitales palmares communes
17 R. palmaris n. ulnaris
18 N. iliohypogastricus (R. cut. lat.)
19 N. ilioinguinalis (Nn. scrotales anteriores)
20 N. iliohypogastricus (R. cutaneus anterior)
21 N. genitofemoralis (R. femoralis)
22 N. cutaneus femoris laterialis
23 N. femoralis (Rr. cutanei anteriores)
24 N. obturatorius (R. cut.)
25 N. cutaneus surae lateralis
26 N. saphenus
27 N. peronaeus superficialis
28 N. suralis
29 N. peronaeus profundus
30 N. tibialis (Rr. calcanei)

Abb. **2** Sensibles Innervationsschema Vorderansicht, rechte Seite segmentale Innervation, linke Seite periphere Innervation

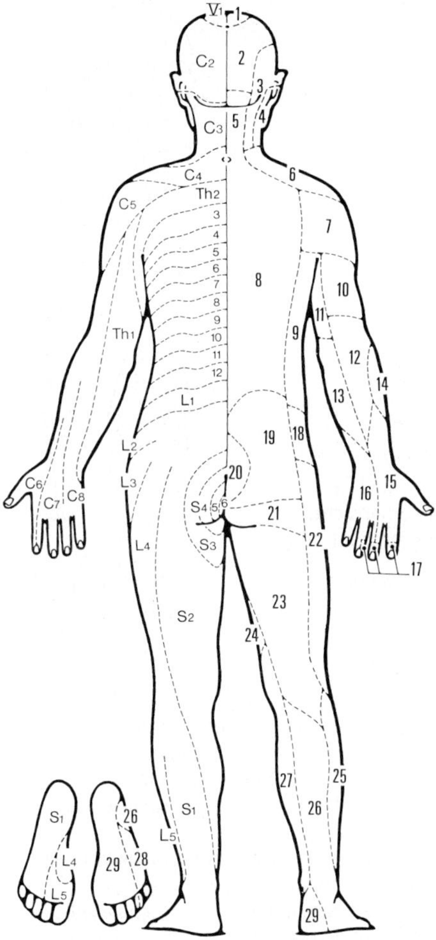


1 N. frontalis ($V_1$)
2 N. occipitalis major
3 N. occipitalis minor
4 N. auricularis magnus
5 Rr. dorsales nn. cervicales
6 Nn. supraclaviculares
7 N. cutaneus brachii lateralis superior (N. axillaris)
8 Rr. dors. nn. spin. cervic., thorac., lumb.
9 Rr. cutanei laterales nn. intercostalium
10 N. cutaneus brachii posterior
11 N. cutaneus brachii medialis
12 N. cutaneus antebrachii posterior
13 N. cutaneus antebrachii medialis
14 N. cutaneus antebrachii lateralis
15 R. superficialis n. radialis
16 R. dorsalis n. ulnaris
17 N. medianus
18 N. iliohypogastricus (R. cut. lat.)
19 Nn. clunium superiores
20 Nn. clunium medii
21 Nn. clunium inferiores
22 N. cutaneus femoris lateralis
23 N. cutaneus femoris posterior
24 N. obturatorius (R. cut.)
25 N. cutaneus surae lateralis
26 N. suralis
27 N. saphenus
28 N. plantaris lateralis
29 N. plantaris medialis

Abb. **3** Sensibles Innervationsschema Rückansicht, rechte Seite periphere Innervation, linke Seite segmentale Innervation

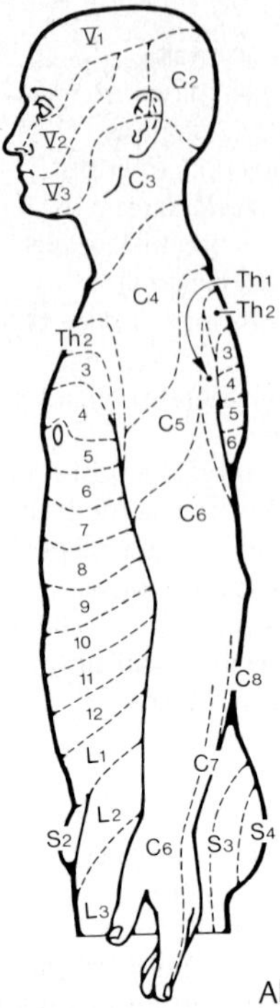


Abb. 4

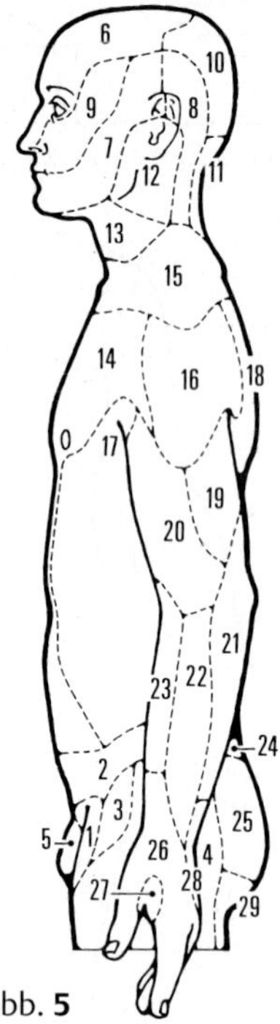


Abb. 5

Abb. **4** Seitenansicht, segmentale Innervation

Abb. **5** Seitenansicht, periphere Innervation

1 N. ilioinguinalis
2 N. iliohypogastricus
3 N. genitofemoralis (R. femoralis)
4 N. cutaneus femoris lateralis
5 N. dorsalis penis (N. pudendus)
6 N. trigeminus/1
7 N. trigeminus/3
8 N. occipitalis minor
9 N. trigeminus/2
10 N. occipitalis major
11 Rr. dorsales nn. cervicalium
12 N. auricularis magnus
13 N. transversus colli
14 Rr. cutanei ant. nn. intercostalium
15 Nn. supraclaviculares
16 N. cutaneus brachii lateralis superior (N. axillaris)
17 Nn. intercostobrachiales (nn. intercostalium)
18 Rr. dorsales nn. thoracicorum
19 N. cutaneus brachii posterior
20 N. cutaneus brachii lateralis
21 N. cutaneus antebrachii posterior (n. radialis)
22 N. cutaneus antebrachii lateralis superior
23 N. cutaneus antebrachii medialis
24 R. cutaneus lateralis n. iliohypogastrici
25 Nn. clunium superiores
26 R. superficialis n. radialis
27 Autonomes Gebiet des R. superficialis n. radialis
28 R. dorsalis n. ulnaris
29 N. clunium inferiores
30 N. digitalis palmaris communis mediani

sion oder ein Prolaps vor (periphere Schädigung), ist der Muskeleigenreflex für die entsprechende Höhe, im Vergleich zur gesunden Seite, abgeschwächt oder je nach Ausprägung der Störung aufgehoben. Im zervikalen Bereich testen wir die Segmente C5, C6 und C7, im lumbalen Bereich die Segmente L3, L4, L5 und S1 (s. Abb. 6 – 11).

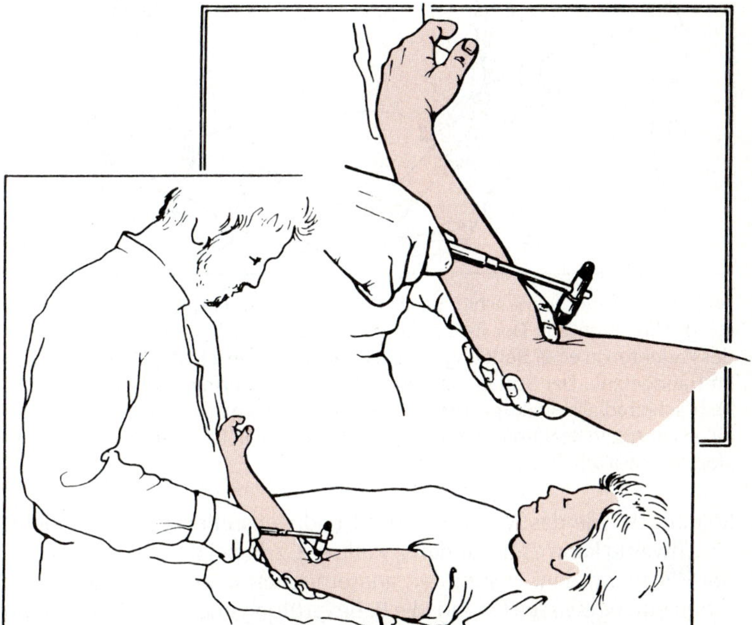

Abb. **6** Prüfung des Bicepsreflexes (neurologische Etage C5): Der Patient liegt in Rückenlage. Der Untersucher hält den leicht gebeugten Arm des Patienten mit einer Hand so, daß er den Daumen auf die Bicepssehne im Bereich der Ellenbeuge legen kann und der Unterarm entspannt an seinem Körper anliegt. Der Schlag mit dem Reflexhammer erfolgt auf den Daumen. Bei normalem Reflexverhalten zeigt sich eine leichte Kontraktion im Bereich des M. biceps brachii.

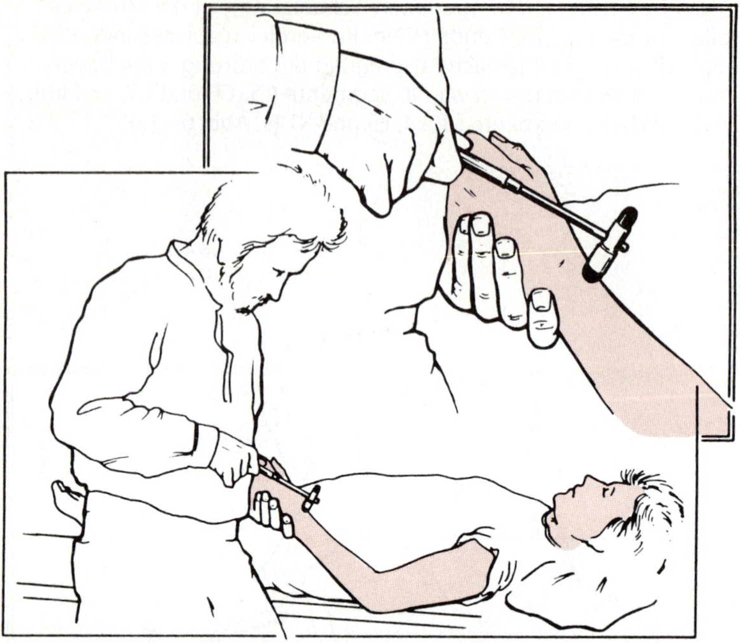

Abb. **7** Prüfung des Brachioradialisreflexes oder Radiusperiostreflexes (neurologische Etage C6): Der Patient liegt in Rückenlage. Der Prüfer hält den Arm des Patienten in einer Beugung des Ellenbogens und in leichter Ulnarabduktion im Handgelenk. Der Schlag mit dem Reflexhammer erfolgt auf die Sehne des M. brachioradialis direkt proximal der Ansatzstelle am Processus styloideus radii. Als normale Reaktion ist ein leichtes Anspannen in Richtung Ellenbogenflexion zu erwarten.

So einfach, wie das Auslösen eines Quadrizepsreflexes auch aussieht, so schwierig kann es bei anderen Reflexen, z. B. bei dem Tibialis-posterior-Reflex werden. Neben den anatomischen Kenntnissen bedarf es schon einer gewissen Übung, die Reflexprüfung und deren Beurteilung vorzunehmen. Bei dem Test sollte der Patient möglichst entspannt sein, von daher bietet sich die Rückenlage für die meisten Reflexteste an. Der zu prüfende Muskel wird leicht vorgedehnt. Bei dünnen Sehnen kann der Prüfer seinen Daumen auf die Sehne legen, um dann, durch einen Schlag auf den Daumen, den Reflex auszulösen. Ist der Reflex nur schwer auslösbar, kann man den Patienten auffordern, den Muskel gegen Widerstand arbeiten zu lassen, um dann noch einmal zu testen. Das Ergebnis ist immer im Seitenvergleich zu sehen.

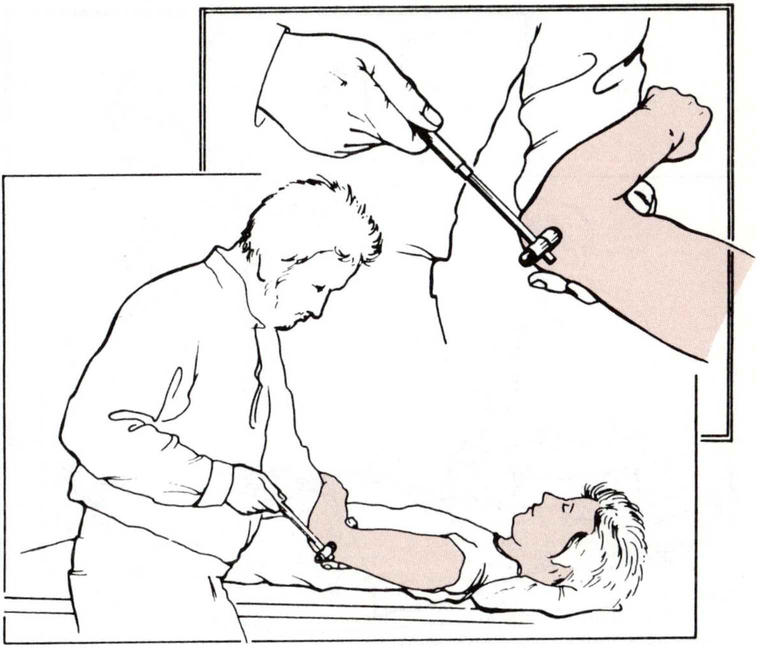

Abb. **8** Prüfung des Tricepsreflexes (neurologische Etage C7): Der Patient liegt in Rückenlage. Der Prüfer hält den im Ellenbogengelenk gebeugten Arm des Patienten und schlägt mit dem Reflexhammer auf die Sehne des M. triceps brachii direkt oberhalb des Olecranons. Bei normalem Reflexverhalten ist eine Anspannung des Muskels zu sehen oder zu fühlen.

Anhand einiger Krankheitsbilder (s. S. 28 ff) soll deutlich gemacht werden, wie sich zentrale und periphere Schädigungen dem Untersucher bei den verschiedenen Tests zeigen.

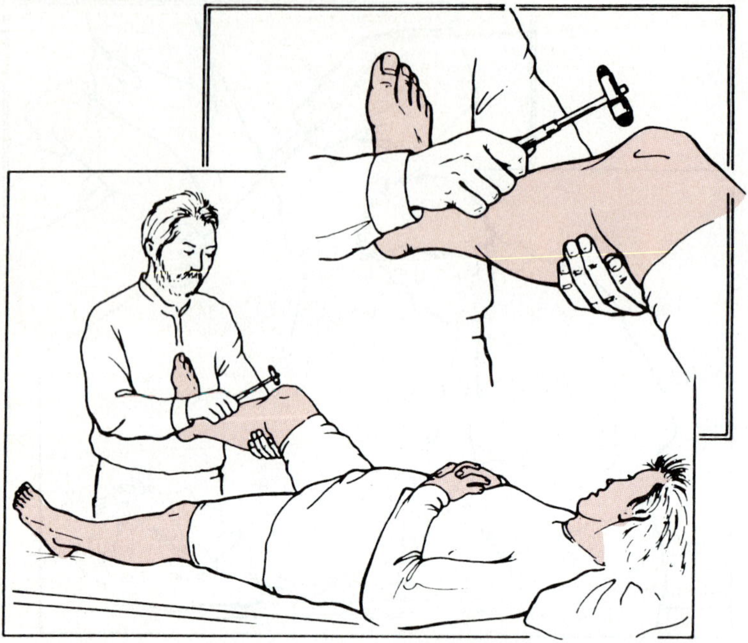

Abb. **9** Prüfung des Patellasehnenreflexes (neurologische Etage L3 und L4): Der Patient liegt in Rückenlage. Das zu prüfende Bein ist in leichter Hüft- und Knieflexion gegen den Bauch des Untersuchers abgestützt. Mit einer Hand hält der Prüfer das Bein unterstützend in der Kniekehle. Der Schlag mit dem Reflexhammer trifft die Patellasehne zwischen der Tuberositas tibiae und der Patella. Es erfolgt eine Kontraktion des M. quadriceps femoris und damit verbunden ein Zucken in Richtung Extension des Kniegelenkes.

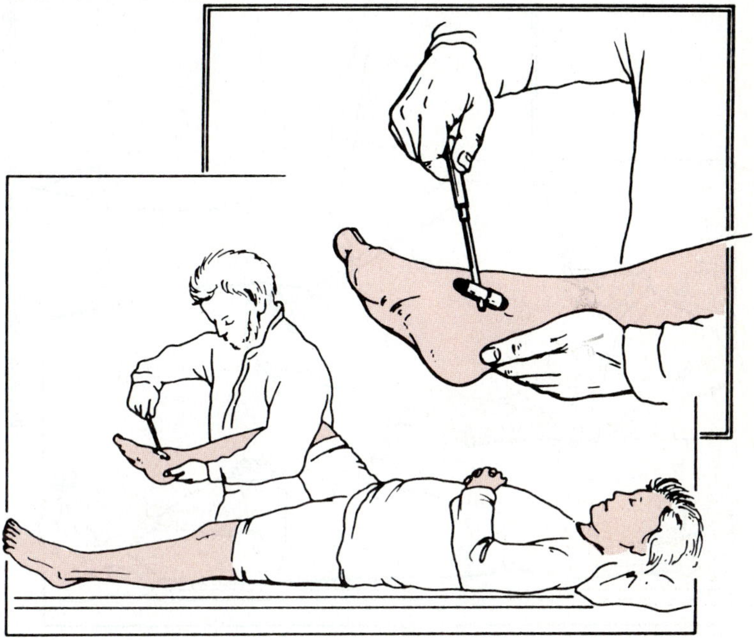

Abb. **10** Prüfung des Tibialisposteriorreflexes (neurologische Etage L5): Der Patient liegt in Rückenlage. Der Untersucher hält das Bein in Hüft- und Knieflexion. Der Fuß befindet sich in einer leichten Pronationsstellung. Der Schlag mit dem Reflexhammer erfolgt auf die Sehne des M. tibialis posterior, zwischen dem Malleolus medialis und dem Ansatz an der Tuberositas ossis navicularis. Die zu erwartende Reaktion ist ein leichtes Anspannen in die Supination des Fußes. Der Tibialisposteriorreflex ist nur schwer auslösbar.

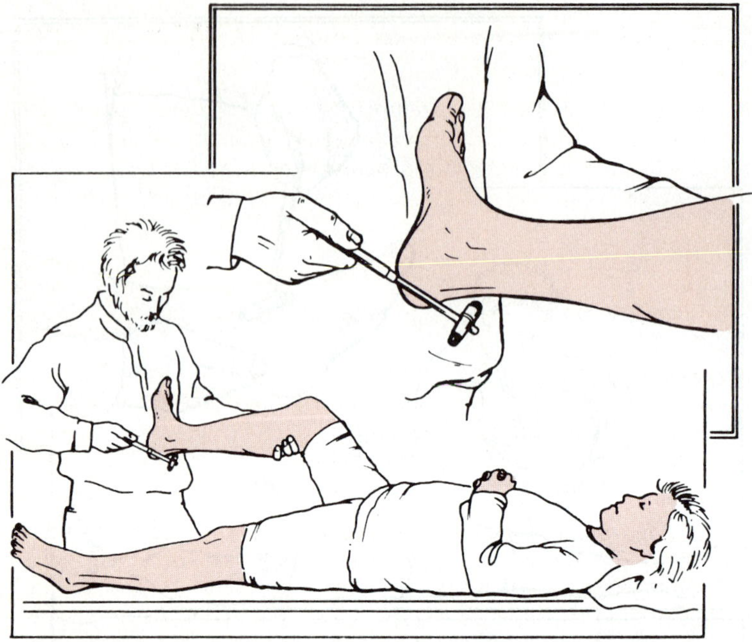

Abb. **11** Prüfung des Achillessehnenreflexes (neurologische Etage S1): Der Patient liegt in Rückenlage. Das Bein ist in leichter Hüft- und Knieflexion gegen den Bauch des Untersuchers abgestützt. Der Fuß befindet sich in Dorsalextension. Mit einer Hand hält der Prüfer das Bein des Patienten während er mit der anderen Hand mit dem Reflexhammer gegen die Achillessehne schlägt. Die Zuckung des Fußes in Richtung Plantarflexion ist die Reaktion, die unter normalen Bedingungen zu erwarten ist.

## Beispiele zentraler Störungen

### Komplette Querschnittlähmung unterhalb C6

*Muskelfunktionsprüfung:* Tiefste prüfbare Kennmuskeln sind der M. extensor carpi radialis longus und der M. extensor carpi radialis brevis, evtl. beide in der Kraft etwas gemindert. Unterhalb der Läsionshöhe ist am Anfang eine schlaffe Lähmung, d. h. keine Muskelaktivität vorhanden, später haben wir eine spastiche Lähmung, d. h. unkontrollierte gesteigerte Muskelaktivität.

*Sensibilitätsprüfung:* Im Dermatom der Läsionshöhe findet man eine Hypersensibilität und unterhalb der Läsionshöhe eine völlige Aufhebung aller sensiblen Qualitäten.

*Muskeleigenreflexe:* Der Bizepsreflex (C5) ist normal ausgeprägt, der Brachio-radialis-Reflex (C6) evtl. etwas abgeschwächt und der Trizepsreflex (C7) und alle tiefer auslösbaren Muskeleigenreflexe sind im schlaffen Stadium aufgehoben und im spastischen Stadium besteht eine Hyperreflexie.

### Hemiplegie rechts (Hirnschädigung der linken Hemisphäre)

*Muskelfunktionsprüfung:* Eine Muskelfunktionsprüfung läßt sich nicht durchführen, da im Anfangsstadium eine schlaffe Lähmung besteht, die später in eine Spastizität übergeht (gesteigerte unkontrollierte Muskelaktivität). Das motorische Erscheinungsbild fällt je nach Schädigung sehr unterschiedlich aus.

*Sensibilitätsprüfung:* Das Berührungs- und Schmerzempfinden ist je nach Grad der Schädigung mehr oder weniger gestört. Bei diesem Krankheitsbild wäre es wichtig, die Tiefensensibilität und die Körperwahrnehmung zu testen. Da das aber nicht Gegenstand dieser Ausführung ist, kann hier nicht näher darauf eingegangen werden.

*Muskeleigenreflexe:* Im schlaffen Stadium besteht eine Areflexie, während später im Bereich der spastischen Muskelgruppen eine erhöhte Reflexaktivität zu finden ist.

## Beispiele peripherer Schädigungen

### Bandscheibenvorfall L4–L5 (Wurzelkompression L4)

*Muskelfunktionsprüfung:* Der M. quadriceps femoris und der M. tibialis anterior sind in ihrer Kraft gemindert.

*Sensibilitätsprüfung:* Im Dermatom L4 ist die Sensibilität herabgesetzt bis aufgehoben, wobei die Prüfung der Algesie eine deutlichere Aussage gibt als die Prüfung der Ästhesie.

*Muskeleigenreflexe:* Der Quadrizepssehnenreflex ist abgeschwächt.

### Verletzung des N. radialis im unteren Drittel des Oberarmschaftes

*Muskelfunktionsprüfung:* Der M. triceps brachii zeigt eine normale Kraft, während in den Hand- und Fingerstreckern sowie im M. brachioradialis eine schlaffe Lähmung (keine Muskelaktivität) vorhanden ist.

*Sensibilitätsprüfung:* Im Versorgungsgebiet des N. cutaneus antebrachii posterior sowie im Bereich des Daumens und des Handrückens besteht ein Verlust der Oberflächensensibilität.

*Muskeleigenreflexe:* Der Trizepsreflex ist normal ausgeprägt, jedoch ist der Brachio-radialis-Reflex nicht auslösbar.

**Poliomyelitis** (Entzündung im Bereich des Vorderhornes)

*Muskelfunktionsprüfung:* Im vom entzündlich betroffenen Rückenmarksabschnitt versorgten Gebiet besteht eine schlaffe Lähmung (keine Muskelaktivität).

*Sensibilitätsprüfung:* Die Sensibilität ist nicht gestört, da nur die motorische Vorderhornzelle von der Entzündung betroffen ist.

*Muskeleigenreflexe:* In den betroffenen Muskeln findet man eine Aufhebung der Reflexaktivität.

## Muskelsynergie

Muskelsynergie ist das richtige Zusammenwirken verschiedener Muskeln bei einer zu leistenden Haltearbeit oder bei Bewegungen. Sie hat einen großen Einfluß auf die Stellung der Gelenke und die Belastung bzw. Überlastung passiver und aktiver Strukturen des Bewegungsapparates. Zielgerichtete Bewegungsabläufe sind ohne Teamarbeit verschiedener Muskeln nicht möglich.

Betrachtet man das Bewegungssegment C5 in einer vermehrt lordotischen Einstellung der Halswirbelsäule, z. B. verursacht durch eine zu schwache ventrale Halsmuskulatur, so wird die Bandscheibe in diesem Segment mehr auf Schub als auf Druck belastet. Den Facettengelenken wird in dieser Stellung ebenfalls eine erhöhte Belastung zugeführt. Besteht diese Fehlhaltung länger, wird die Nackenmuskulatur, da sie ständig in angenäherter Position ist, mit einer Verkürzung reagieren, wodurch sich die Überlastung endgültig manifestiert.

Bei der Durchführung einer Bewegung können wir zwischen *Agonisten* und *Antagonisten* sowie *flankierenden* und *stabilisierenden* Muskeln unterscheiden.

Gliedern wir einmal zum besseren Verständnis unsere täglichen Bewegungen in einfache, einachsige Bewegungen auf, so wird schnell klar, was für ein fein abgestimmtes Zusammenspiel verschiedener Muskeln notwendig ist, um eine zielgerichtete Aktion durchzuführen. Die wenigsten Muskeln sind von ihrer Lage her so angeordnet, daß sie einachsig wirken, d. h., es sind immer rotatorische und ab- oder adduktorische Komponenten bei einer Beuge- oder Streckbewegung, z. B. der Hüfte, vorhanden. Wollen wir also eine reine Flexion in einer sagittalen Ebene durchführen, müssen Muskeln rotatorisch korrigierend und ab- oder adduktorisch korrigierend eingreifen und unterstützen. So müssen der außenrotatorischen Komponente des M. iliopsoas andere Muskeln entgegenwirken, um die Bewegung in einer bestimmten Ebene zu halten. Diese Muskeln bezeichnen wir als *flankierende Muskeln.*

*Stabilisierende Muskeln* werden immer dann gebraucht, wenn an der Extremität angreifende Kräfte auf den Rumpf übertragen werden müssen. Da fast alle Muskeln, die das Hüftgelenk beugen, mit Ausnahme der Mm. psoas major et minor, am Beckenring ihren Ursprung haben, muß das Becken bei einer Flexion des Hüftgelenkes zum Rumpf hin stabilisiert werden. In diesem Fall geschieht das überwiegend durch die Bauchmuskulatur. Würde diese Stabilisation fehlen, wäre eine Flexion mit voller Kraft nicht durchführbar und das Becken würde in eine Kippstellung mit verstärkter Lendenlordose gezogen werden.

Soll eine Abduktion im Schultergelenk durchgeführt werden, kann selbst die intakte Kraft des M. deltoideus und des M. supraspinatus wenig ausrichten, wenn das Schulterblatt, an dem beide Muskeln ihren Ursprung haben, nicht ausreichend über die Schulterblattfixatoren (M. trapezius, M. serratus anterior und Mm. rhomboidei) am Rumpf stablisiert wird.

Bei der Muskelfunktionsprüfung sind diese Überlegungen besonders bei Bewegungen im Schulter- und Hüftgelenk von Bedeutung. Zum einen muß, wenn eine Bewegung in einem dieser großen Gelenke nicht mit voller Kraft ausgeführt werden kann, die Fixation des Schultergürtels oder des Beckenringes überprüft werden. Zum anderen muß der Prüfer versuchen, diese Fixation, wenn denn nicht vorhanden, manuell zu ersetzen, damit die Bewegung im Gelenk einigermaßen objektiv beurteilt werden kann.

Die Störung dieser Muskelsynergie nennen wir eine *muskuläre Dysbalance.* Diese Dysbalance kann durch muskuläre Schwächen und/oder Verkürzungen der Muskulatur entstehen. Die Folgen sind, wie oben beschrieben, Überbelastungen passiver und aktiver Strukturen des Bewegungsapparates, die sich z. B. als Degeneration oder als Tendopathien zeigen können.

## Auswertung der Muskelfunktionsprüfung

Die Befunderhebung eines Patienten umfaßt mehrere Kriterien, angefangen bei der Anamnese über die Inspektion der Haltung in Ruhe, der Inspektion bei aktiver Bewegung, der Gangbildanalyse, der aktiven und passiven Bewegungen und nicht zuletzt der Muskelfunktionsprüfung, um nur einige zu nennen. Einzeln für sich betrachtet, gibt jeder dieser Punkte bestimmte Informationen. Interessant und aufschlußreich wird es jedoch erst, wenn wir diese Informationen in Bezug zueinander setzen. Und hier ist gerade die Muskelfunktionsprüfung ein ganz wichtiger Aspekt, die einzelnen Informationen aufzuschlüsseln, um ein funktionell komplettes Bild des Patienten zu erhalten.

Klagt der Patient in der Anamnese über eine Schwäche beim Treppensteigen, so können wir über die Muskelfunktionsprüfung genau sagen, ob es an der Wadenmuskulatur, an dem M. quadriceps femoris oder an den Hüftstreckern liegt. Sehen wir bei der Inspektion ein Genu recurvatum, so sagt uns die Muskelfunktionsprüfung, ob die Schwäche im Kniestrecker oder in der Beugemuskulatur dafür verantwortlich ist. Zeigt der Patient beim Gehen ein Hinken, kann der Test Aufschluß geben, ob eine muskuläre Schwäche vorliegt oder ob Schmerzen für das veränderte Gangbild als Ursache in Frage kommen. Bei Ausweichbewegungen des Schultergürtels und einem unvollständigen Bewegungsausmaß, z. B. während der Flexion des Armes, müssen wir differenzieren zwischen einer Schwäche in der Schultergelenks- und der Schultergürtelmuskulatur. Sind beide Muskelgruppen in einem normalen Kraftzustand, muß die Ursache in einem anderen Bereich gesucht werden. Die Behandlung effizient zu gestalten, d. h. am richtigen Punkt mit der Behandlung ansetzen, liegt im Interesse des Patienten und des Behandlers. Die Muskelfunktionsprüfung hilft uns, vorhandene Schwächen aufzudecken und genau zu bewerten. Abweichungen von der normalen Bewegung können erklärt und Fehlhaltungen in ihren Ursachen genau analysiert werden. Über die wiederholte Durchführung bekommen wir eine genaue Erfolgskontrolle unserer Behandlung.

# Untere Extremität

# Muskulatur und Bewegungstests der unteren Extremität

## Hüftgelenk

### Extension im Hüftgelenk (Abb. 12 a)

| Muskel | | Ursprung | Ansatz |
|---|---|---|---|
| *M. glutaeus maximus*<br>N. glutaeus inf. (L5–S2) | 1 | Christa iliaca, Spina iliaca post. sup., Fascia thoracolumbalis, Os sacrum, Os coccygis, Ala ossis ilii | Tractus iliotibialis<br>Tuberositas glutaea |
| *M. semitendinosus*<br>*M. semimembranosus*<br>N. tibialis (L5–S2) | 2<br>3 | Tuber ischiadicum<br>Tuber ischiadicum | Pes anserinus<br>Condylus med. tibiae, Gelenkkapsel |
| *M. glutaeus medius* (dorsaler Anteil)<br>*M. glutaeus minimus* (dorsaler Anteil)<br>N. glutaeus sup. (L4–S1) | 4<br>5 | Facies glutaea alae ossis ilium<br>Facies glutaea alae ossis ilium | Trochanter major<br>Trochanter major |
| *M. adductor magnus*<br>N. obturatorius (L2–L4)<br>N. tibialis (L3–L5) | 6 | R. inf. ossis pubis, R. ossis ischii, Tuber ischiadicum | med. Lippe der Linea aspera, Tuberculum adductorium des Epicondylus med. |
| *M. biceps femoris* (Caput longum)<br>N. tibialis (L5–S2) | 7 | Tuber ischiadicum | Caput fibulae |

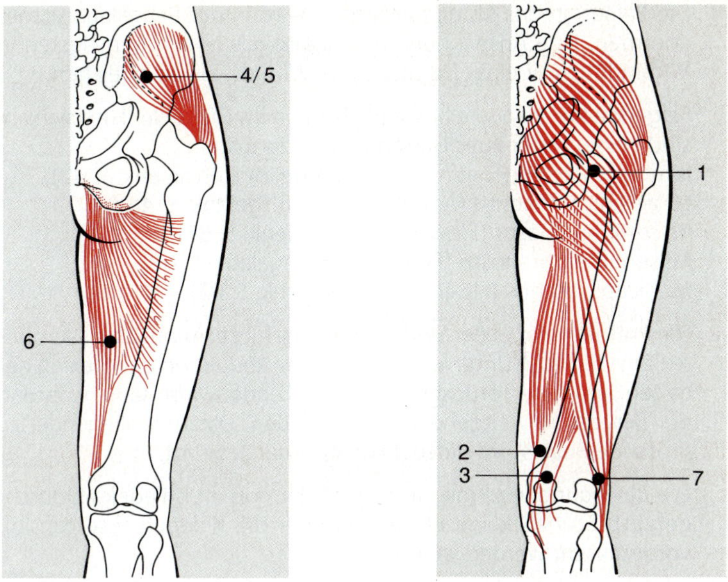


a

Abb. **12 a** Muskeln, die eine Extension im Hüftgelenk durchführen

1 M. glutaeus max.
2 M. semitendinosus
3 M. semimembranosus
4/5 Mm. glutaeus med. et min.
6 M. adductor mag.
7 M. biceps femoris

## Klinische Symptomatik

**Verkürzungen:** In der Regel treten Verkürzungen des M. glutaeus max. selten auf. Die Kontrakturen der anderen Muskeln sind jeweils unter deren Hauptfunktion beschrieben.

**Schwäche:** Durch eine Schwäche bei der Extension im Hüftgelenk fehlt dem Patienten die Stabilität während der Standbeinphase.

Über eine Oberkörperverlagerung nach hinten wird diese Schwäche vom Patienten kompensiert. Das Hüftgelenk wird durch das Verlagern des Oberkörpers nach hinten passiv gestreckt. Das Lig. iliofemorale bremst die Überstreckung im Hüftgelenk und gibt dem Patienten einen passiven ligamentären Halt (S. 98 – 99).

[1] Die Palpation des M. glutaeus max. wird in der Bauchlage vorgenommen. Eine Anspannung dieses Muskels ist am günstigsten in Verbindung mit einer Extension der Wirbelsäule zu erreichen.

Folgende Muskeln, die bei der Extension im Hüftgelenk mitwirken, sind besser unter ihrer Hauptfunktion zu tasten:
Mm. glutaeus med. et min. (Abduktion im Hüftgelenk, S. 42),
M. adductor magnus (Adduktion im Hüftgelenk, S. 46),
M. semitendinosus (Flexion im Kniegelenk, S. 62),
M. semimembranosus (Flexion im Kniegelenk, S. 62),
M. biceps femoris (Flexion im Kniegelenk, S. 62).

[2] Die Prüfung wird in der Seitlage durchgeführt (Abb. **12 b**). Das obere Bein wird vom Untersucher in leichter Abduktion und Flexion gehalten, um eine Lordosierung in der Lendenwirbelsäule während der Bewegung weitgehend zu vermeiden. Das untenliegende, zu prüfende Bein ist im Hüftgelenk maximal gebeugt.

Die Bewegung wird mit ca. 80°–90° Flexion im Kniegelenk durchgeführt, so daß keine Bewegung über die Kniegelenksextension vorgetäuscht werden kann.

Ausweichbewegungen vom Oberkörper müssen vermieden werden.

[3] Der Patient befindet sich in der Bauchlage (Abb. **12 c**). Das nicht zu testende Bein wird zur Fixation des Beckens seitlich neben der Bank aufgestellt. Zusätzlich wird das Becken vom Untersucher fixiert.

Die Bewegung wird mit leichter Flexion im Kniegelenk ausgeführt.

[4] [5] [6] Ausgangsstellung und Fixation entsprechend Test 3 (Abb. **12 d**).

Der Widerstand wird vom Untersucher dorsal am unteren Drittel des Oberschenkels gegeben.

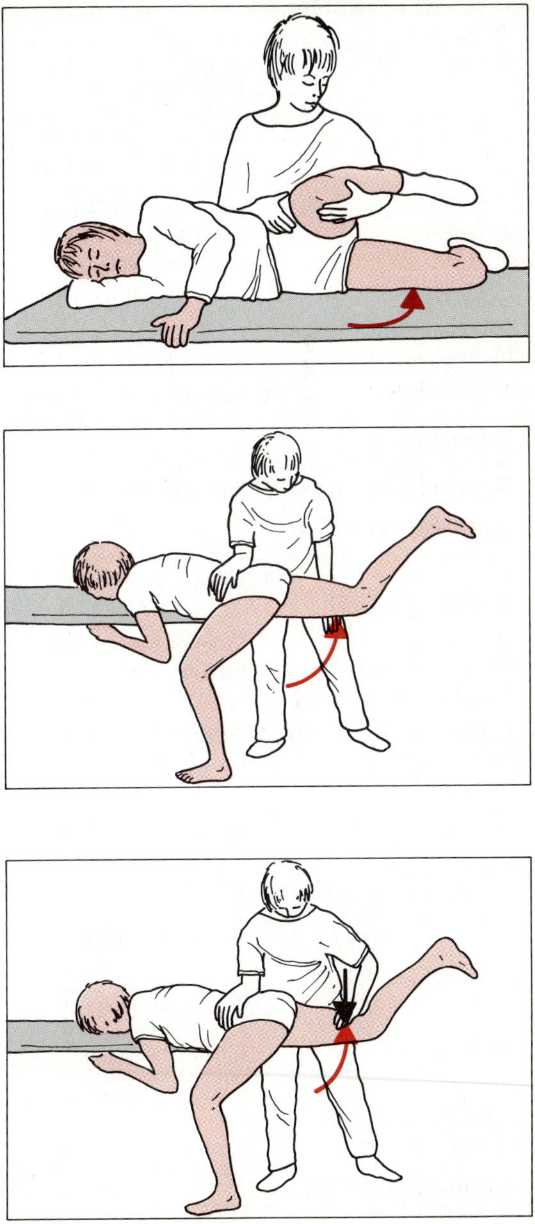

b

c

d

Abb. **12 b – d** Prüfung der Extension des Hüftgelenkes auf die Testnoten 2, 3, 4, 5 und 6

## Flexion im Hüftgelenk (Abb. **13 a**)

| Muskel | | Ursprung | Ansatz |
|---|---|---|---|
| *M. iliopsoas* | **1** | | |
| *M. psoas major* | | Seitenflächen des 12. Brustwirbels und des 1.–4. Lendenwirbels sowie den dazwischenliegenden Disci intervertebrales, Processus costalis des 1. – 5. Lumbalwirbels | Trochanter minor |
| *M. iliacus* | | Fossa iliaca, Bereich der Spina iliaca ant. inf. | Trochanter minor |
| Plexus lumbalis, N. femoralis (M. psoas major L1–L3, M. iliacus L2–L4) | | | |
| *M. rectus femoris*<br>N. femoralis (L2–L4) | **2** | Spina iliaca ant. inf., oberer Rand des Acetabulum | Tuberositas tibiae |
| *M. tensor fasciae* latea<br>N. glutaeus sup. (L4–L5) | **3** | Spina iliaca ant. sup. | Tractus iliotibialis (Condylus lat. tibiae) |
| *M. sartorius*<br>N. femoralis (L1–L3) | **4** | Spina iliaca ant. sup. | Pes anserinus |
| *M. glutaeus minimus* (ventraler Anteil)<br>N. glutaeus sup. (L4–L5) | | Facies glutaea der Ala ossis ilii | Trochanter major |
| *M. glutaeus medius* (ventraler Anteil)<br>N. glutaeus sup. (L4–S1) | | Facies glutaea der Ala ossis ilii | Trochanter major |
| *M. pectineus*<br>N. femoralis (L2–L3)<br>N. obturatorius (L2–L4) | | Pecten ossis pubis | Tuberculum pubicum |
| *M. adductor longus*<br>N. obturatorius (L2–L4) | | R. sup. ossis pubis | mediale Lippe der Linea aspera |
| *M. adductor magnus*<br>N. obturatorius (L2–L4)<br>N. tibialis (L3–L5) | | R. inf. ossis pubis, R. ossis ischii Tuber ischiadicum | mediale Lippe der Linea aspera, Tuberculum adductorium des Epicondylus medialis |
| *M. adductor brevis*<br>N. obturatorius (L2–L4) | | R. inf. ossis pubis | Labium med. der Linea aspera |
| *M. gracilis*<br>N. obturatorius (L2–L4) | | R. inf. osis pubis | Pes anserinus |

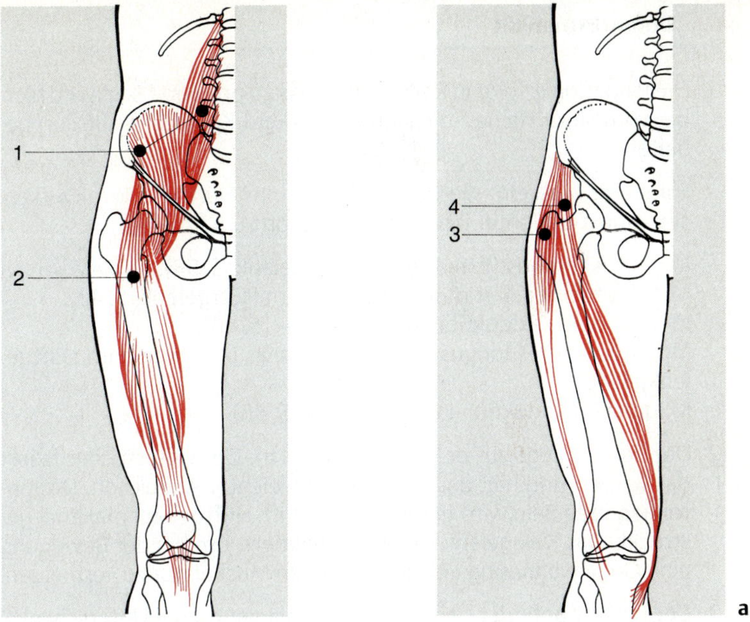


Abb. **13a** Muskeln, die an der Flexion des Hüftgelenkes beteiligt sind
1 M. iliopsoas
2 M. rectus femoris
3 M. tensor fascia latae
4 M. satorius

## Klinische Symptomatik

**Verkürzungen:** Verkürzungen der Flexoren des Hüftgelenkes führen zu einer Beckenkippung, Verstärkung der Lendenlordose und einer eingeschränkten Hüftgelenksextension.
Bei einseitigen Verkürzungen (S. 100) wird das Os ileum der betroffenen Seite nach ventral gekippt, während das Os ileum der nicht betroffenen Seite annähernd in der physiologischen Stellung bleibt. Eine Beckenverwringung mit den daraus resultierenden Funktionsstörungen in der Lenden-Becken-Hüft-Region ist die Folge. Besteht die Verkürzung (besonders des M. rectus femoris und des M. tensor fascia latae) auf beiden Seiten verstärkt sich die Beckenkippung, wodurch eine Überbeweglichkeit und Überlastung im lumbosakralen Übergang entstehen kann.
**Schwäche:** Bei einer Schwäche der Flexoren des Hüftgelenkes bringt der Patient das Bein während des Gehens über die Zirkumduktion im Hüftgelenk nach vorn.
Das Treppensteigen ist ohne Hilfsmittel nahezu unmöglich. Das Aufsitzen aus der Rückenlage in den Sitz kann trotz intakter Bauchmuskeln ohne Armhilfe nicht durchgeführt werden, da die Hüftgelenke (Becken = Punctum mobile, Oberschenkel = Punctum fixum) nicht mit ausreichender Kraft flektiert werden können.

1 Die Palpation erfolgt in Rückenlage. Das zu prüfende Bein wird hierbei vom Untersucher in leichter Hüft- und Kniegelenksflexion gehalten.

Folgende Muskeln, die bei der Flexion im Hüftgelenk mitwirken, sind günstiger unter ihrer Hauptfunktion zu palpieren:

M. rectus femoris (Extension im Kniegelenk, S. 58),
Mm. glutaei med. et min. (Abduktion im Hüftgelenk, S. 42),
M. pectineus (Adduktion im Hüftgelenk, S. 46),
Mm. adductores longus, magnus et brevis (Adduktion im Hüftgelenk, S. 46),
M. gracilis (Adduktion im Hüftgelenk, S. 46).

2 Der Patient liegt auf der Seite (Abb. **13 b**). Der Untersucher fixiert das Becken und hält das obere Bein in leichter Abduktion. Das untenliegende Bein wird getestet und ist im Hüftgelenk maximal gestreckt. Das Kniegelenk ist ca. 80° flektiert, um bei der Bewegung eine Gegenspannung der ischiokruralen Muskulatur zu vermeiden.

3 Der Patient befindet sich in der Rückenlage und der Unterschenkel ist im Überhang (Abb. **13 c**). Das nicht zu testende Bein wird aufgestellt, um eine zu starke Lordosierung der Lendenwirbelsäule zu vermeiden. Ist der Patient in der Lage, in dieser Position das Hüftgelenk bis zu einem Winkel von 90° zu flektieren, erhält die Bewegung die Testnote 2–3. Für die Benotung 3 wird die Flexion des Hüftgelenkes im Sitz an der Kante (90°-Flexion im Hüftgelenk) geprüft. Das Zurücklehnen des Oberkörpers muß vermieden werden, damit die Flexion des Hüftgelenkes nicht durch eine Flexion der Wirbelsäule vorgetäuscht wird (Abb. **13 d**).

4 5 6 Der Patient sitzt an der Kante der Behandlungsbank. Der Widerstand wird vom Untersucher oberhalb des Kniegelenkes gesetzt (Abb. **13 e**).

Abb. **13 b – e** Prüfung der Flexion des Hüftgelenkes auf die Testnoten 2, 3, 4, 5 und 6

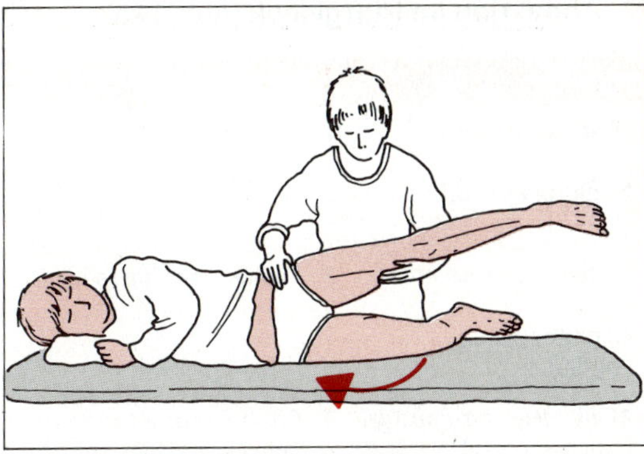

b

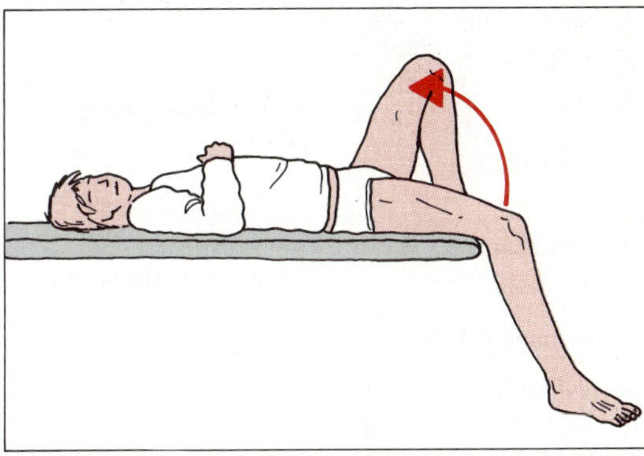

c

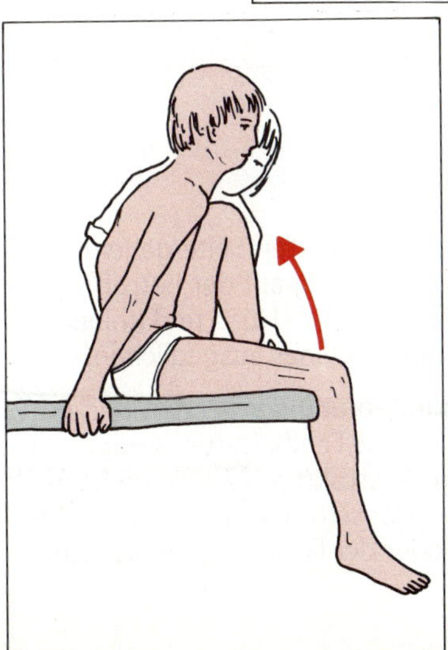

d

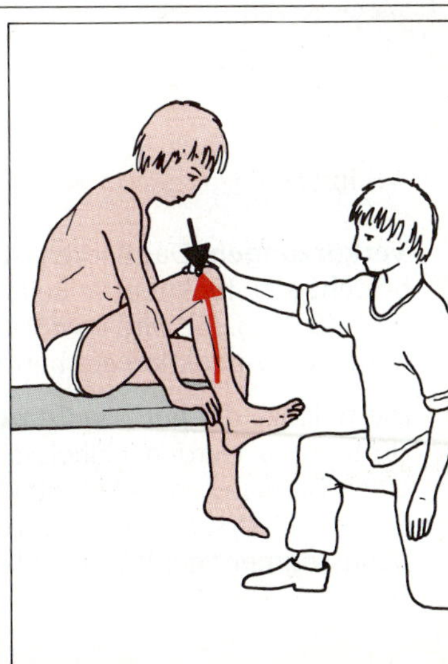

e

## Abduktion im Hüftgelenk (Abb. **14 a**)

| Muskel | | Ursprung | Ansatz |
|---|---|---|---|
| *M. glutaeus medius*<br>N. glutaeus sup. (L4–L5) | 1 | Facies glutae der Ala ossis ilii | Trochanter major |
| *M. tensor fasciae latae*<br>N. glutaeus sup. (L4–L5) | 2 | Spinae iliaca ant. sup. | Tractus iliotibialis, Condylus lat. tibiae |
| *M. glutaeus maximus* (Tractusansatz)<br>N. glutaeus inf. (L5–L2) | 3 | Crista iliaca, Spina iliaca post. sup. | Tractus iliotibialis |
| *M. glutaeus minimus*<br>N. glutaeus sup. (L4–S1) | | Facies glutaea der Ala ossis ilii | Trochanter major |
| *M. rectus femoris*<br>N. femoralis (L2–L4) | | Spina iliaca ant. inf., oberer Rand des Acetabulum | Tuberositas tibiae |
| *M. piriformis*<br>N. plexus sacralis (L5–S2) | | Facies pelvina ossis sacrii | Innenseite des Trochanter major |

### Klinische Symptomatik

**Verkürzungen:** Das Becken ist zur verkürzten Seite geneigt. Es besteht eine funktionelle Beinverlängerung auf der betroffenen Seite (S. 102). Sie wird vom Patienten durch Hüft- und Kniebeugung oder Abduktion des betroffenen Beines ausgeglichen.

Die Gelenke der unteren Extremitäten und der Lenden-Becken-Hüft-Region werden fehlbelastet. Diese Fehlbelastungen können eine Überbelastung aller beteiligten Strukturen zur Folge haben und damit Ursache für eine Funktionsstörung in einem Bewegungssegment der Wirbelsäule oder der Iliosakralgelenke sein.

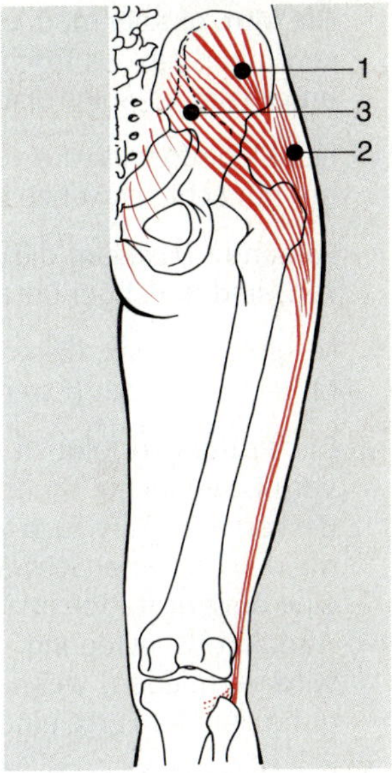


a

Abb. **14 a** Muskeln, die an der Abduktion des Hüftgelenkes beteiligt sind

1 M. glutaeus med. et min.
2 M. tensor fascia latae
3 M. glutaeus max. (obere Partie)

**Schwäche:** Durch den fehlenden muskulären Halt kann das Becken während der Standbeinphase auf der geschwächten Seite nicht gehalten werden und sinkt zur anderen Seite ab (Trendelenburg-Zeichen). Bei einer bilateralen Schwäche kann der sogenannte „Mannequingang" beobachtet werden.

Bei geringeren Schwächen wird durch Hinüberneigen des Oberkörpers auf die Standbeinseite ein Absinken des Beckens vermieden (Duchenne-Zeichen), der sog. „Watschelgang" (S. 109).

[1] Die Mm. glutaei med. et min. werden an der Außenseite des Beckens oberhalb des Trochanter major und der M. tensor fasciae latae unterhalb der Spina iliaca ant. sup. in Rückenlage palpiert.

Der M. piriformis wird vom M. glutaeus max. überlagert und ist daher nur sehr schwer zu tasten.

Folgende Muskeln, die bei der Abduktion im Hüftgelenk mitwirken, sind günstiger unter ihrer Hauptfunktion zu palpieren:

M. glutaeus max. (Extension im Hüftgelenk, S. 34),
M. rectus femoris (Extension im Kniegelenk, S. 58).

[2] Die Prüfung erfolgt in Rückenlage (Abb. **14b**). Das Becken wird vom Untersucher an beiden Spinae iliacae ant. sup. fixiert. Unter die Ferse wird ein Tuch gelegt, um den Reibungswiderstand zu vermeiden. Bei einer Schwäche der Abduktoren kann der Patient über eine Außenrotation im Hüftgelenk die Flexoren einsetzen und eine Abduktionsbewegung vortäuschen. Diese Ausweichbewegung wird vermieden, wenn der Patient aufgefordert wird, die Bewegung von der Ferse einzuleiten.

[3] Der Patient liegt in Seitlage, die Hüftgelenke sind gestreckt (Abb. **14c**).

Das Becken wird vom Untersucher fixiert und das obere Bein wird vom Patienten mit Streckung im Hüftgelenk abduziert. Auch hier wird die Bewegung von der Ferse eingeleitet.

[4] [5] [6] Ausgangsstellung und Fixation entsprechend Test 3 (Abb. **14d**).

Der Widerstand wird vom Untersucher am unteren Drittel der Oberschenkelaußenseite gegeben.

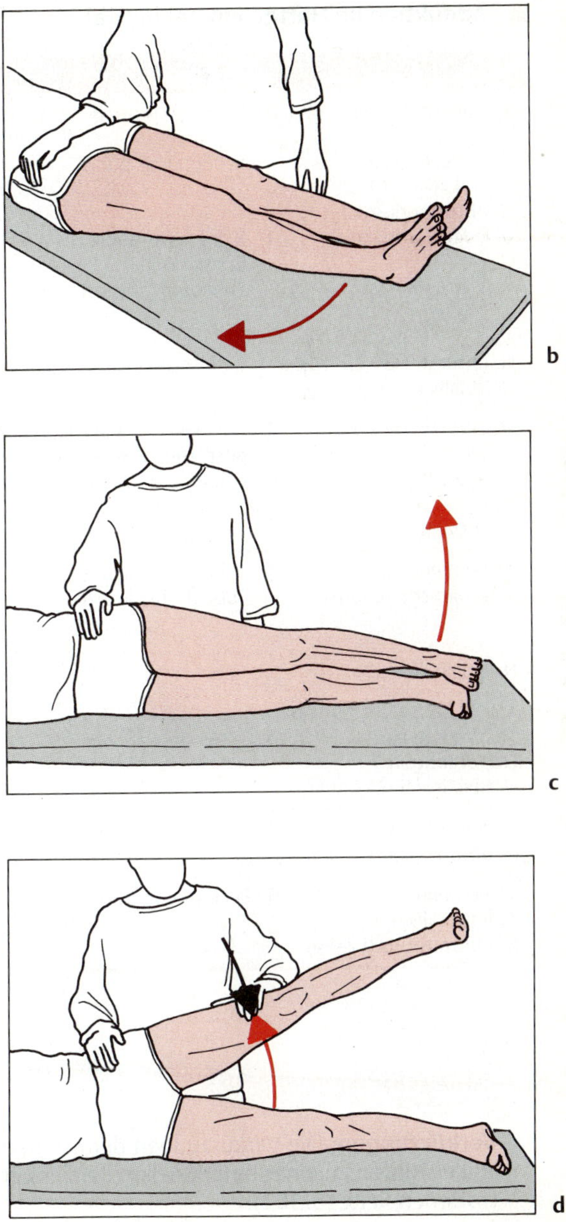

Abb. **14b–d** Prüfung der Abduktion des Hüftgelenkes auf die Testnoten 2, 3, 4, 5 und 6

## Adduktion im Hüftgelenk (Abb. **15 a**)

| Muskel | | Ursprung | Ansatz |
|---|---|---|---|
| *M. adductor brevis* | 1 | R. inf. ossis pubis | Labium med. linea aspera |
| *M. adductor longus* | 1 | R. sup. ossis pubis | Labium med. linea aspera |
| N. obturatorius (L2–L4) | | | |
| *M. adductor magnus* | 1 | R. inf. ossis pubis<br>R. ossis ischii,<br>Tuber ischiadicum | Labium med. linea aspera<br>Tuberculum adductorium des Epicondylus med. femoris |
| N. obturatorius (L2–L4)<br>N. tibialis (L3–L5) | | | |
| *M. glutaeus maximus*<br>N. glutaeus inf. (L5–S2) | 2 | Crista iliaca, Spina iliaca post. sup., Fascia thoracolumbalis, Os sacrum, Os coccygis | Tuberositas glutaea femoris |
| *M. semitendinosus*<br>*M. semimembranosus*<br>N. tibialis (L5–S2) | 3 | Tuber ischiadicum<br>Tuber ischiadicum | Pes anserinus<br>Conolylus med. tibiae, Gelenkkapsel<br>Pes anserinus inferior |
| *M. biceps femoris* (caput longum)<br>N. tibialis (L5–S2) | 4 | Tuber ischiadicum | Caput fibulae |
| *M. gracilis*<br>N. obturatorius (L2–L4) | 5 | R. inf. ossis pubis | Pes anserinus |
| *M. pectineus*<br>N. femoralis u.<br>N. obturatorius (L2–L4) | 6 | Pecten ossis pubis | Linea pectinea |

### Klinische Symptomatik

**Verkürzungen:** Die Verkürzungen der Adduktoren des Hüftgelenkes führen zu einer funktionellen Beinverkürzung auf der betroffenen Seite (S. 102).

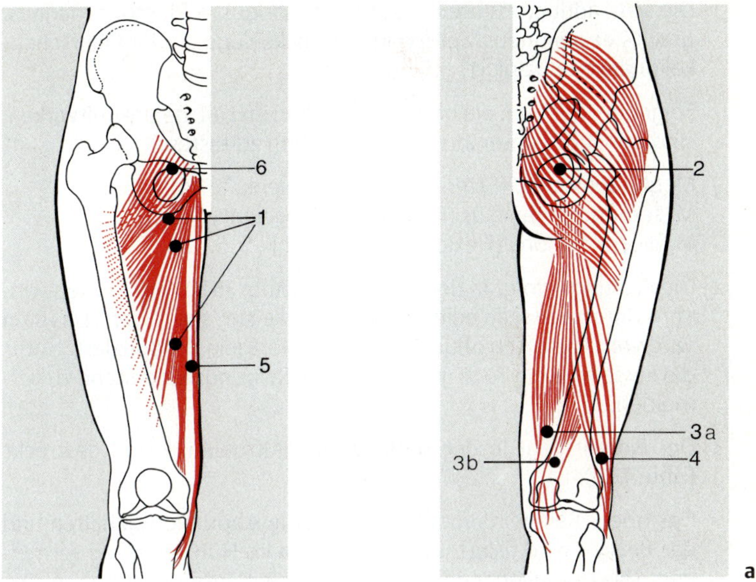


Abb. **15a** Muskeln, die eine Adduktion im Hüftgelenk durchführen

1 M. adductor brevis
M. adductor longus
M. adductor magnus
2 M. glutaeus max. (untere Partie)
3 a M. semitendinosus
b M. semimembranosus
4 M. biceps femoris
5 M. gracilis
6 M. pectineus

Der Patient hat folgende Ausgleichsmöglichkeiten:

- durch eine Hüft- und Kniebeugung des nicht betroffenen Beines,
- durch Abduktion des nicht betroffenen Beines.

Wie bei der Kontraktur der Abduktoren besteht eine unphysiologische Belastung, die zu Überbelastungen einzelner Strukturen führen kann. Funktionsstörungen in den Bewegungssegmenten der Lendenwirbelsäule, der Iliosakralgelenke und der Gelenke der unteren Extremität sind häufig die Folge.

**Schwäche:** Eine Schwäche bei der Adduktion im Hüftgelenk ist nur auffällig bei extremen Belastungen, z.B. beim Reiten oder Skifahren.

[1] Die Mm. adductoris brevis, adductoris longus, adductoris magnus, gracilis et pectineus werden in der Rückenlage an der Oberschenkelinnenseite palpiert.

Folgende Muskeln, die bei der Adduktion im Hüftgelenk mitwirken, sind günstiger unter ihrer Hauptfunktion zu tasten:

M. glutaeus max. (Extension im Hüftgelenk, S. 34),
M. semimembranosus (Flexion im Kniegelenk, S. 62),
M. biceps femoris (Flexion im Kniegelenk, S. 62).

[2] Die Prüfung erfolgt in der Rückenlage (Abb. **15 b**). Das Becken wird vom Untersucher an beiden Spinae iliacae ant. sup. fixiert. Das Bein wird vom Patienten ohne Rotation im Hüftgelenk adduziert. Unter die Ferse wird ein Tuch gelegt, um den Reibungswiderstand zu vermeiden.

[3] Der Patient liegt in der Seitlage; die Hüftgelenke sind gestreckt (Abb. **15 c**).

Das obere Bein wird vom Untersucher in Abduktion gehalten und das Becken wird fixiert, um eine Flexion im Hüftgelenk zu vermeiden. Das untenliegende Bein wird vom Patienten angehoben. Die Hüftstreckung muß dabei erhalten bleiben.

[4] [5] [6] Ausgangsstellung und Fixation entsprechend Test 3 (Abb. **15 d**).

Der Widerstand wird vom Untersucher am unteren Drittel der Oberschenkelinnenseite gegeben.

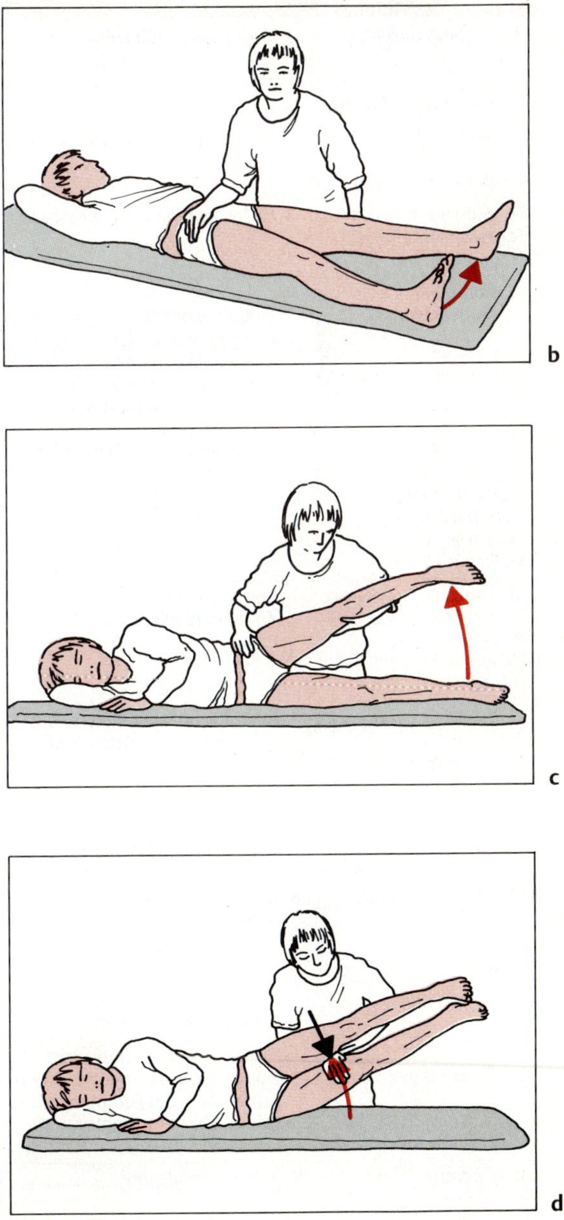

Abb. **15 b–d** Prüfung der Adduktion des Hüftgelenkes auf die Testnoten 2, 3, 4, 5 und 6

## ■ **Außenrotation im Hüftgelenk** (Abb. **16 a**)

| Muskel | | Ursprung | Ansatz |
|---|---|---|---|
| *M. glutaeus maximus*<br>N. glutaeus inf. (L5–S2) | **1** | Crista iliaca, Spina iliaca post. sup., Fascia thoracolumbalis, Os sacrum, Os coccygis | Tuberositas glutaea, Tractus iliotibialis |
| *M. glutaeus medius* (dorsaler Anteil)<br>N. glutaeus sup. (L4–L5) | **2** | Facies glutaea der Ala ossis ilii | Trochanter major |
| *M. glutaeus minimus* (dorsaler Anteil)<br>N. glutaeus sup. (L4–S1) | **3** | Facies glutaea der Ala ossis ilii | Trochanter major |
| *M. iliopsoas*<br>*M. psoas major* | **4** | Seitenflächen des 12. Brustwirbels und des 1.–4. Lendenwirbels sowie von dazwischenliegenden Disci intervertebrales, Processus costales des 1.–5. Lumbalwirbels | Trochanter minor |
| *M. iliacus*<br>Plexus lumbalis<br>N. femoralis<br>(M. psoas maj. L1–L3<br>M. iliacus L2–L4) | | Fossa iliaca, Bereich der Spina iliaca ant. inf. | Trochanter minor |
| *M. gemellus superior*<br>*M. gemellus inferior*<br>N. glutaeus inf., Plexus sacralis (L5–S2) | | Spina ischiadica<br>Tuber ischiadicum | Fossa trochanterica<br>Fossa trochanterica |
| *M. obturatorius internus*<br>N. glutaeus inf., Plexus sacralis (L5–S2) | | Innenfläche des Os coxae um das Foramen obturatorium | Fossa trochanterica |
| *M. piriformis*<br>Plexus sacralis (L5–S2) | **5** | Facies pelvina des Os sacrum, Incissura ischiadica major | Trochanter major |
| *M. adductor magnus*<br>N. tibialis (L3 – L5)<br>N. obturatorius (L2–L4) | **6** | R. inf. ossis pubis, R. ossis ischii, Tuber ischiadicum | mediale Lippe der Linea aspera |
| *M. rectus femoris*<br>N. femoralis (L2 – L4) | | Spina iliaca ant. inf., oberer Rand des Acetabulum | Tuberositas tibiae |
| *M. obturatorius externus*<br>N. obturatorius (L1–L4) | | Außenfläche der med. Knochenumrandung des Foramen obturatum, Membrana obturatoria | Fossa trochanterica, Gelenkkapsel |
| *M. quadratus femoris*<br>N. glutaeus inferior, Plexus sacralis (L5–S2) | **7** | Tuber ischiadicum | Crista intertrochanterica |

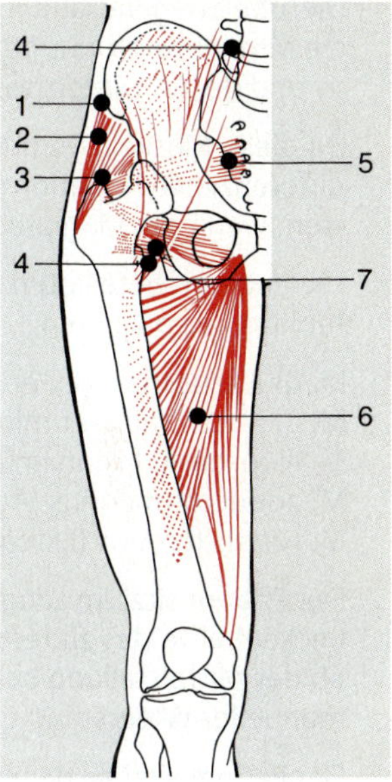


Abb. **16 a** Muskeln, die an der Außenrotation des Hüftgelenkes beteiligt sind

1 M. glutaeus max.
2 M. glutaeus med.
3 M. glutaeus min.
4 M. iliopsoas
5 M. piriformis
6 M. adductor magnus
7 M. quadratus femoris

## Klinische Symptomatik

**Verkürzungen:** Bei einer Verkürzung der Außenrotatoren des Hüftgelenkes befindet sich das Bein während der Be- und Entlastung in Außenrotationsstellung.

Besonders Verkürzungen der kurzen Außenrotatoren führen, durch den einseitigen Zug am Kreuzbein, zu Funktionsstörungen in den Iliosakralgelenken.

**Schwäche:** Eine Schwäche der Außenrotatoren im Hüftgelenk würde sich durch eine Innenrotationsstellung der Beine zeigen.

[1] Die überwiegend außenrotierenden Muskeln im Hüftgelenk sind die Mm. obturatorius int. et ext., Mm. gemelli, M. quadratus femoris und der M. piriformis.

Da diese Muskeln vom M. glutaeus max. überlagert sind, ist eine differenzierte Palpation nahezu unmöglich. Eventuell sind sie zu tasten, wenn der M. glutaeus max. nicht innerviert ist.

Die anderen beteiligten Muskeln sind günstiger unter ihrer Hauptfunktion zu palpieren:

M. glutaeus max. (Extension im Hüftgelenk, S. 34),
M. glutaeus med. et min. (Abduktion im Hüftgelenk, S. 42),
M. iliopsoas (Flexion im Hüftgelenk, S. 38),
M. adductor magnus (Adduktion im Hüftgelenk, S. 46),
M. rectus femoris (Extension im Kniegelenk, S. 58).

[2] Der Patient sitzt im Langsitz (Abb. **16 b**). Vom Untersucher wird die Beckenhälfte des zu testenden Beines fixiert. Der Schwerkraft, die ab der Mittelstellung bei der Bewegung mitwirkt, wird ein leichter manueller Widerstand entgegengesetzt.

[3] Der Patient sitzt an der Kante der Behandlungsbank (Abb. **16 c**). Die gegenüberliegende Beckenhälfte des zu testenden Beines wird vom Untersucher fixiert. Die Bewegung erfolgt aus der Mittelstellung in die Außenrotation. Der Oberschenkel muß während der gesamten Bewegung auf der Unterlage bleiben, da sonst über die Flexion im Hüftgelenk eine Bewegung vorgetäuscht werden kann.

[4] [5] [6] Ausgangsstellung und Fixation entsprechend Test 3 (Abb. **16 d**).

Der Widerstand wird vom Untersucher zum einen kniegelenksnah an der Oberschenkelaußenseite und zum anderen oberhalb des medialen Malleolus an der Unterschenkelinnenseite gegeben.

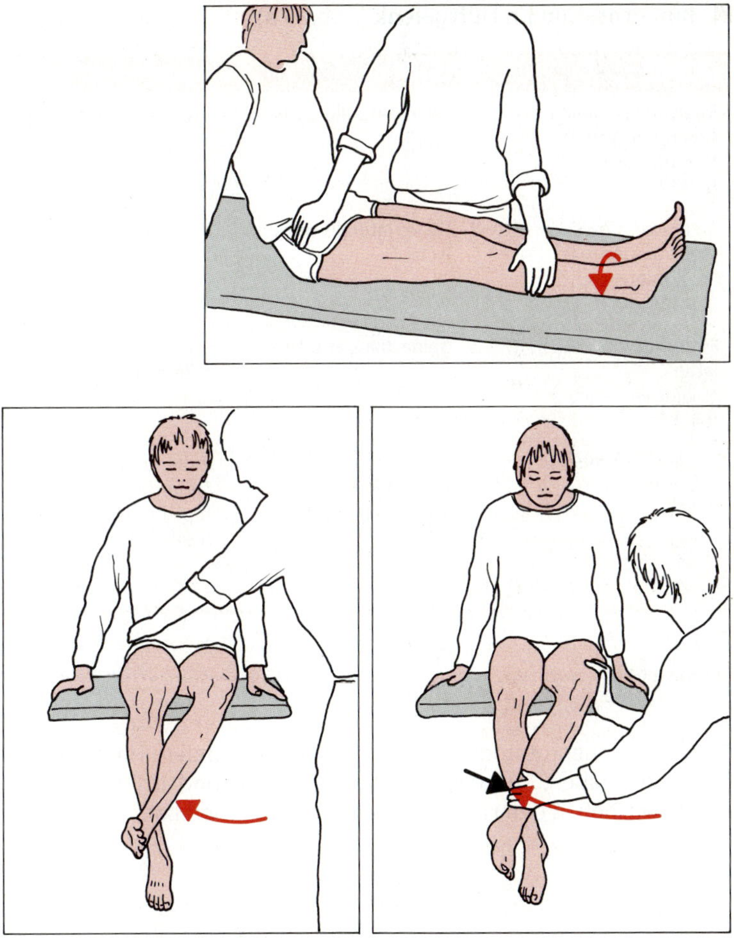

b

c

d

Abb. **16 b–d** Prüfung der Außenrotation des Hüftgelenkes auf die Testnoten 2, 3, 4, 5 und 6

## Innenrotation im Hüftgelenk (Abb. 17 a)

| Muskel | | Ursprung | Ansatz |
|---|---|---|---|
| *M. glutaeus minimus* (ventraler Anteil) N. glutaeus sup. (L4–S1) | 1 | Facies lateralis ossis ischii | Trochanter major |
| *M. glutaeus medius* (ventraler Anteil) N. glutaeus sup. (L4–L5) | 2 | Facies lateralis ossis ischii | Trochanter major |
| *M. tensor fasciae* latae N. glutaeus sup. (L4–L5) | 3 | Spina iliaca ant. sup. | Tractus iliotibialis (Condylus lat. tibiae) |
| *M. adductor magnus* N. tibialis (L3–L5) N. obturatorius (L2–L4) | | R. inf. ossis pubis, R. ossis ischii, Tuber ischiadicum | Tuberculum adductorium (Epicondylus medialis) |

### Klinische Symptomatik

Da alle innenrotatorisch wirkenden Muskeln andere Hauptfunktionen haben, machen sich Verkürzungen und insbesondere Schwächen in den Hauptfunktionen eher bemerkbar.

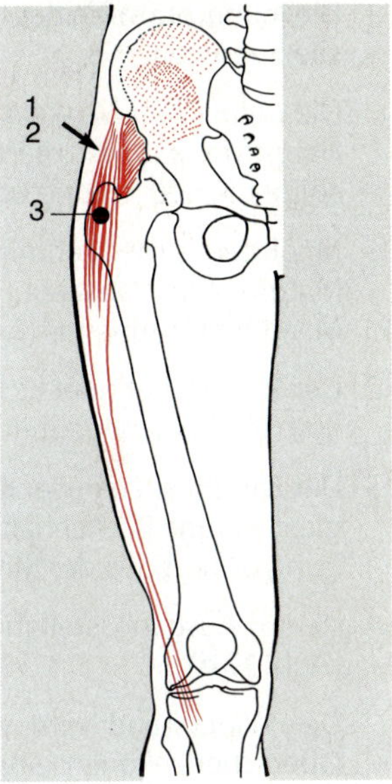


a

Abb. **17 a** Muskeln, die an der Innenrotation des Hüftgelenkes beteiligt sind

1 M. glutaeus med.
2 M. glutaeus min.
3 M. tensor fascia latae

[1] Die Innenrotatoren des Hüftgelenkes sind am günstigsten im Langsitz zu tasten.

Die beteiligten Muskeln an dieser Funktion haben alle eine andere Hauptfunktion. Ist die Innervation eines Muskels fragwürdig, so sollte die Beurteilung unter seiner Hauptfunktion erfolgen:

M. glutaeus med. et min. (Abduktion im Hüftgelenk, S. 42),
M. tensor fasciae latae (Abduktion im Hüftgelenk, S. 42),
M. adductor magnus (Adduktion im Hüftgelenk, S. 46).

[2] Der Patient befindet sich im Langsitz (Abb. **17 b**). Das Becken wird vom Untersucher auf der zu testenden Seite fixiert.

[3] Der Patient sitzt an der Kante der Behandlungsbank (Abb. **17 c**). Die gleichseitige Beckenhälfte wird vom Untersucher fixiert. Die Bewegung erfolgt aus der Mittelstellung in die Innenrotation.

[4] [5] [6] Ausgangsstellung und Fixation entsprechend Test 3 (Abb. **17 d**).

Der Widerstand wird vom Untersucher kniegelenksnah an der Oberschenkelinnenseite und lateral über dem Außenknöchel gegeben.

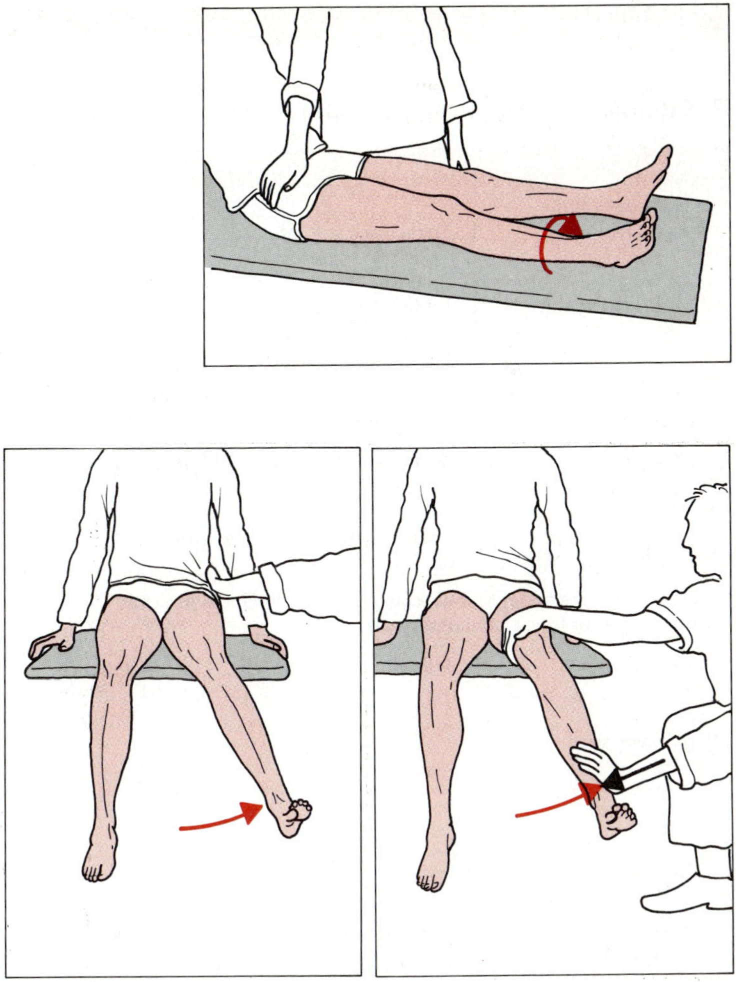

b c d

Abb. **17 b – d** Prüfung der Innenrotation des Hüftgelenkes auf die Testnoten 2, 3, 4, 5 und 6

# Kniegelenk

## Extension im Kniegelenk (Abb. **18 a**)

| Muskel | | Ursprung | Ansatz |
|---|---|---|---|
| *M. quadrizeps fem.* | | | |
| *M. rectus femoris* | 1 | Spina iliaca ant. inf., oberer Rand des Acetabulum | Tuberositas tibiae |
| *M. vastus lateralis* | | Labium laterale der Linea aspera, laterale Fläche des Trochanter major, Linea intertrochanterica, Tuberositas glutaea | Tuberositas tibiae |
| *M. vastus medialis* | | Labium mediale der Linea aspera | Tuberositas tibiae |
| *M. vastus intermedius* | | vordere und laterale Femurfläche | Tuberositas tibiae |
| N. femoralis (L2–L4) | | | |
| Die letzten Grade der Kniestreckung werden durch die Aktivität des M. tensor fascia latae unterstützt. | | | |
| *M. tensor fascia* latae | 2 | Spina iliaca ant. sup. | Tractus iliotibialis (Condylus lat. tibiae) |
| N. glutaeus sup. (L4–L5) | | | |

### Klinische Symptomatik

**Verkürzungen:** Bei einer Verkürzung des M. quadriceps femoris ist der M. rectus femoris, einziger zweigelenkiger Anteil des M. quadriceps femoris, am stärksten betroffen. Diese Verkürzung macht sich bei Hüftgelenksextension mit gleichzeitiger Kniegelenksflexion bemerkbar. Hier kann im Falle einer Kontraktur eine ungenügende Flexion im Kniegelenk oder ein Ausweichen in eine verstärkte Lendenlordose beobachtet werden.

Im Stand wird eine mangelnde Extension im Hüftgelenk mit einer Verstärkung der Lendenlordose beobachtet.

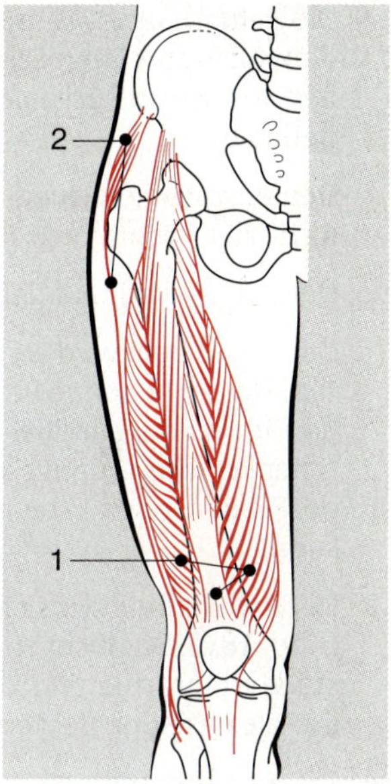


Abb. **18 a** Muskeln, die eine Extension im Kniegelenk durchführen

1 M. quadriceps femoris
2 M. tensor fascia latae

**Schwäche:** Eine Schwäche des M. quadriceps femoris wird vom Patienten, um einen passiven kapsulären Halt zu erlangen, durch eine Hyperextension im Kniegelenk (Genu recurvatum) ausgeglichen (S. 106).

Im Alltag macht sich die Schwäche beim Treppensteigen und bei der Überwindung von Gefällstrecken bemerkbar. Will der Patient sich hinsetzen oder aufstehen, stützt er sich mit den Händen auf den Knien ab.

[1] Die Palpation des M. quadriceps femoris mit seinen drei Anteilen, dem M. vastus lateralis, dem M. vastus medialis und dem M. rectus femoris wird in Rückenlage bei leicht flektiertem Kniegelenk durchgeführt.

Der M. vastus intermedius liegt unter dem M. rectus femoris und ist nicht zu tasten.

[2] Der Patient liegt auf der Seite (Abb. **18 b**).

Das obere Bein wird vom Untersucher in leichter Abduktion gehalten. Das zu testende Bein liegt unten, ist im Hüftgelenk extendiert und im Kniegelenk flektiert. Es wird vom Untersucher am Oberschenkel fixiert, damit eine Extension im Kniegelenk nicht über eine Flexion oder Extension im Hüftgelenk vorgetäuscht werden kann.

[3] Der Patient befindet sich in Rückenlage im Unterschenkelüberhang (Abb. **18 c**). Das nicht zu testende Bein wird aufgestellt, um einer zu starken Lordosierung der Lendenwirbelsäule entgegenzuwirken. Die gleichseitige Beckenhälfte wird vom Untersucher fixiert.

[4] [5] [6] Ausgangsstellung und Fixation entsprechend Test 3 (Abb. **18 d**).

Der Widerstand wird vom Untersucher distal am Unterschenkel oberhalb des Sprunggelenkes von ventral gegeben.

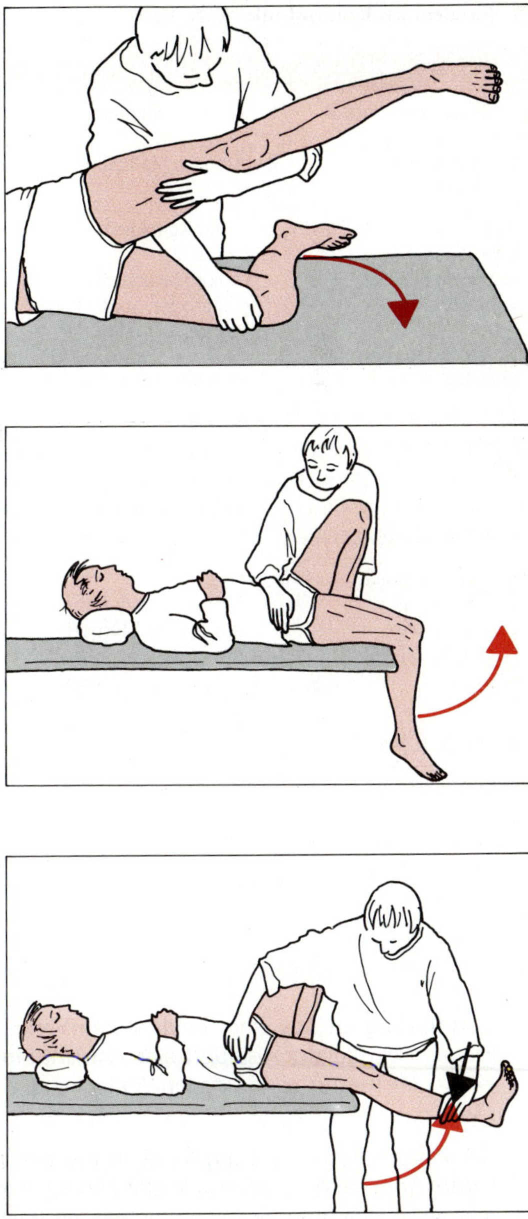

b

c

d

Abb. **18 b – d** Prüfung der Extension des Kniegelenkes auf die Testnoten 2, 3, 4, 5 und 6

## Flexion im Kniegelenk (Abb. 19a)

| Muskel | | Ursprung | Ansatz |
|---|---|---|---|
| *M. semimembranosus* | 1 | Tuber ischiadicum | Condylus medialis tibiae, Gelenkkapsel |
| *M. semitendinosus*<br>N. tibialis (L5–S2) | 2 | Tuber ischiadicum | Pes anserinus |
| *M. biceps femoris, caput longum*<br>N. tibialis (L5–S2) | 3 | Tuber ischiadicum | Caput fibulae |
| caput breve<br><br>N. peronaeus com. (S1–S2) | | Labium laterale der Linea aspera, Septum intermusculare laterale | Caput fibulae |
| *M. gracilis*<br>N. obturatorius (L2–L4) | | R. inferior ossis pubis | Pes anserinus |
| *M. sartorius*<br>N. femoralis (L1–L3) | | Spina iliaca ant. sup. | Pes anserinus |
| *M. gastrocnemius,*<br>*caput mediale,*<br>*caput laterale*<br>N. tibialis (S1–S2) | | Condylus med. femoris<br>Condylus lat. femoris | Tuber calcanei<br>Tuber calcanei |
| *M. popliteus*<br><br>N. tibialis (L4–S1) | | Epicondylus lat. femoris | Facies posterior tibiae |
| *M. plantaris*<br><br>N. tibialis (S1–S2) | | proximal des Condylus lateralis fem., Kapsel des Kniegelenkes | medialer Rand der Achillessehne |

### Klinische Symptomatik

**Verkürzungen:** Aus einer beidseitigen Verkürzung der ischiokruralen Muskulatur resultiert eine Aufrichtung des Beckens mit einer gleichzeitig verbundenen Abflachung der Lendenwirbelsäule.

Der Patient kann den Langsitz nicht mit einer physiologischen Lordose der Lendenwirbelsäule einnehmen, wobei darauf hinzuweisen ist, daß unter Beibehaltung der Lendenlordose eine Hüft-

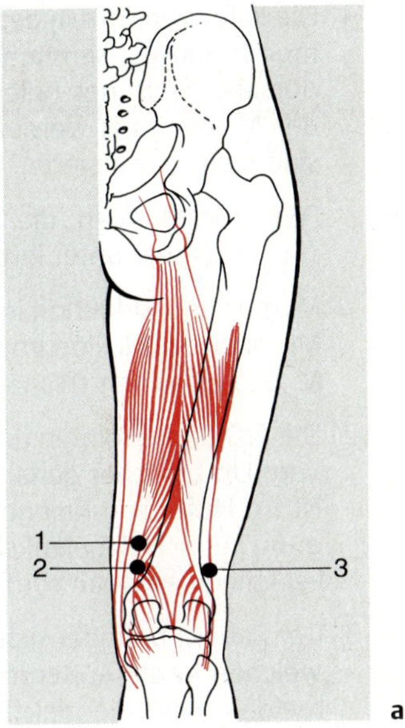


Abb. **19a** Muskeln, die an der Flexion des Kniegelenkes beteiligt sind

1 M. semitendinosus
2 M. semimembranosus
3 M. biceps femoris

flexion von 70–80° mit gestrecktem Kniegelenk als normales Bewegungsausmaß anzusehen ist.

Die Verkürzungen sind in der Regel jedoch nicht auf beiden Seiten gleich stark ausgeprägt. In diesem Fall führt der unterschiedliche Zug der ischiokruralen Muskulatur zu einer Beckenverwringung, die durch eine Dorsalrotation des Os ileum, auf der stärker verkürzten Seite, entsteht. Als Folge können Funktionsstörungen in den Iliosakralgelenken und der Lenden-Becken-Hüft-Region beobachtet werden.

**Schwäche:** Sind beide Seiten von einer Schwäche betroffen, kommt es zu einer Beckenkippung. Je nach Schwächegrad kann diese Beckenkippung mit einer Hyperextension in den Kniegelenken verbunden sein (S. 107).

Besteht diese Schwäche nur auf einer Seite, kann auch hier eine Beckenverwringung mit den entsprechenden Funktionsstörungen, wie bei den Verkürzungen beschrieben, entstehen.

1 Die Palpation wird in der Bauchlage vorgenommen. Die Mm. semimembranosus, semitendinosus und biceps femoris sind auf der dorsalen Seite des Kniegelenkes zu tasten. Der M. popliteus und der M. plantaris werden vom M. gastrocnemius überlagert und sind nicht zu palpieren.

Folgende Muskeln, die bei der Flexion im Kniegelenk mitwirken, sind günstiger unter ihrer Hauptfunktion zu untersuchen:

M. gracilis (Adduktion im Hüftgelenk, S. 46),
M. sartorius (Flexion im Hüftgelenk, S. 38),
M. gastocnemius (Plantarflexion im oberen Sprunggelenk, S. 70).

2 Die Prüfung erfolgt in der Seitlage (Abb. **19 b**). Das obere Bein wird vom Untersucher gehalten. Das zu testende Bein liegt unten und ist im Hüft- und Kniegelenk gestreckt. Um einer Ausweichbewegung in die Hüftgelenksflexion vorzubeugen, wird der Oberschenkel kniegelenksnah vom Untersucher fixiert.

3 Der Patient befindet sich in der Bauchlage (Abb. **19 c**). Um ein Ausweichen in die Außenrotation und Flexion im Hüftgelenk zu vermeiden, wird die gleichseitige Beckenhälfte vom Untersucher fixiert.

4 5 6 Ausgangsstellung und Fixation entsprechend Test 3 (Abb. **19 d**).

Der Widerstand wird vom Untersucher dorsal am Unterschenkel, oberhalb des Sprunggelenkes, gegeben.

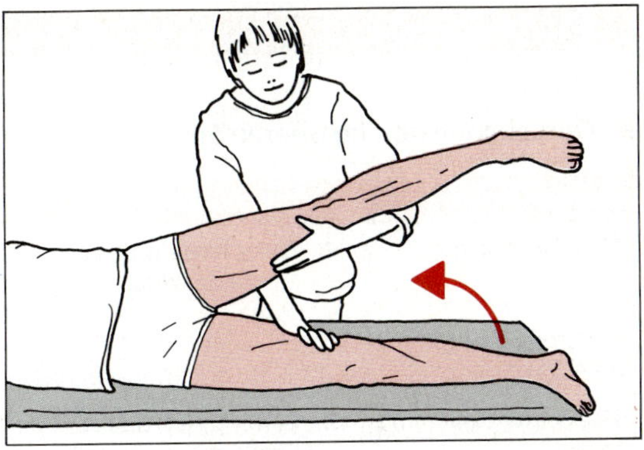

b

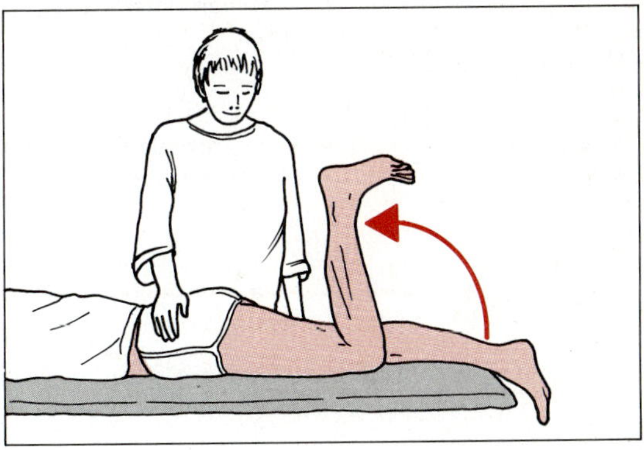

c

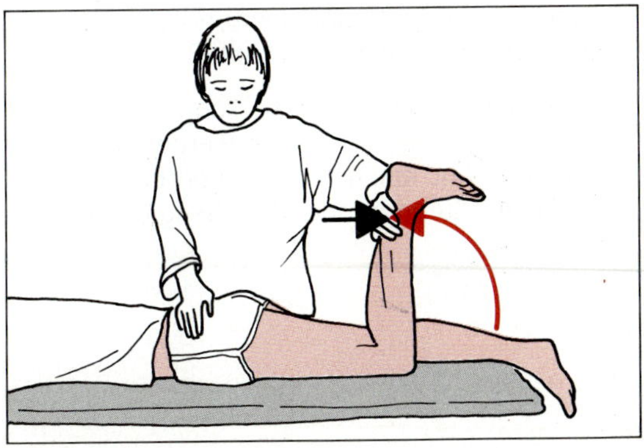

d

Abb. **19 b–d** Prüfung der Flexion des Kniegelenkes auf die Testnoten 2, 3, 4, 5 und 6

# Sprunggelenk

## Dorsalextension im oberen Sprunggelenk (Abb. **20 a**)

| Muskel | | Ursprung | Ansatz |
|---|---|---|---|
| *M. tibialis anterior*<br>N. peronaeus prof. (L4–L5) | 1 | Facies lateralis tibiae, Membrana interossea | plantare Fläche des Os cuneiforme med., Os metatarsale I |
| *M. extensor digitorum longus*<br>N. peronaeus prof. (L5–S1) | 2 | Condylus lat. tibiae, Caput et Margo ant. fibulae, Facies cruris, Membrana interossea | Dorsalaponeurosen der 2. bis 5. Zehe |
| *M. extensor hallucis longus*<br>N. peronaeus prof. (L4–S1) | 3 | Facies med. fibulae, Membrana interossea | Endphalanx der 1. Zehe |

### Klinische Symptomatik

**Verkürzungen:** Verkürzungen der Dorsalextensoren des Fußgelenkes führen zu einer Einschränkung der Plantarflexion und zu einer Beeinträchtigung der Abrollphase. Im Extremfall kommt es zur Ausbildung eines Hackenfußes.

**Schwäche:** Die Fußspitze kann während der Spielbeinphase nicht ausreichend gehoben werden. Als Kompensation werden das Hüft- und Kniegelenk vermehrt gebeugt, und es entsteht das Bild eines Stepper- oder Storchenganges (S. 109).

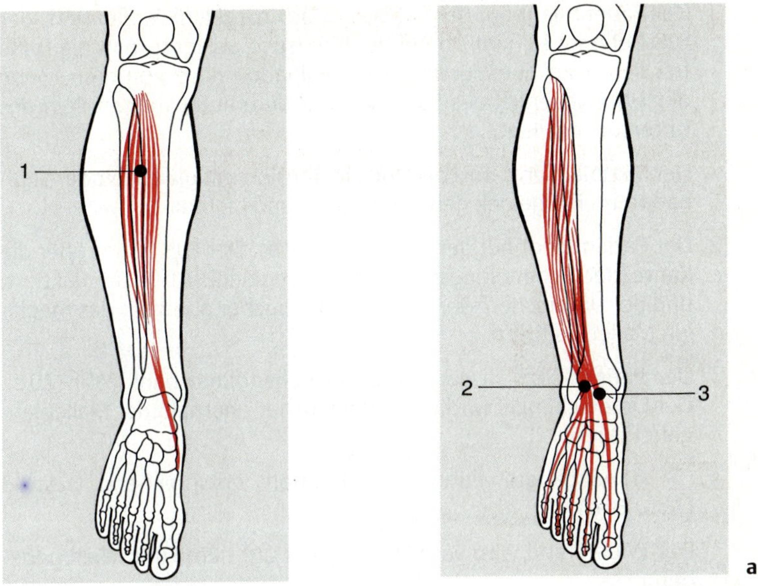


Abb. **20 a** Muskeln, die eine Dorsalextension im oberen Sprunggelenk durchführen

1 M. tibialis anterior
2 M. extensor digitorum longus
3 M. extensor hallucis longus

[1] Der Patient liegt auf dem Rücken. Das Kniegelenk ist flektiert, der Fuß befindet sich im Überhang oder ist so gelagert, daß die Ferse frei liegt. Am günstigsten ist die Palpation durchzuführen, wenn der Unterschenkel des Patienten auf dem aufgestellten Bein des Untersuchers liegt.

Der M. tibialis ant. wird bei Dorsalextension mit gleichzeitiger Supination im Fußgelenk deutlicher sicht- und tastbar.

[2] Der Patient liegt auf der Seite (Abb. **20 b**). Der Fuß hängt über die Kante der Behandlungsbank. Das Kniegelenk ist leicht flektiert, und der Unterschenkel wird vom Untersucher oberhalb des medialen Malleolus fixiert.

[3] Der Patient sitzt an der Kante der Behandlungsbank (Abb. **20 c**). Der Unterschenkel wird vom Untersucher oberhalb der Malleolengabel fixiert.

[4] [5] [6] Ausgangsstellung und Fixation entsprechend Test 3 (Abb. **20 d**).

Der Widerstand wird vom Untersucher auf dem Fußrücken gegeben.

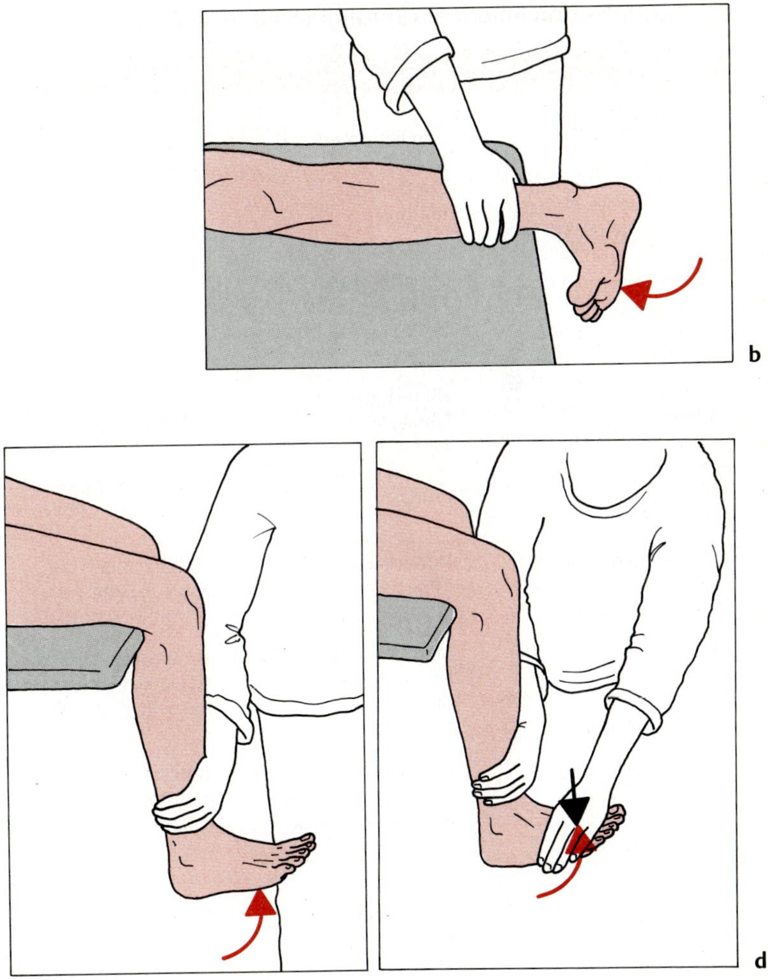


Abb. **20 b – d** Prüfung der Dorsalextension des oberen Sprunggelenkes auf die Testnoten 2, 3, 4, 5 und 6

## Plantarflexion im oberen Sprunggelenk (Abb. **21 a**)

| Muskel | | Ursprung | Ansatz |
|---|---|---|---|
| *M. gastrocnemius,*<br>Caput mediale,<br>Caput laterale<br>N. tibialis (S1–S2) | 1 | Condylus med. femoris<br>Condylus lat. femoris | Tuber calcanei<br>Tuber calcanei |
| *M. soleus*<br>N. tibialis (S1–S2) | 2 | Caput fibulae, Hinterfläche der Fibula, Linea m. solei tibiae | Tuber calcanei |
| *M. flexor hallucis longus*<br>N. tibialis (S1–S3) | | Hinterfläche der Fibula, Membrana interossea, Septum intermusculare posterium cruris | Endphalanx der 1. Zehe |
| *M. flexor digitorum longus*<br>N. tibialis (S1–S3) | | Hinterfläche der Tibia | Endphalangen der 2. bis 5. Zehe |
| *M. tibialis posterior*<br>N. tibialis (L4–L5) | | Membrana interossea, Hinterfläche der Tibia und Fibula | Tuberositas ossis navicularis, Os cuneiforme I., II. und III. |
| *M. peronaeus longus*<br>N. peronaeus sup. (L5–S1) | | Caput fibulae, Articulatio tibiofibularis, prox. Bereich der Fibula | Tuberositas des Os metatarsala I., Os cuneiforme mediale |
| *M. peronaeus brevis*<br>N. peronaeus sup. (L5–S1) | | laterale Fläche der Fibula | Tuberositas des Os metatarsale V. |
| *M. plantaris*<br>N. tibialis (S1–S2) | | Condylus lateralis femoris, Kniegelenkkapsel | Tuber calcanei |

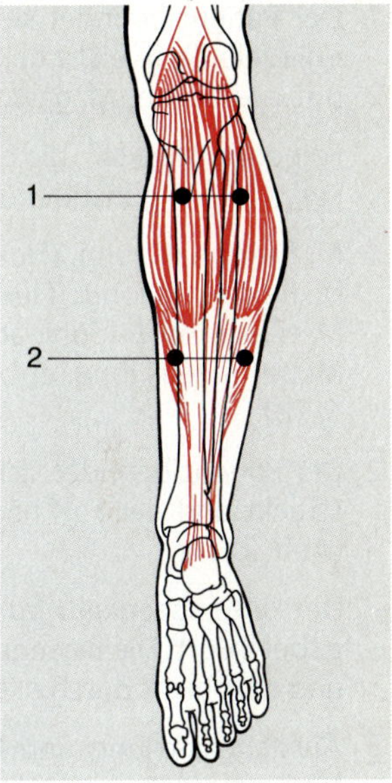


a

Abb. **21 a** Muskeln, die an der Plantarflexion des oberen Sprunggelenkes beteiligt sind

1 M. gastrocnemius
2 M. soleus

## Klinische Symptomatik

**Verkürzungen:** Verkürzungen der Plantarflexoren des Fußes führen zu einer Spitzfußstellung. Da die meisten Plantarflektoren auch supinatorisch wirken, kommt es zu einer Supinationsstellung im unteren Sprunggelenk. Die Spitzfußstellung führt zu einer funktionellen Beinverlängerung auf der betroffenen Seite und einer hieraus resultierenden Veränderung des physiologischen Gangbildes (S. 108).

**Schwäche:** Die Abrollphase ist in der Kraft entsprechend der Schädigung gemindert. Der Einbeinzehenstand ist nicht möglich und die Sprungkraft ist deutlich gemindert. Des weiteren kann die Ausbildung eines Hackenfußes beobachtet werden. Da der M. gastrocnemius auch bei der Kniebeugung mitwirkt, besteht hier die Tendenz zur Überstreckung.

1 Der Patient befindet sich für die Palpation in der Bauchlage. Das Kniegelenk ist leicht flektiert. Der M. plantaris liegt unter dem Caput laterale des M. gastrocnemius und ist daher nicht zu palpieren.

Folgende Muskeln, die bei der Plantarflexion im Fußgelenk mitwirken, können günstiger unter ihrer Hauptfunktion getastet werden:

M. flexor hall. long. (Flexion der Großzehe, S. 94),
M. flexor dig. long. (Flexion der Zehen, S. 86),
M. tibialis post. (Supination im unteren Sprunggelenk, S. 74),
M. peronaeus long. et brev. (Pronation im unteren Sprunggelenk, S. 78).

2 Der Patient befindet sich in der Bauchlage. Das Kniegelenk ist gestreckt und der Fuß hängt über die Kante der Behandlungsbank (Abb. **21 b**).

Der Unterschenkel wird vom Untersucher oberhalb der Malleolengabel fixiert. Die Bewegung muß im oberen Sprunggelenk erfolgen und darf nicht durch die Flexion der Zehen vorgetäuscht werden.

3 Ausgangsstellung und Fixation entsprechend Test 2 (Abb. **21 c**). Maximaler Widerstand wird vom Untersucher am Vorfuß und an der Ferse gesetzt.

4 Der Patient steht auf dem zu testenden Bein (Abb. **21 d**). Er drückt sich in den Zehenstand hoch bis zum vollen Bewegungsausmaß.

5 Ausgangsstellung entsprechend Test 4. Die Bewegung wird 5mal durchgeführt.

6 Ausgangsstellung entsprechend Test 4. Die Bewegung wird 10mal durchgeführt.

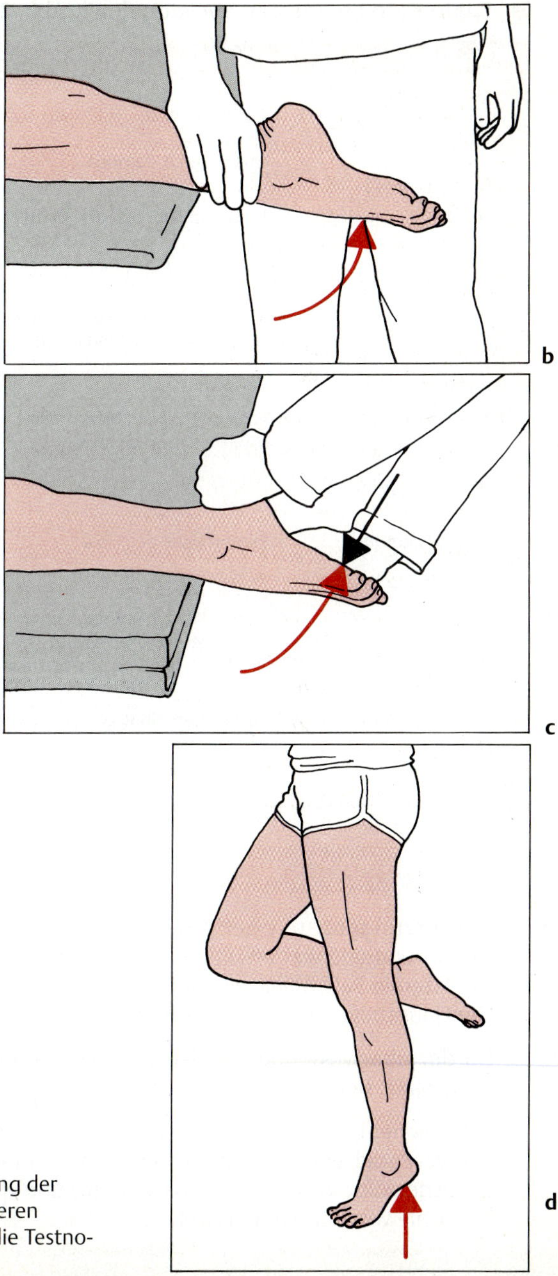


Abb. **21 b–d** Prüfung der Plantarflexion des oberen Sprunggelenkes auf die Testnoten 2, 3, 4, 5 und 6

## Supination im unteren Sprunggelenk (Abb. **22 a** u. **b**)

| Muskel | | Ursprung | Ansatz |
|---|---|---|---|
| *M. gastrocnemius*<br>caput mediale<br>caput laterale<br>N. tibialis (S1–S2) | **1** | Condylus med. femoris<br>Condylus lat. femoris | Tuber calcanei<br>Tuber calcanei |
| *M. soleus*<br>N. tibialis (S1–S2) | **2** | Caput fibulae, dorsales Drittel der fibula, Linea m. solei tibiae, Arcus tendineus m. solei | Tuber calcanei |
| *M. tibialis post.*<br>N. tibialis (L4–L5) | **3** | Membrana interossea, Hinterflächen der Tibia und Fibula | Tuberositas ossis navicularis, Os cuneiforme I, II und III |
| *M. tibialis ant.*<br>N. peronaeus prof. (L4–L5) | **4** | Facies lat. tibiae, Membrana interossea, Fascia cruris | plantare Fläche des Os cuneiforme med., Os metatarsale I |
| *M. flexor digitorum longus*<br>N. tibialis (S1–S3) | **5** | Hinterfläche der Tibia | Endphalangen der 2. bis 5. Zehen |
| *M. flexor hallucis longus*<br>N. tibialis (S1–S3) | **6** | Hinterfläche der Fibula, Membrana interossea, Septum intermusculare post. cruris | Endphalanx der 1. Zehe |
| *M. extensor hallucis longus*<br>N. peronaeus prof. (L4–S1) | **7** | Facies med. fibulae, Membrana interossea | Endphalanx der 1. Zehe |

### Klinische Symptomatik

**Verkürzungen:** Aus einer Verkürzung der Supinatoren des unteren Sprunggelenkes resultiert der Pes equino varus (Sichelfuß). Die laterale Fußsohlenseite wird beim Gehen verstärkt belastet. Die Hauptbelastung liegt auf dem Vorfuß in Varusstellung.

Da der überwiegende Teil der Supinatoren auch plantarflektorisch wirkt, siehe auch unter Verkürzungen bei der Plantarflexion.

**Schwäche:** Durch eine Schwäche der Supinatoren kann je nach Schweregrad ein Pes equino valgus (Knickfuß) entstehen. Das Längsgewölbe des Fußes senkt sich ab, und der Innenrand der Fußsohle wird stärker belastet.

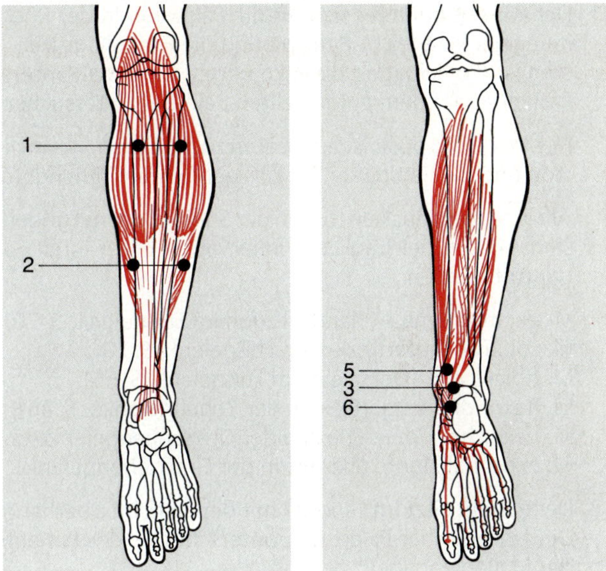


a

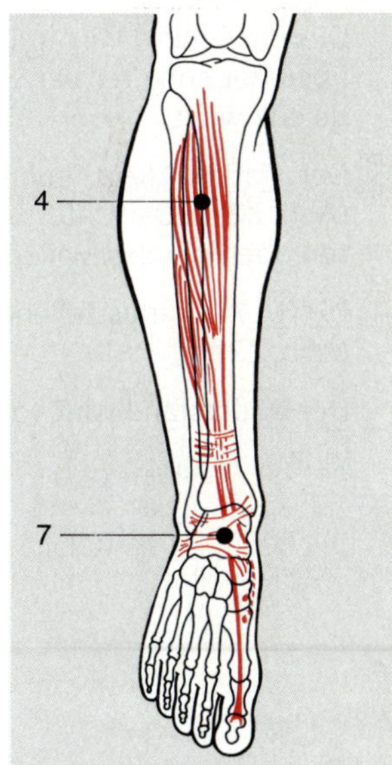


b

Abb. **22 a** u. **b** Muskeln, die eine Supination im unteren Sprunggelenk durchführen

1 M. gastrocnemius
2 M. soleus
3 M. tibialis posterior
4 M. tibialis anterior
5 M. flexor digitorum longus
6 M. flexor hallucis longus
7 M. extensor hallucis longus

[1] Der Patient befindet sich für die Palpation in der Rückenlage. Das Kniegelenk ist leicht flektiert und die Ferse liegt frei. Am günstigsten ist die Palpation durchzuführen, wenn der Unterschenkel des Patienten auf dem aufgestellten Bein des Untersuchers liegt.

Der M. tibialis post. ist am besten zu palpieren, wenn die Plantarflexion und die Supination im Fuß gemeinsam durchgeführt werden.

Alle anderen Muskeln, die an der Supination im Fußgelenk beteiligt sind, sollten bei fraglicher Innervation unter ihrer Hauptfunktion geprüft werden:

M. gastrocnemius (Plantarflexion im Fußgelenk, S. 70),
M. soleus (Plantarflexion im Fußgelenk, S. 70),
M. tibialis ant. (Dorsalext. im Fußgelenk, S. 66),
M. flexor dig. long. (Flexion der Zehengelenke, S. 86),
M. flexor hall. long. (Flexion der Großzehengelenke, S. 94),
M. extor hall. long. (Extension der Großzehengelenke, S. 90).

[2] Der Patient sitzt im Langsitz mit dem Fuß im Überhang (Abb. **22 c**). Der Untersucher fixiert den Unterschenkel des Patienten oberhalb der Malleolengabel.

Die Bewegung wird mit einer Plantarflexion ausgeführt, da der überwiegende Teil der Supinatoren auch plantarflektorisch im Fußgelenk wirkt.

[3] Der Patient liegt auf der Seite, mit dem Fuß im Überhang (Abb. **22 d**). Der Untersucher fixiert den Unterschenkel des Patienten oberhalb des Malleolus medialis.

[4] [5] [6] Ausgangsstellung und Fixation entsprechend Test 3 (Abb. **22 e**).

Der Widerstand wird vom Untersucher am Os metatarsale I gegeben.

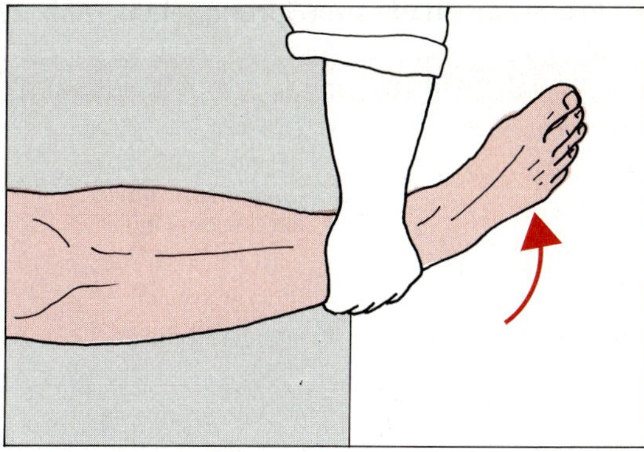

c

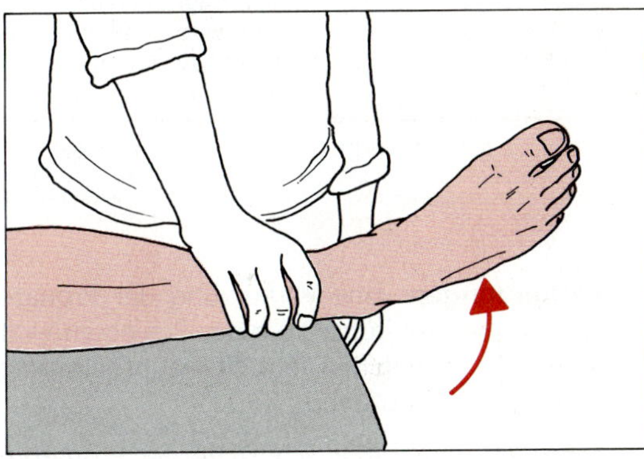

d

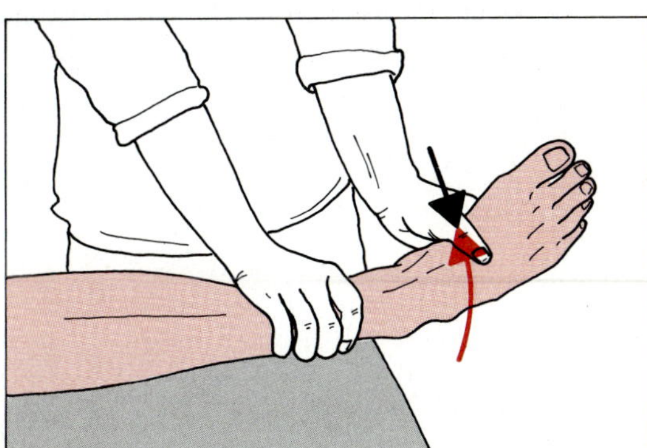

e

Abb. **22c–e** Prüfung der Supination des unteren Sprunggelenkes auf die Testnoten 2, 3, 4, 5 und 6

## Pronation im unteren Sprunggelenk (Abb. **23 a**)

| Muskel | | Ursprung | Ansatz |
|---|---|---|---|
| *M. peronaeus longus*<br>N. peronaeus sup. (L5–S1) | 1 | Caput fibulae, Kapsel der Articulatio tibiofibulare, proximaler Bereich der Fibula | Tuberositas Os metatarsale I, Os cuneiforme mediale |
| *M. peronaeus brevis*<br>N. peronaeus sup. (L5–S1) | 2 | laterale Fläche der Fibula | Tuberositas Os metatarsale V |
| *M. extensor digitorum longus*<br>N. peronaeus prof. (L5–S1) | 3 | Condylus lateralis tibiae, Caput fibulae, Margo anterior fibulae, Fascia cruris, Membrana interossea | Dorsalaponeurosen 2. bis 5. Zehen |

### Klinische Symptomatik

**Verkürzungen:** Eine Verkürzung der Pronatoren des unteren Sprunggelenkes führt zu einer Pes-equino-valgus-Stellung. Bei diesem klinischen Bild liegt die Hauptbelastung beim Gehen auf dem medialen Fußrand.

**Schwäche:** Bei einer Schwäche der Pronatoren ist die laterale Stabilität des unteren Sprunggelenkes geschwächt und kann die Ursache für Distorsionen sein (Supinationstraumen).

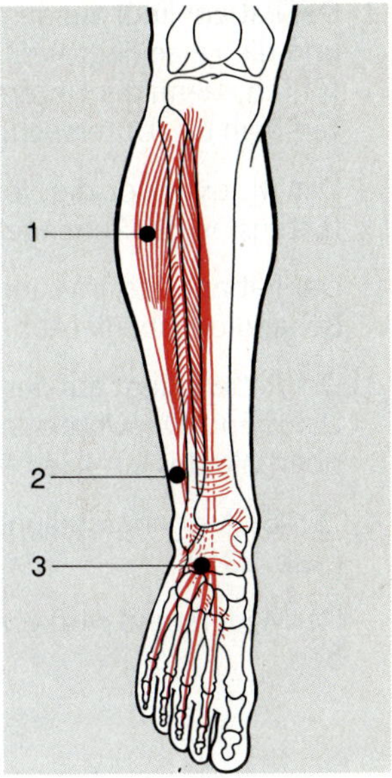


a

Abb. **23 a** Muskeln, die eine Pronation im unteren Sprunggelenk durchführen

1 M. peroneus longus
2 M. peroneus brevis
3 M. extensor digitorum longus

[1] Der Patient liegt auf dem Rücken. Das Kniegelenk ist leicht flektiert und die Ferse liegt frei. Am günstigsten ist die Palpation durchzuführen, wenn der Unterschenkel des Patienten auf dem aufgestellten Bein des Untersuchers liegt.

Der M. extensor dig. long. ist besser unter seiner Hauptfunktion (Extension der Zehengelenke, S. 82) zu tasten.

[2] Der Patient sitzt im Langsitz und der Fuß hängt über die Kante der Behandlungsbank (Abb. **23 b**).

[3] Der Patient liegt auf der Seite (Abb. **23 c**). Der Fuß befindet sich im Überhang. Der Unterschenkel des Patienten wird vom Untersucher oberhalb des lateralen Malleolus fixiert.

[4] [5] [6] Ausgangsstellung und Fixation entsprechend Test 3 (Abb. **23 d**).

Der Widerstand wird vom Untersucher am Os metatarsale V gegeben.

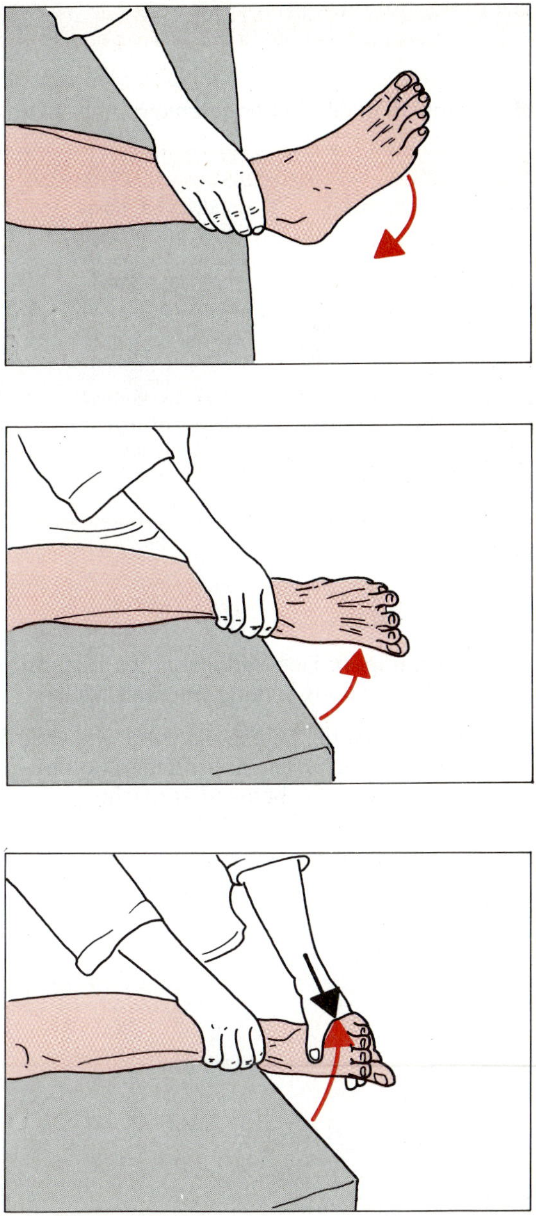

b

c

d

Abb. **23 b – d**
Prüfung der Pronation des unteren Sprunggelenkes auf die Testnoten 2, 3, 4, 5 und 6

# Zehengelenke

## Extension in den Zehengelenken (Abb. **24a**)

| Muskel | | Ursprung | Ansatz |
|---|---|---|---|
| *M. extensor digitorum longus*<br><br>N. peronaeus prof. (L5–S1) | **1** | Condylus lat. tibiae, Caput fibulae, Margo anterior fibulae, Fascia cruris, Membrana interossea | Dorsalaponeurosen der 2. bis 5. Zehe |
| *M. extensor digitorum brevis*<br><br>N. peronaeus prof. (S1–S2) | **2** | Calcaneus, Retinaculum mm. extensorum inferius | Dorsalaponeurosen der 2. bis 5. Zehe |

### Klinische Symptomatik

**Verkürzungen:** Eine Verkürzung der Extensoren der Zehengelenke führt zur Ausbildung von Krallenzehen.

**Schwäche:** Ist der M. ext. dig. long. von einer Schwäche betroffen, so wird sich diese Kraftminderung eher durch eine leichte Fußheberschwäche bemerkbar machen.

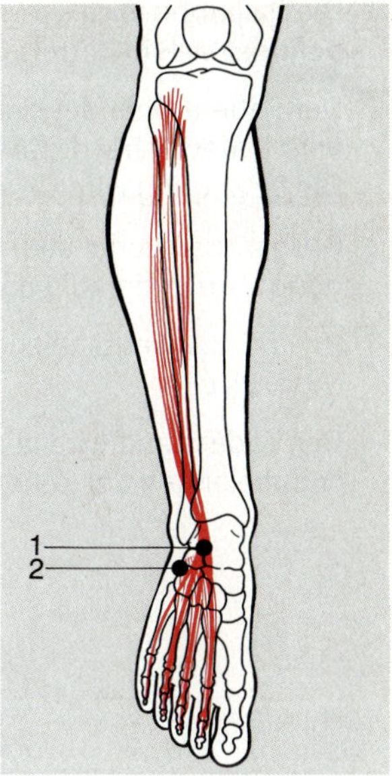


a

Abb. **24a** Muskeln, die eine Dorsalextension der Zehengelenke durchführen

1 M. extensor digitorum longus
2 M. extensor digitorum brevis

[1] Die Palpation wird im Sitz durchgeführt. Das obere Sprunggelenk befindet sich in Mittelstellung.

[2] Der Patient befindet sich im Langsitz (Abb. **24 b**). Der Vorfuß wird vom Untersucher distal an den Metatarsalen 2–5 gelenknah fixiert. Die Bewegung wird teilweise durchgeführt.

[3] Ausgangsstellung und Fixation entsprechend Test 2. Die Bewegung wird endgradig durchgeführt.

[4] [5] [6] Ausgangsstellung und Fixation entsprechend Test 2 (Abb. **24 c**).

Der Widerstand wird vom Untersucher an den Grund-, Mittel- und Endphalangen der Zehen gegeben.

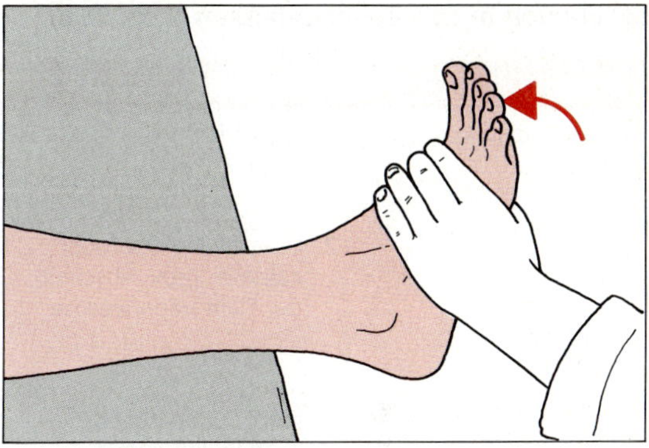

b

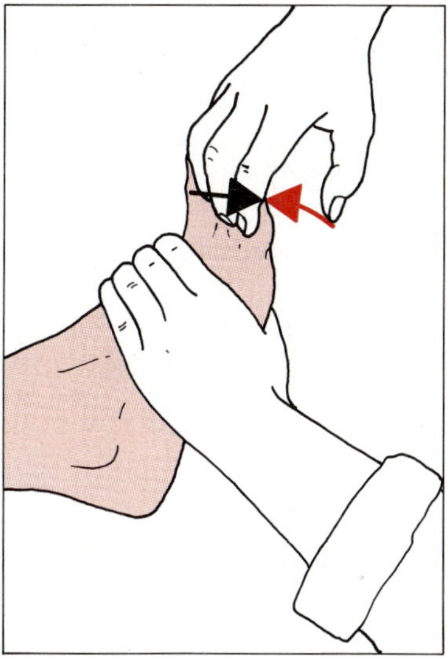

c

Abb. **24 b** u. **c** Prüfung der Extension in den Zehengelenken auf die Testnoten 2, 3, 4, 5 und 6

## Flexion in den Zehengelenken (Abb. 25 a)

| Muskel | | Ursprung | Ansatz |
|---|---|---|---|
| *M. flexor digitorum longus*<br>N. tibialis (S1–S3) | 1 | Hinterfläche der Tibia | Endphalangen der 2. bis 5. Zehe |
| *M. flexor digitorum* brevis<br>N. plantaris med. (L5–S1) | 2 | Unterfläche des Tuber calcanei, prox. Abschnitt der Plantaraponeurose | Mittelphalangen der 2. bis 5. Zehe |
| *Mm. lumbricales*<br>N. plantaris med. (1., 2., 3., m. lumbricales)<br>N. plantaris lat. (M. lumbricalis 4) (L5–S2) | | med. Seiten der Einzelsehnen des langen Zehenbeugers | med. Rand der Grundphalangen der 2. bis 5. Zehe, Dorsalaponeurosen der 2. bis 5. Zehe |
| *Mm. interossei dorsales*<br>N. plantaris lat. (S1–S2) | | zueinandergekehrte Flächen aller Metatarsalia, Lig. plantare longum | Basen der Grundphalangen der 2. bis 4. Zehe |
| *Mm. interossei plantares*<br>N. plantaris lat. (S1–S2) | | med. Seiten der III. bis V. Os metatarsale | Medialseite der Basen der Grundphalangen der 3. bis 5. Zehe |
| *M. flexor digiti minimi*<br>N. plantaris lat. (S1–S2) | | Basis des Os metatarsale V. | Basis der Grundphalanx der 5. Zehe |

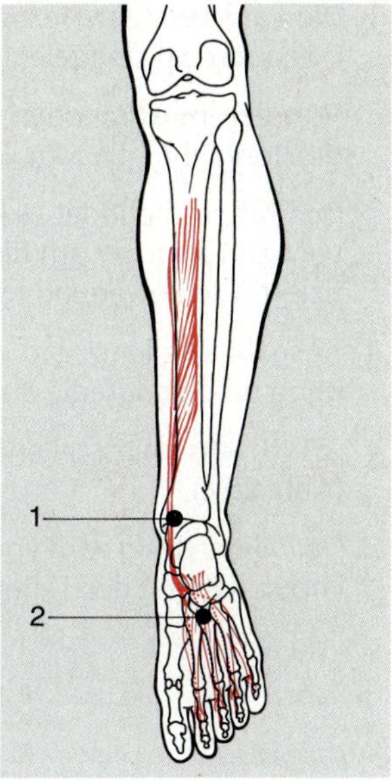


a

Abb. **25 a** Muskeln, die an einer Flexion der Zehengelenke beteiligt sind

1 Flexor digitorum longus
2 Flexor digitorum brevis

## Klinische Symptomatik

**Verkürzungen:** Aus einer Verkürzung der Flexoren resultiert eine Beugestellung der Zehengelenke. Hierdurch können Störungen während der Abrollphase auftreten.

**Schwäche:** Schwächen der Flexoren der Zehengelenke führen zur Ausbildung von Krallen- und Hammerzehen und zur Abflachung des Längsgewölbes des Fußes.

[1] Die Palpation der Flexoren der Zehengelenke erfolgt im Langsitz. Das obere Sprunggelenk befindet sich in Mittelstellung.

Von den mitwirkenden Muskeln sind ausschließlich der M. flexor dig. long. und die Mm. interossei dors. zu tasten.

[2] Der Patient befindet sich im Langsitz (Abb. **25 b**). Der Vorfuß wird vom Untersucher am distalen Teil der Metatarsale II–V gelenknah fixiert. Die Bewegung wird teilweise ausgeführt.

[3] Ausgangsstellung und Fixation entsprechend Test 2. Die Bewegung wird endgradig ausgeführt.

[4] [5] [6] Ausgangsstellung und Fixation entsprechend Test 2 (Abb. **25 c**).

Der Widerstand wird vom Untersucher an den Grund-, Mittel- und Endphalangen der Zehen 2 – 5 gesetzt.

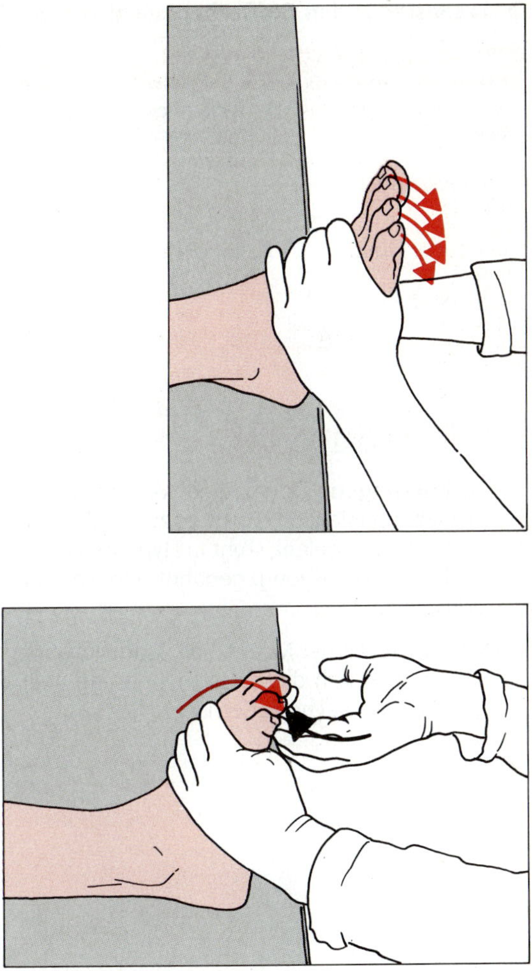

b

c

Abb. **25 b** u. **c** Prüfung der Flexion in den Zehengelenken auf die Testnoten 2, 3, 4, 5 und 6

## Extension in den Großzehengelenken (Abb. **26 a**)

| Muskel | | Ursprung | Ansatz |
|---|---|---|---|
| *M. extensor hallucis longus*<br><br>N. peronaeus prof. (L4–S1) | **1** | Facies med. fibulae, Membrana interossea | Endphalanx der 1. Zehe |
| *M. extensor hallucis brevis*<br>N. peronaeus prof. (S1–S2) | **2** | Calcaneus | Dorsalaponeurose der 1. Zehe |

### Klinische Symptomatik

**Verkürzungen:** Durch eine Verkürzung der Extensoren der Großzehengelenke kommt es zur Ausbildung einer Hammerzehe. Das Grundgelenk steht in Hyperextension. Dadurch wird der M. flexor hallucis long. gedehnt und zieht das Endgelenk in Flexionsstellung.

**Schwäche:** Ist der M. ext. hall. long. von einer Schwäche betroffen, so wird sich diese Kraftminderung eher durch eine leichte Fußheberschwäche äußern.

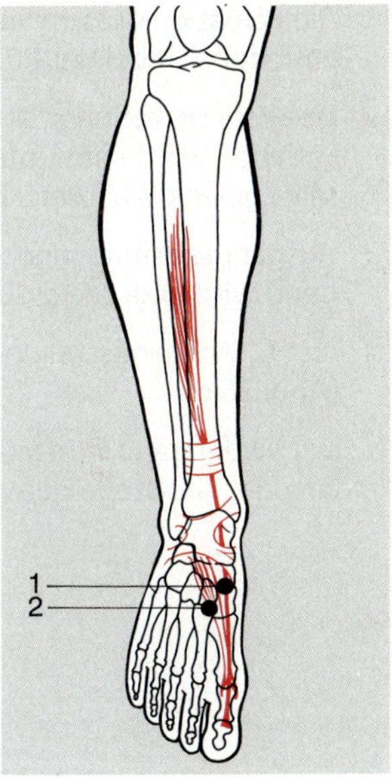


a

Abb. **26 a** Muskeln, die die Extension der Großzehengelenke durchführen

1 M. extensor hallucis longus
2 M. extensor hallucis brevis

1 Die Palpation wird im Sitz vorgenommen. Das obere Sprunggelenk befindet sich bei der Prüfung in Mittelstellung.

2 Der Patient befindet sich im Langsitz (Abb. **26 b**). Der Vorfuß des Patienten wird vom Untersucher am distalen Ende des Os metatarsale I gelenknah fixiert. Die Bewegung wird teilweise durchgeführt.

3 Ausgangsstellung und Fixation entsprechend Test 2. Die Bewegung wird endgradig durchgeführt.

4 5 6 Ausgangsstellung und Fixation entsprechend Test 2 (Abb. **26 c**).

Der Widerstand wird vom Untersucher an der Grund- und Endphalanx der Großzehe gesetzt.

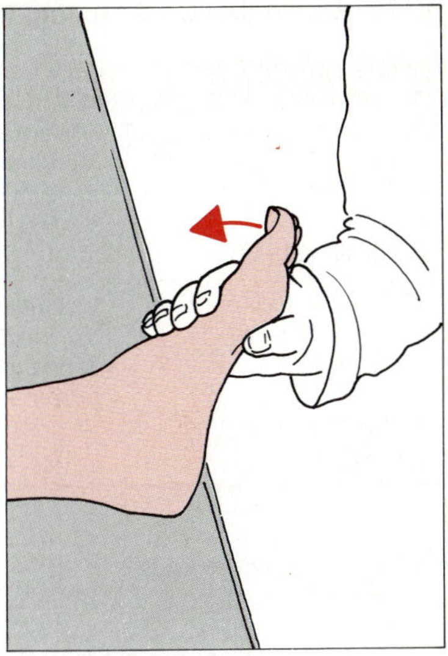

b

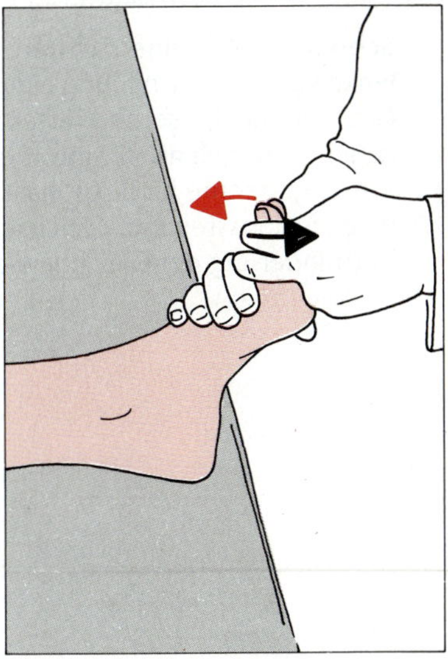

c

Abb. **26b** u. **c** Prüfung der Extension in den Großzehengelenken auf die Testnoten 2, 3, 4, 5 und 6

## Flexion in den Großzehengelenken (Abb. **27 a**)

| Muskel | | Ursprung | Ansatz |
|---|---|---|---|
| *M. flexor hallucis longus*<br><br>N. tibialis (S1–S3) | 1 | Hinterfläche der Fibula, Membrana interossea, Septum intermusculare posterius cruris | Basis der Endphalanx der 1. Zehe |
| *M. flexor hallucis brevis*<br><br>N. plantaris med. (L5–S1) | | Os cuneiforme med., Lig. plantare long., Sehne des M. tibialis posterior | mediales und laterales Sesambein, Grundphalanx der 1. Zehe |

### Klinische Symptomatik

**Verkürzungen:** Bei einer Verkürzung der Flexoren befindet sich die Großzehe in Beugestellung. Die 2. Abrollphase während des Gehens ist je nach Schweregrad gestört.

**Schwäche:** Aus einer Schwäche der Flexoren der Großzehengelenke kann die Ausbildung einer Hammerzehe resultieren, da die Großzehenextensoren kräftemäßig überwiegen und das Großzehengrundgelenk in eine Hypertension ziehen. Der auf diese Weise gedehnte M. flexor hallucis longus zieht das Endgelenk in eine Flexionsstellung. Gleichzeitig führt eine Schwäche zu einer Verminderung der Gleichgewichtsreaktion.

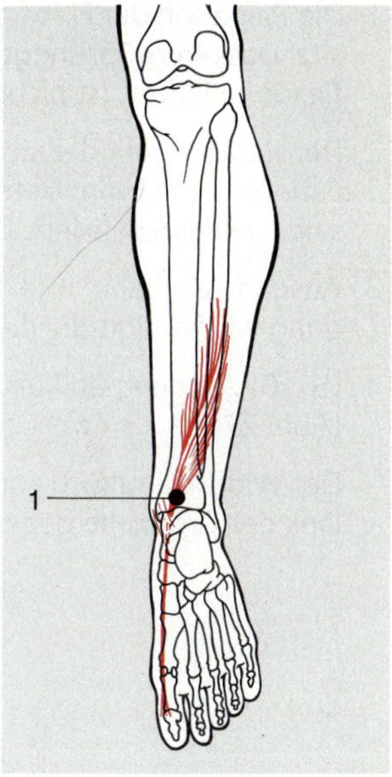


Abb. **27 a** M. flexor hallucis longus

1 M. flexor hallucis longus

[1] Die Palpation der Flexoren der Großzehengelenke erfolgt im Langsitz. Das obere Sprunggelenk befindet sich in Mittelstellung. Der M. flexor hall. brev. ist nicht zu tasten.

[2] Der Patient befindet sich im Langsitz (Abb. **27 b**). Der Vorfuß des Patienten wird vom Untersucher am distalen Ende des Os metatarsale I gelenknah fixiert. Die Bewegung wird teilweise durchgeführt.

[3] Ausgangsstellung und Fixation entsprechend Test 2. Die Bewegung wird endgradig durchgeführt.

[4] [5] [6] Ausgangsstellung und Fixation entsprechend Test 2 (Abb. **27 c**).

Der Widerstand wird vom Untersucher an der Grund- und Endphalanx der Großzehe gegeben.

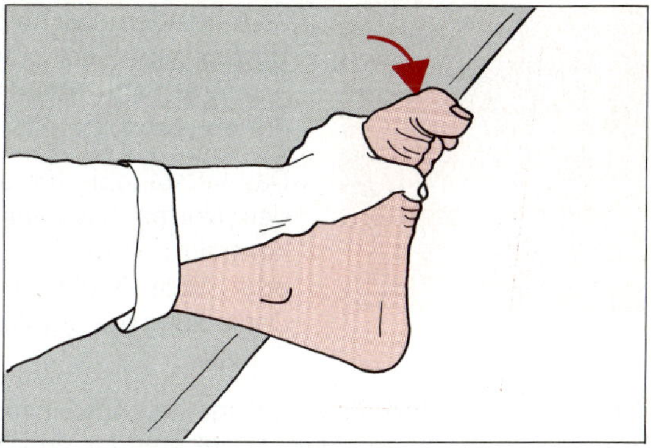

b

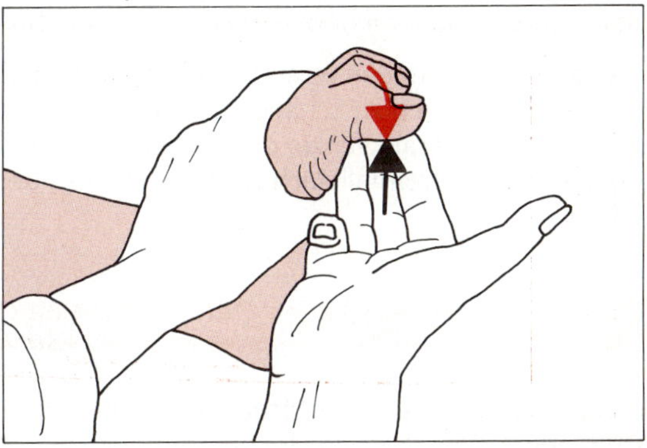

c

Abb. **27 b** u. **c** Prüfung der Flexion in den Großzehengelenken auf die Testnoten 2, 3, 4, 5 und 6

## Klinische Bilder – Beispiele aus der Praxis

Im folgenden Abschnitt werden die wichtigsten und in der praktischen Arbeit am häufigsten auftretenden klinischen Bilder der unteren Extremität beschrieben.

Das Verständnis für das Abweichen aus dem Normbereich durch Schwächen oder Kontrakturen der beschriebenen Muskeln oder Muskelfunktionen wird durch die Darstellung des physiologischen Bildes erläutert.

Dieses Wissen liefert die Grundlage, um Abweichungen erkennen und um therapeutischen Einfluß darauf nehmen zu können. Veränderungen der *Muskellänge* und der *Muskelkraft* führen zu muskulären Dysbalancen. Je nach Schweregrad des gestörten Synergismus ist die klinische Symptomatik mehr oder weniger stark auffällig.

Geringe Abweichungen verändern die Statik und können durch ständige Fehlbelastungen zu Schäden an allen Gelenken der unteren Extremität, der Iliosakralgelenke, der Wirbelgelenke der gesamten Wirbelsäule und im Extremfall auch an den Gelenken der oberen Extremität führen.

### Schwäche der Extensoren des Hüftgelenkes

Beuger und Strecker des Hüftgelenkes halten das Becken des aufrecht stehenden Menschen, in der transversalen Ebene, in einem labilen Gleichgewicht. Das Schwerelot des Oberkörpers trifft genau auf die Flexions-Extensions-Achse der Hüftgelenke, so daß beide Muskelgruppen in dieser Position ein Minimum an Haltearbeit leisten müssen (Abb. **28**).

Sind die Extensoren schwächer, wird das Becken durch den Zug der kräftigeren Flexoren nach vorne gezogen. Diese Beckenkippung bedeutet eine Verlagerung des Schwerelotes vor die Flexions-Extensions-Achse.

Da der Betroffene nicht die Möglichkeit hat, aktiv diese Verlagerung auszugleichen, muß er passive Maßnahmen ausnutzen, um der Zugkraft der Flexoren entgegenzuwirken.

Eine Verlagerung des Oberkörpers nach hinten führt zu einer passsiven Beckenaufrichtung und damit zu einer Überstreckung der Hüftgelen-

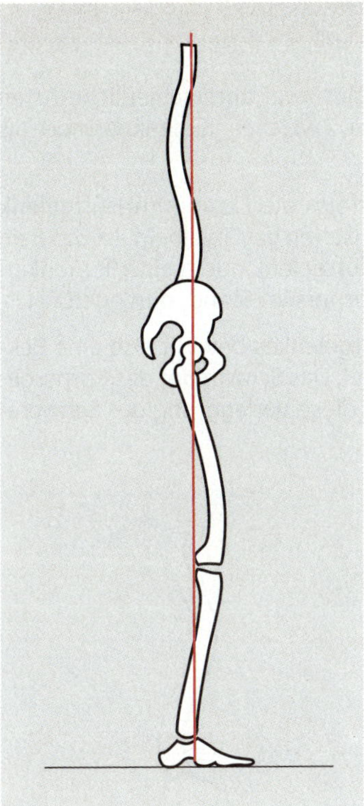

Abb. **28** Normaler Verlauf des Schwerelotes

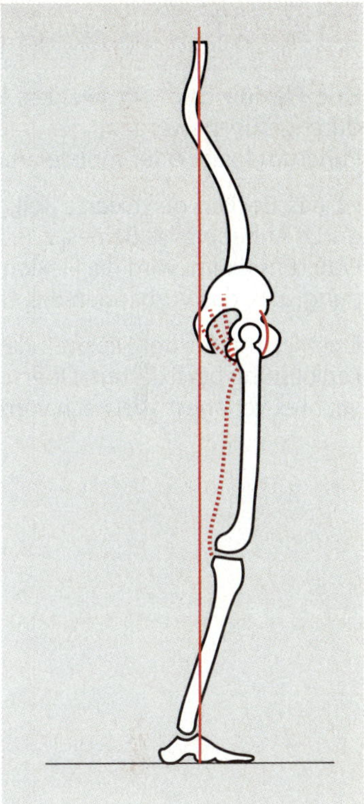

Abb. **29** Verlagerung des Oberkörpers nach hinten zur Entlastung der geschwächten Hüftextensoren

ke. Das Schwerelot des Oberkörpers befindet sich nun hinter der Flexions-Extensions-Achse der Hüftgelenke (Abb. **29**). Die ventral liegende Rumpfmuskulatur zeigt eine erhöhte Aktivität.

Die Ligg. iliofemoralia begrenzen eine zu große Überstreckung der Hüftgelenke. Sie verhindern, daß das Becken zu weit nach hinten abkippt und geben somit dem Betroffenen einen passiven Halt, der es ihm ermöglicht, auch ohne Muskelkraft der Extensoren zu stehen.

## Verkürzung der Flexoren des Hüftgelenkes

Eine Flexion des Hüftgelenkes kann auf zwei unterschiedliche Arten durchgeführt werden, je nachdem, welcher Gelenkpartner als Punctum fixum oder mobile arbeitet.

Ist das Becken der fixierte Teil, so erfolgt die Flexion im Hüftgelenk durch Anheben des Beines, z. B. beim Gehen das Spielbein. Ist das Bein Punctum fixum, wird die Flexion im Hüftgelenk durch eine Beckenkippung, z. B. das Vorbeugen des Oberkörpers im Stand, durchgeführt.

Eine Kontraktur der Flexoren des Hüftgelenkes bewirkt also eine Beckenkippung bei fixiertem Oberschenkel. Das Schwerelot des Körpergewichtes verlagert sich nach vorn. Um diese Verlagerung des Schwere-

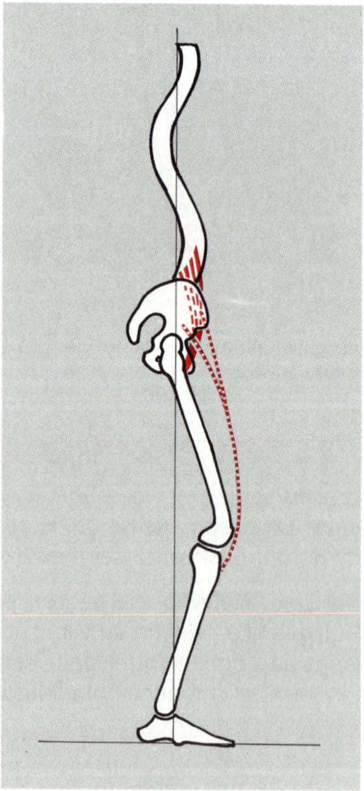

Abb. **30** Doppelseitige Verkürzung der Flexoren des Hüftgelenkes

lotes abzufangen, werden zwangsläufig einige Kompensationsmechanismen notwendig. Die Lendenwirbelsäule wird hyperlordosiert, die Kniegelenke werden leicht gebeugt und die oberen Sprunggelenke befinden sich in verstärkter Dorsalextension (Abb. **30**).

Besteht die Verkürzung der Flexoren des Hüftgelenkes nur einseitig, oder ist sie auf einer Seite stärker ausgeprägt, so wird die Beckenhälfte der betroffenen Seite vermehrt nach vorn gekippt. Die so entstehende Beckenverwringung wird sich in den Bereichen der Iliosakralgelenke, der Wirbelgelenke der Lendenwirbelsäule und im Extremfall der Brust- und Halswirbelsäule bemerkbar machen.

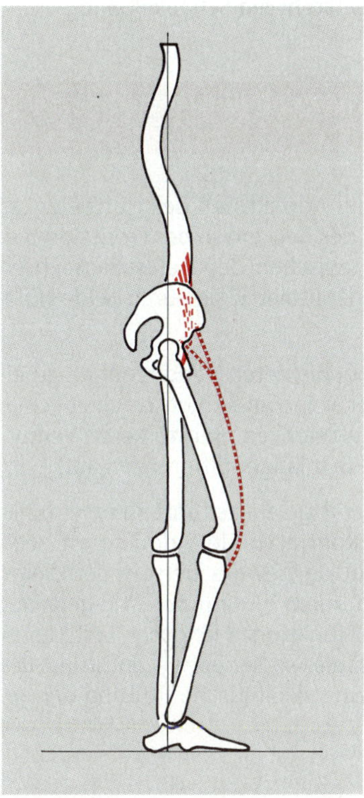

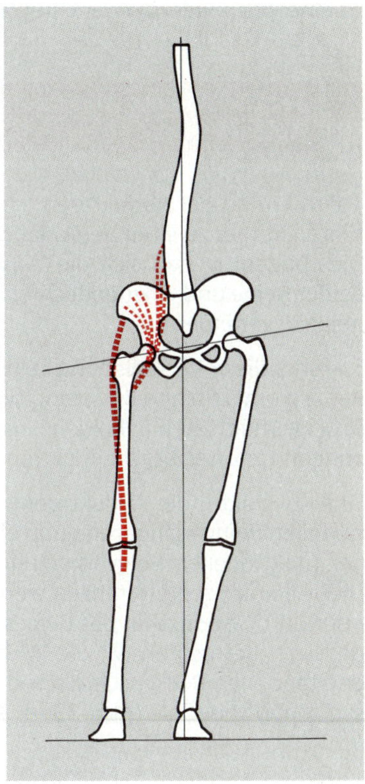

Abb. **31** u. **32** Einseitige Verkürzung der Flexoren des Hüftgelenkes mit ihrer Auswirkung auf das Becken und die WS (Abb. 31 seitlich, Abb. 32 von vorne)

An der unteren Extremität wird die Kontraktur auf der betroffenen Seite durch eine Kniebeugung kompensiert. Durch die Beckenkippung und die Flexion des Kniegelenkes entsteht eine funktionelle Beinverkürzung, die ein Absinken der betroffenen Beckenhälfte zur Folge hat (Abb. **31** u. **32**).

Ferner resultiert aus dem Beckenschiefstand und aus der vorher beschriebenen Beckenverwringung eine skoliotische Haltung der Wirbelsäule. Im Gangbild ist bei einer einseitigen Kontraktur der Flexoren des Hüftgelenkes am Ende der Standbeinphase des betroffenen Beines der Oberkörper vorgeneigt, da die in dieser Phase notwendige Überstrekkung des Hüftgelenkes durch die verkürzte Muskulatur verhindert wird. Wechselt die Belastung auf die nicht betroffene Seite, wird der Oberkörper wieder aufgerichtet. Es entsteht ein Schaukelgang.

## Verkürzung der Abduktoren und der Adduktoren des Hüftgelenkes

Kontrakturen der Abduktoren oder der Adduktoren des Hüftgelenkes führen immer zu einer Verschiebung des Beckens in der Frontalebene. Dies bedeutet, daß sich die Winkel zwischen den Belastungsachsen beider Beine und einer gedachten horizontalen Linie durch beide Hüftgelenke verändern.

So führt diese Verschiebung selbst bei diskreten Verkürzungen zu einer asymmetrischen Belastung beider Beine und zu unterschiedlichen Druckverhältnissen in beiden Iliosakralgelenken. Bei stärkeren Verkürzungen treten deutliche funktionelle Beinlängendifferenzen auf.

Eine Kontraktur der Abduktoren des Hüftgelenkes führt zu einer funktionellen Beinverlängerung und eine Kontraktur der Adduktoren zu einer funktionellen Beinverkürzung auf der jeweils betroffenen Seite. Diese Beinlängendifferenzen werden durch Flexion des Kniegelenkes oder durch Abduktion des Beines der funktionell längeren Seite kompensiert. Betrachten wir die Wirbelsäule, so sehen wir aufgrund des entstandenen Beckenschiefstandes eine skloliotische Haltung der gesamten Wirbelsäule (Abb. **33** u. **34**).

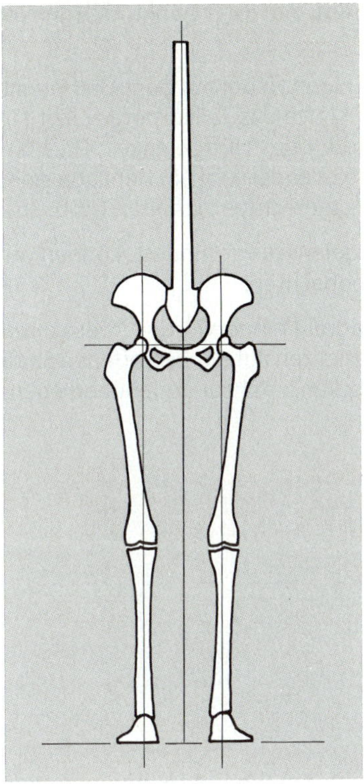

Abb. **33** Verlauf des Schwerelotes und der Belastungsachsen der Beine bei gleicher Beinlänge

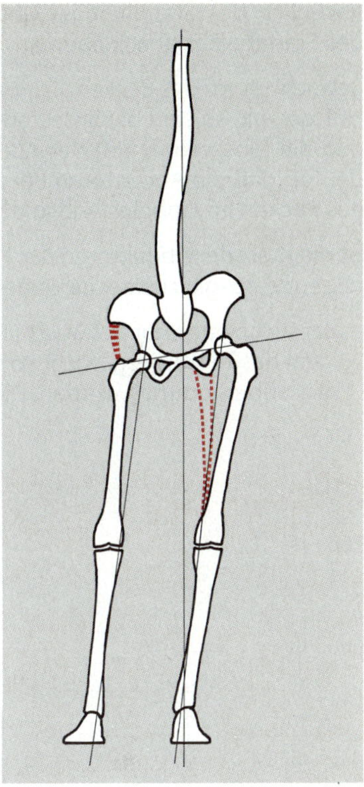

Abb. **34** Verschiebung des Schwerelotes und der Belastungsachse der Beine bei einer Verkürzung der Abduktoren oder der Adduktoren

## Schwäche der Abduktoren des Hüftgelenkes

Eine Aufgabe der Abduktoren des Hüftgelenkes ist es, das Becken in der frontalen Ebene zu stabilisieren. Deutlich erkennbar wird diese Funktion im Einbeinstand bzw. während der Standbeinphase beim Gehen. Hierbei stabilisieren ausschließlich die Abduktoren des Hüftgelenkes das Becken in der Frontalebene.

Während der Standbeinphase hat das Becken die Tendenz, durch die Last des Teilkörpergewichtes (Teilkörpergewicht ist das Körpergewicht abzüglich des Standbeingewichtes) um den Drehpunkt Hüftgelenk des Standbeines abzukippen.

Betrachten wir das Becken als zweiarmigen Hebel mit dem Drehpunkt Hüftgelenk, so sind die ansetzenden Kräfte das Teilkörpergewicht (T) und die Muskelkraft (M) der Abduktoren des Hüftgelenkes. Dies bedeutet, daß die Abduktoren bei ausreichender Kraft in der Lage sind, das Becken im Einbeinstand in der Waagerechten zu halten (Abb. **35**).

Ist die Kraft der Abduktoren des Hüftgelenkes vermindert, können wir folgende Ausgleichsmechanismen beobachten:

- Bei nicht oder nur schwach (Testnote 1) innervierten Abduktoren kann das Teilkörpergewicht vom Patienten auf der betroffenen Seite nicht übernommen werden. Das Becken kippt zur gegenüberliegen-

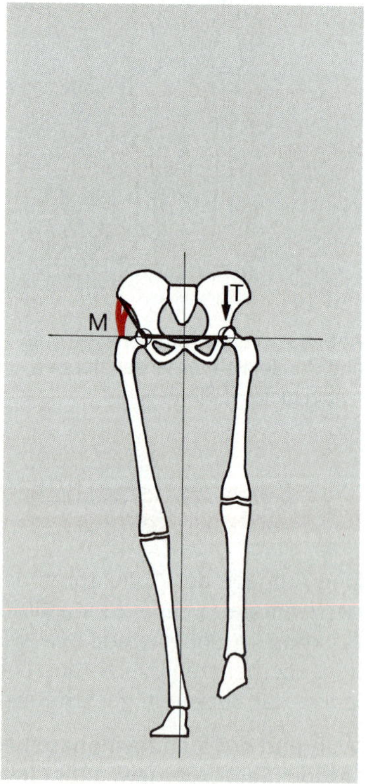


Abb. **35** Stabilisation des Beckens im Einbeinstand durch die Hüftabduktoren (M = Muskelkraft, T = Teilkörpergewicht)

den Seite ab (Trendelenburg-Zeichen). Liegt eine bilaterale Insuffizienz der Abduktoren vor, kann der *Mannequingang* beobachtet werden (Abb. **36**).

- Bei geschwächten Abduktoren des Hüftgelenkes (ab Testnote 2) verlagert der Patient das Teilkörpergewicht über den Drehpunkt Hüftgelenk zur geschwächten Seite, um die Abduktoren zu entlasten (Duchenne-Zeichen, Abb. **37**), sog. *Watschelgang*.

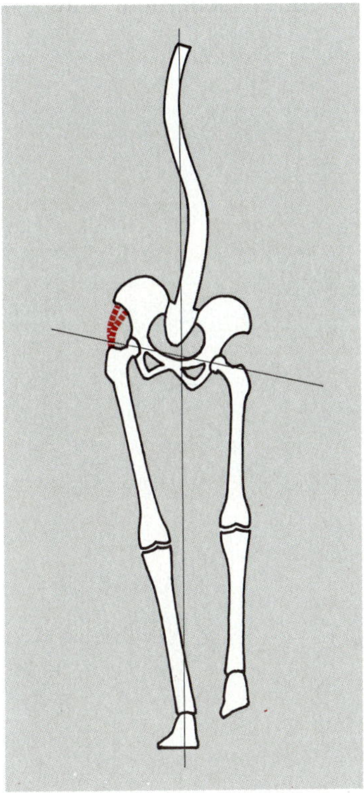

Abb. **36** Trendelenburg-Zeichen

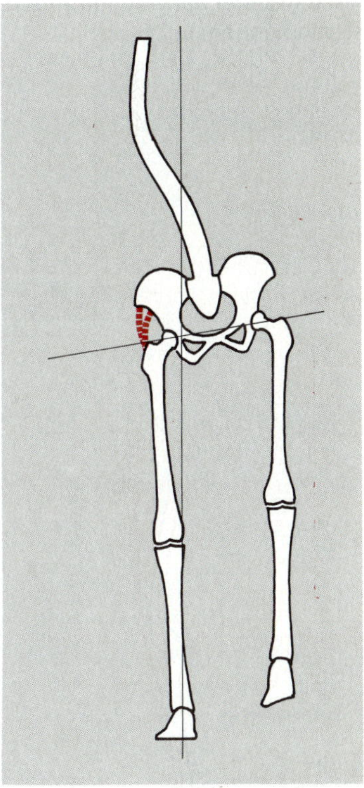

Abb. **37** Duchenne-Zeichen

## Schwäche des M. quadriceps femoris

Der M. quadriceps femoris ist ein zweigelenkiger Muskel. Auf das Hüftgelenk wirkt er mit einem Anteil, dem M. rectus femoris, flektierend und auf das Kniegelenk mit allen 4 Anteilen extendierend. Eine Schwäche des M. quadriceps femoris äußert sich überwiegend nur in der Extension des Kniegelenkes, da er hier als einziger Muskel wirkt. Bei der Flexion im Hüftgelenk ist eine Schwäche des M. quadriceps femoris klinisch weniger auffällig, da andere Muskeln die fehlende Kraft kompensieren können.

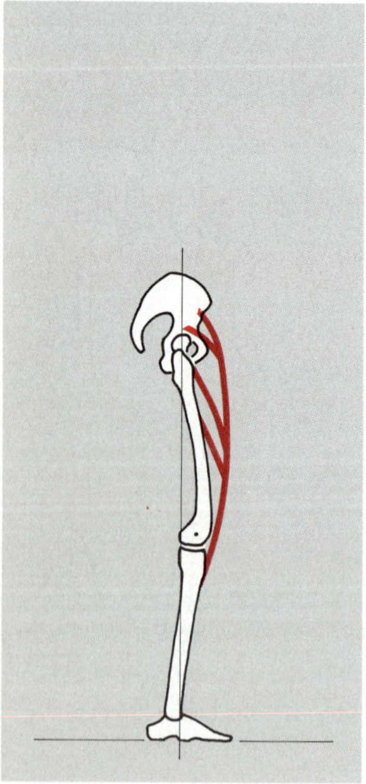

Abb. **38** Verlauf der Belastungsachse bei normaler Kraft des M. quadriceps femoris

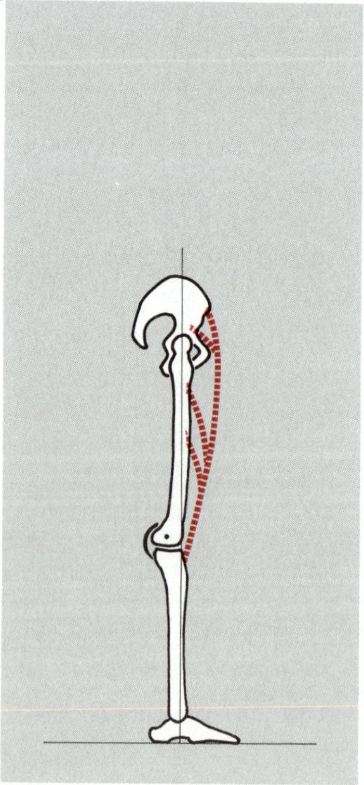

Abb. **39** Verlauf der Belastungsachse bei geschwächter Kraft des M. quadriceps femoris

Die mangelhafte Extension im Kniegelenk ist also das zu beschreibende klinische Bild.

Um die Stabilisierung des Kniegelenkes zu verstehen, ist es notwendig, sich den Verlauf des Schwerelotes des Körpergewichtes zur Beuge- und Streckachse im Kniegelenk darzustellen. Bei nur leichter Beugung im Kniegelenk liegt das Schwerelot schon hinter der Bewegungsachse und der M. quadriceps femoris muß aktiv werden, um eine Stabilität zu gewährleisten (Abb. **38**). Ist das Kniegelenk überstreckt, wandert das Schwerelot vor die Bewegungsachse und der dorsale Kapsel-Band-Apparat übernimmt die Sicherung des Kniegelenkes ohne Beteiligung des M. quadriceps femoris (Abb. **39**).

Die Verlagerung des Schwerelotes vor die Bewegungsachse erreicht der Betroffene, indem er durch eine Beckenkippung den Oberkörper nach vorn bringt. Diesen Ausgleichsmechanismus benutzt der Betroffene, um bei einer Schwäche des M. quadriceps femoris das Kniegelenk passiv in der Extensionsstellung zu sichern. Beim Gehen wird während der Belastungsphase die Hyperextension verstärkt, da das gesamte Körpergewicht auf einem Bein ruht.

## Schwäche der ischiokruralen Muskulatur

Mit Ausnahme des Caput breve des M. biceps femoris wirkt die ischiokrurale Muskulatur zweigelenkig. Im Kniegelenk hat sie eine flektierende und im Hüftgelenk eine extendierende Funktion. Eine Schwäche macht sich klinisch in beiden Wirkungsbereichen bemerkbar.

Im aufrechten Stand und während des normalen Gehens führen die ischiokruralen Muskeln, ohne die Mithilfe des M. glutaeus max., die Hüftstreckung durch. Als kräftigste Kniebeuger sind sie aktive dorsale Stabilisatoren des Kniegelenkes. Eine Schwäche der ischiokruralen Muskulatur äußert sich im Stand in einer vermehrten Beckenkippung, bedingt durch die mangelnde Kraft der Extensoren im Hüftgelenk und durch eine Hyperextension im Kniegelenk wegen des fehlenden dorsalen muskulären Haltes.

Das klinische Bild ähnelt der Symptomatik bei einer Schwäche des M. quadriceps femoris. Im Fall der Quadrizepsschwäche wird die Flexion des Hüftgelenkes jedoch aktiv durchgeführt, um eine Verlagerung der Belastungsachse zu erreichen und damit eine Hyperextension im Kniegelenk zu bewirken.

Im Gangbild können wir bei einer Schwäche der ischiokruralen Muskulatur während der Standbeinphase eine verstärkte Hyperextension im Kniegelenk beobachten, da jetzt das Körpergewicht auf einem Bein ruht.

## Verkürzung des M. triceps surae

Wie der Name schon sagt, setzt sich der M. triceps surae aus drei Muskelköpfen zusammen, dem Caput laterale et mediale des M. gastrocnemius und dem M. soleus sowie dem M. plantaris. Sie inserieren in einer gemeinsamen Sehne am Tuber calcanei. Gemeinsam bewirken sie eine Plantarflexion im oberen Sprunggelenk und eine Supination im unteren Sprunggelenk.

Die Köpfe des M. gastrocnemius entspringen vom Condylus medialis et lateralis femoris und haben somit zusätzlich eine flektierende Wirkung auf das Kniegelenk.

Für die Kraftentwicklung der Flexion des Kniegelenkes ist diese Funktion nur von geringer Bedeutung. Jedoch ist der M. gastrocnemius eines jener aktiven Elemente, die bei einer Dorsalextension im oberen Sprunggelenk eine Überstreckung im Kniegelenk begrenzen. Seine Wirksamkeit im oberen Sprunggelenk ist abhängig von dem Grad der Beugung im Kniegelenk. Bei gestrecktem Kniegelenk ist der Muskel vorgedehnt und kann seine Kraft voll entfalten. Bei gebeugtem Kniegelenk ist der Muskel angenähert und verliert an seiner Kraft für die Plantarflexion.

Eine Verkürzung des M. triceps surae führt zu einer vermehrten Plantarflexion im oberen Sprunggelenk und Supinationsstellung im unteren Sprunggelenk, dem sog. *Spitzfuß*. Die hierdurch entstehende funktionelle Beinverlängerung wird im Stand durch eine Flexion im Kniegelenk kompensiert (Abb. **40**).

Im Gangbild beginnt die Standbeinphase des betroffenen Beines mit dem Vorfußkontakt, die Ferse berührt nicht den Boden. Die Flexion im Kniegelenk bleibt während der verkürzten Standbeinphase bestehen. In der Spielbeinphase muß das Bein vermehrt im Knie- und Hüftgelenk flektiert werden, um das funktionell längere Bein nach vorn durchschwingen zu können.

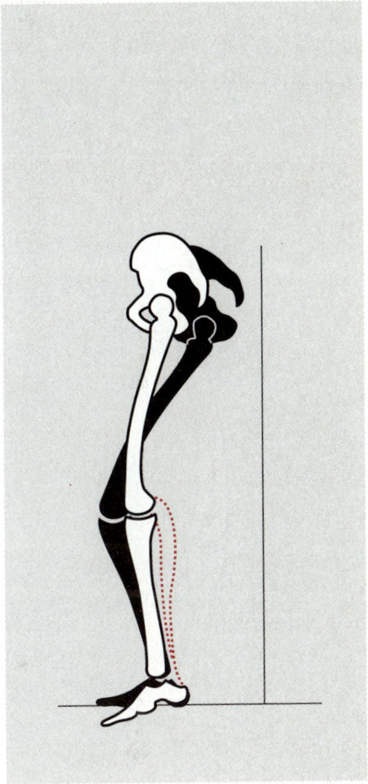

Abb. **40** Verkürzung des M. triceps surae mit einer Spitzfußstellung (weiß dargestellt). Durch eine Flexion im Kniegelenk kann eine relative Verlängerung des Muskels und damit eine volle Dorsalextension im oberen Sprunggelenk erreicht werden (schwarz dargestellt)

## Schwäche der Fußheber

Beim normalen Gang folgt nach der Abrollphase des Spielbeines die Lösung des Vorfußes vom Boden. Diese Lösungsphase wird durch die Zehenextension und die Dorsalextension im oberen Sprunggelenk eingeleitet.

Sind die Fußheber geschwächt oder gar völlig ausgefallen, kann der Betroffene die fehlende Dorsalextension über eine vermehrte Flexion im Hüft- und Kniegelenk kompensieren. Das heißt, das Bein muß nach dem Abrollen in der Spielbeinphase höher angehoben werden, um den Vorfuß vom Boden zu lösen. In der nun folgenden Standbeinphase beginnt der Bodenkontakt nicht wie normal mit der Ferse, sondern durch

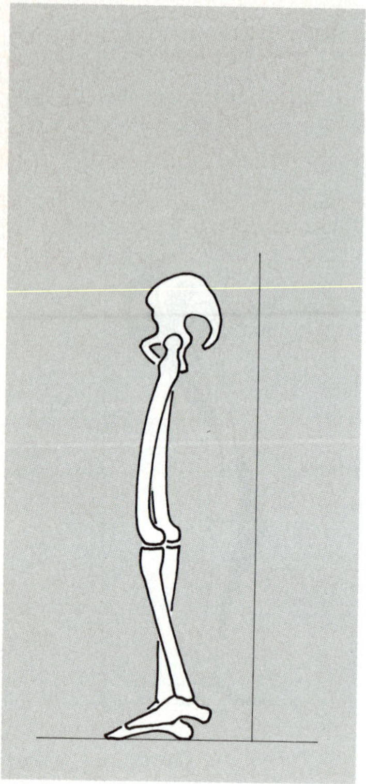

Abb. **41** Normales Gangbild

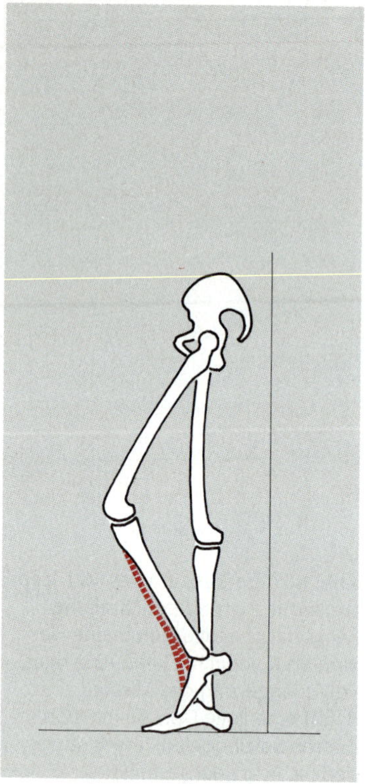

Abb. **42** Vermehrte Hüft- und Knieflexion bei einer Fußheberschwäche

die herunterhängende Fußspitze, mit dem Vorfuß. Dieses für den Ausfall der Fußheber typische Gangbild wird als *Stepper-* oder *Storchengang* bezeichnet (Abb. **41** u. **42**).

# Wirbelsäule

# Muskulatur und Bewegungstests der Wirbelsäule

## Extension der Hals-, Brust- und Lendenwirbelsäule (Abb. **43a** u. **b**)

| | Muskel | Ursprung | Ansatz |
|---|---|---|---|
| | **Erector spinae lateraler Trakt** | | |
| | *intertransversale Muskeln* | | |
| 1A | *M. iliocostalis lumborum* | Os sacrum, Labium externum (Cristae iliacae), Fascia thoracolumbalis | Processus costales der oberen Lendenwirbel, untere 6.–9. Rippe |
| B | *M. iliocostalis thoracis* | untere 6 Rippen | obere 6 Rippen |
| C | *M. iliocostalis cervicis* | 6.–3. Rippe | Querfortsätze des 6.–4. Halswirbels |
| | (Rr. dorsales C4–L3) | | |
| 2A | *M. longissimus thoracis* | Os sacrum, Dornfortsätze der Lendenwirbel, Querfortsätze der unteren Brustwirbel | medial: Processus accessori der Lendenwirbel, Processus transversi der Brustwirbel<br>lateral: Rippen, Processus costales der Lendenwirbel, Fascia thoracolumbalis |
| B | *M. longissimus cervicis* | Querfortsätze der 6 oberen Brustwirbel | Tubercula posteriora der Querfortsätze des 2.–5. Halswirbels |
| C | *M. longissimus capitis* | Processus transversi des 3.–5. Brustwirbels und der drei unteren Halswirbel | Processus mastoideus |
| | (Rr. dorsales C2–L5) | | |

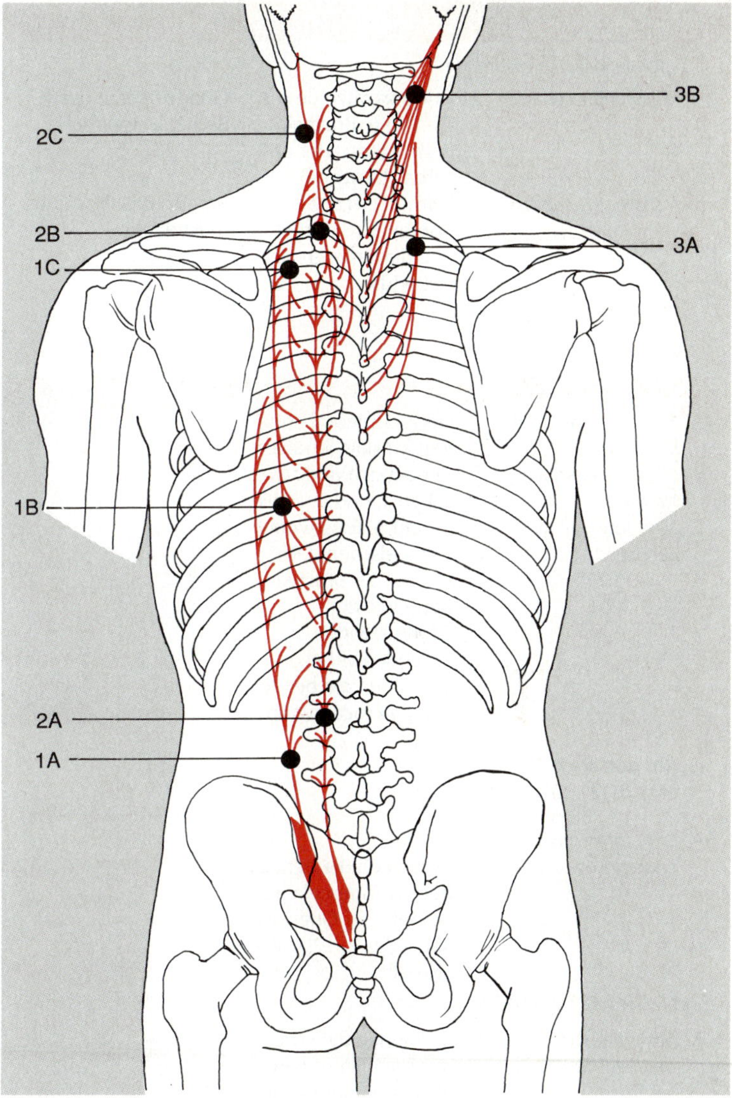


Abb. **43 a** Muskeln, die an der Extension der Hals-, Brust- und Lendenwirbelsäule beteiligt sind

1 A M. iliocostalis lumborum
1 B M. iliocostalis thoracis
1 C M. iliocostalis cervicis
2 A M. longissimus thoracis
2 B M. longissimus cervicis
2 C M. longissimus capitis
3 A M. spleninus cervicis
3 B M. spleninus capitis

| | Muskel | Ursprung | Ansatz |
|---|---|---|---|
| | *spinotransversale Muskeln* | | |
| 3A | *M. splenius cervicis* | Dornfortsätze des (3.) 4. – (5.) 6. Brustwirbels und der vier unteren Halswirbel | Querfortsätze des 1. und 2. Halswirbels |
| B | *M. splenius capitis* | Dornfortsätze der 3 oberen Brustwirbel und der unteren vier Halswirbel | Bereich des Processus mastoideus |
| | (Rr. dorsales C1 – C8) | | |
| | **medialer Trakt** | | |
| | *Geradsystem* | | |
| 4A | *Mm. interspinales lumborum* | sind segmental angelegt im Hals- und Lendenbereich und zwischen 1. und 2. sowie 2. und 3. Brustwirbel und zwischen dem 11. und 12. Brustwirbel sowie dem 12. Brustwirbel und 1. Lendenwirbel, sie verbinden die benachbarten Processus spinosi | |
| B | *Mm. interspinales thoracis* | | |
| C | *Mm. interspinales cervicis* | | |
| | (Rr. dorsales C1 – Th3 und Th11 – L5) | | |
| 5A | *Mm. intertransversarii posteriores cervicis* | verbinden die benachbarten Tubercula posteriora der Querfortsätze des 2. – 7. Halswirbels | |
| | Rr. dorsales (C1 – C6) | | |
| B | *Mm. intertransversarii mediales lumborum* | verbinden die Processus mamillares bzw. accessorii der benachbarten Lendenwirbel | |
| | (Rr. dorsales L1 – L4) | | |

| | Muskel | Ursprung | Ansatz |
|---|---|---|---|
| 6A | *M. spinalis thoracis* | Processus spinosi des 3. Lenden- bis 10. Brustwirbels | Processus spinosi des 8.–2. Brustwirbels |
| B | *M. spinalis cervicis* | Dornfortsätze des 2. Brust- bis 6. Halswirbels | Processus spinosi des 4.–2. Halswirbels |
| | (Rr. dorsales C2–Th10) | | |
| | *Schrägsystem* | | |
| 7A | *Mm. rotatores brevis et longi (cervicis)* | | |
| B | *thoracis (et lumborum)* | überwiegend im Brustbereich entspringen sie von den Querfortsätzen und gelangen zu den nächst höheren bzw übernächsten Dornfortsätzen und inserieren an deren Basis | |
| | (Rr. dorsales Th1–Th11) | | |
| 8 | *M. multifidus* | oberflächliches Sehnenblatt des M. longissimus, dorsale Fläche des Os sacrum, Processus mamillaris der Lendenwirbel, Processus transversi der Brustwirbel, Processus articulares des 7.–4. Halswirbels | Die Muskelbündel überspringen 2–4 Wirbel und inserieren an den Dornfortsätzen der entsprechenden höheren Wirbel |
| | (Rr. dorsales C3–S4) | | |

| | Muskel | Ursprung | Ansatz |
|---|---|---|---|
| 9A | *M. semispinalis thoracis et cervicis* | Querfortsätze aller Brustwirbel | Processus spinosi der oberen 6 Brust- und unteren 4 Halswirbel |
| B | *M. semispinalis capitis* | Querfortsätze des 4.–7. oberen Brustwirbels, Gelenkfortsätze der 5 unteren Halswirbel | zwischen der Linea nuchae superior und inferior |
| | (Rr. dorsales Th4–Th6, C3–C6 und C1–C5) | | |

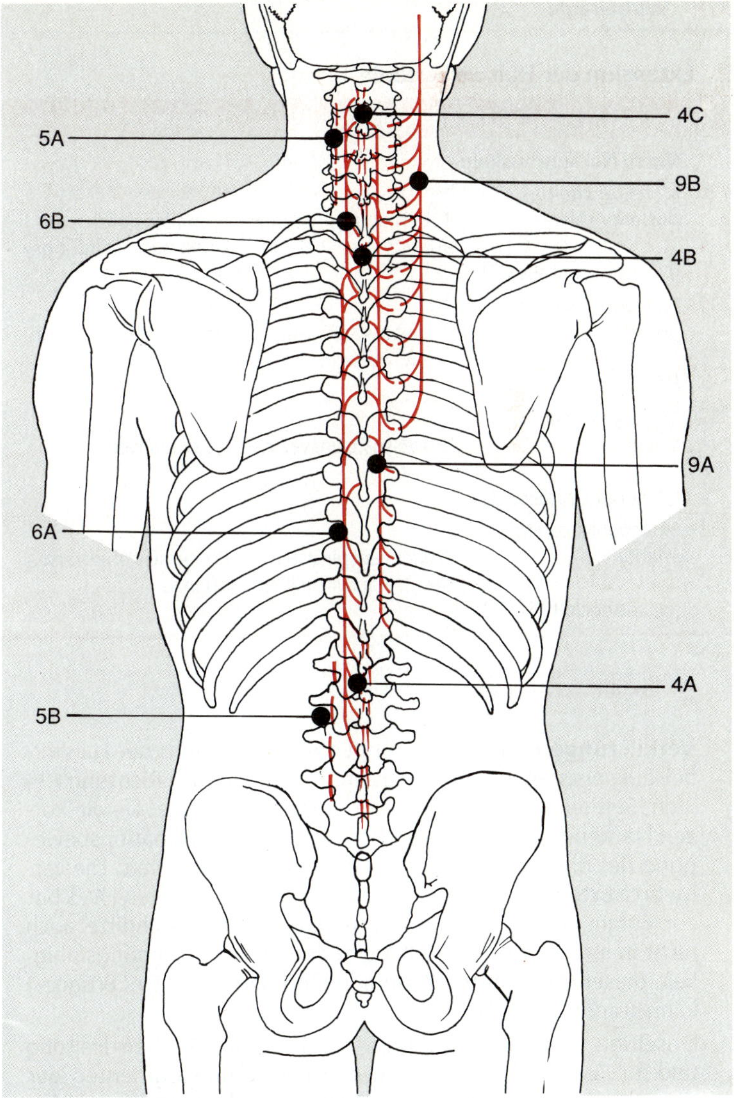


b

Abb. **43 b** Muskeln, die an der Extension der Hals-, Brust- und Lendenwirbelsäule beteiligt sind

4 A Mm. interspinales lumborum
4 B Mm. interspinales thoracis
4 C Mm. interspinales cervicis
5 A Mm. intertransversarii post. cervicis
5 B Mm. intertransversarii med. lumborum
6 A M. spinalis thoracis
6 B M. spinalis cervicis
9 A M. semispinalis thoracis
9 B M. semispinalis capitis

## Extension der Halswirbelsäule

| | Muskel | Ursprung | Ansatz |
|---|---|---|---|
| | **Kurze Nackenmuskeln** | | |
| 10 | *M. rectus capitis posterior minor* (N. suboccipitalis C1) | Tuberculum posterius atlantis | medialer Bereich der Linea nuchae inferior |
| 11 | *M. rectus capitis posterior major* (N. suboccipitalis C1) | Processus spinosus des 2. Halswirbels | Linea nuchae inferior |
| 12 | *M. obliquus capitis superior* (N. suboccipitalis C1) | Processus transversus atlantis | Os occipitale |
| 13 | *M. obliquus capitis inferior* (N. suboccipitalis C1) | Processus spinosus des 2. Halswirbels | Processus transversus atlantis |

### Klinische Symptomatik

**Verkürzungen:** Aus Verkürzungen der Extensoren der Halswirbelsäule entstehen Bewegungseinschränkungen in Richtung Flexion, Seitneigung und Rotation der Halswirbelsäule. Da die kurzen Nackenmuskeln mitbetroffen sind, ist die Inklinationsbewegung der oberen Kopfgelenke ebenfalls eingeschränkt. Die vermehrte Extensionsstellung in der oberen und mittleren HWS hat zur Folge, daß sich die anderen Wirbelsäulenabschnitte auch nicht in ihrer normalen Stellung befinden. Die Bewegungsfähigkeit dieser Abschnitte (Zahnradphänomen nach Dr. Brügger) kann stark reduziert sein.

Einseitige Kontrakturen führen zu einer skoliotischen Haltung und zu Funktionsstörungen in den Bewegungssegmenten der Halswirbelsäule. In den Schulter-Arm-Bereich ausstrahlende Beschwerden sowie Kopfschmerzen können die Folge länger bestehender Verkürzungen sein.

**Schwäche:** Sind die Extensoren der Halswirbelsäule geschwächt, resultiert daraus eine mangelnde Kopfkontrolle und eine gestörte Gleichgewichtsreaktion.

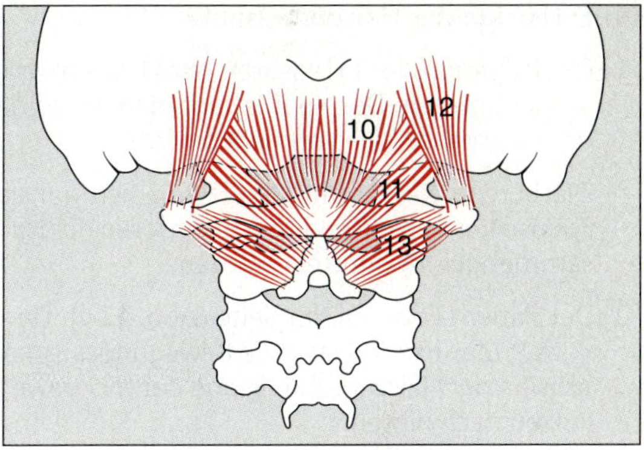


Abb. **43 c**

c

## Extension der Halswirbelsäule

1 Die Palpation der Extensoren der Halswirbelsäule wird in Seitlage vorgenommen. Der Kopf ist unterlagert, so daß eine Seitneigung der Halswirbelsäule vermieden wird.

Die kurzen Nackenmuskeln lassen sich nur als Einheit palpieren. Ebenso können die anderen Extensoren der Halswirbelsäule nur zusammengefaßt beurteilt werden.

2 Der Patient liegt auf der Seite (Abb. **43 d**). Der Schultergürtel wird vom Prüfer fixiert. Das volle Bewegungsausmaß besteht in der Extension der Halswirbelsäule und der Nickbewegung in den Kopfgelenken nach hinten.

3 Der Patient liegt auf dem Bauch (Abb. **43 e**). Der Kopf hängt über die Behandlungsbank und die obere Brustwirbelsäule wird vom Prüfer fixiert. Das Bewegungsausmaß erfolgt wie unter der Testnote 2 beschrieben.

4 5 6 Ausgangsstellung, Fixation und Bewegungsausmaß entsprechend Test 3 (Abb. **43 f**).

Der Widerstand wird vom Prüfer am Hinterhaupt gesetzt. Das Bewegungsausmaß erfolgt wie unter der Testnote 2 beschrieben.

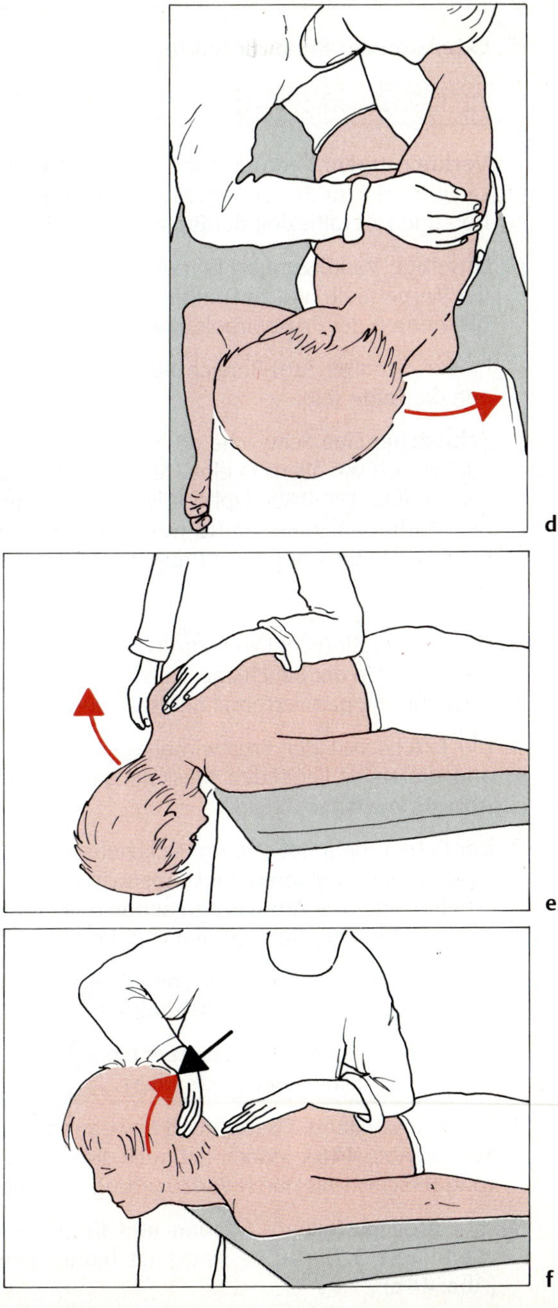

Abb. **43 d–f**
Prüfung der Extension der Halswirbelsäule auf die Testnoten 2, 3, 4, 5 und 6

## Extension der Brustwirbelsäule

### Klinische Symptomatik

**Verkürzungen:** Verkürzungen der Extensoren der Brustwirbelsäule führen zu Bewegungseinschränkungen der Flexion, Rotation und Lateralflexion der Brustwirbelsäule.

Einseitige Verkürzungen führen zu einer skoliotischen Haltung der Wirbelsäule und zu Funktionsstörungen in den Bewegungssegmenten der Brustwirbelsäule.

In den Schulter-Arm-Bereich ausstrahlende Beschwerden können die Folge sein.

**Schwäche:** Eine Schwäche der Extensoren der Brustwirbelsäule äußert sich vor allem in einer fehlenden Aufrichtung der Brustwirbelsäule. Die BWS-Kyphose ist verstärkt und die angrenzenden Wirbelsäulenabschnitte weisen ebenfalls eine Verstärkung ihrer physiologischen Krümmungen auf (S. 146–151).

1 Für die Palpation der Extensoren der Brustwirbelsäule befindet sich der Patient in der Bauchlage. Durch Anheben des Kopfes kann eine Anspannung paravertebral getastet werden.

Die Extensoren der Brustwirbelsäule können nicht differenziert, und die tiefer liegenden Muskeln gar nicht palpiert werden (s. Abb. **43 a** u. **b**).

2 Der Patient befindet sich im Päckchensitz (Abb. **44 a**), da in dieser Position die Extensoren der Lendenwirbelsäule weitgehend ausgeschaltet sind. Die Arme liegen neben dem Körper. Das Becken und die Lendenwirbelsäule werden vom Prüfer fixiert.

Der Patient wird aufgefordert, den Kopf, den Schultergürtel und die Arme anzuheben. Die Brustwirbelsäule wird teilweise extendiert.

3 Ausgangsstellung und Fixation entsprechend Test 2. Die Brustwirbelsäule wird vollständig extendiert.

4 Ausgangsstellung, Fixation und Bewegungsausmaß entsprechend Test 3 (Abb. **44 b**). Jedoch befinden sich die Arme in einer U-Haltung (Erschwernis durch Verlängerung des Hebels).

5 6 Ausgangsstellung, Fixation und Bewegungsausmaß entsprechend Test 3. Die Arme sind jetzt hinter dem Kopf verschränkt (Abb. **44 c**).

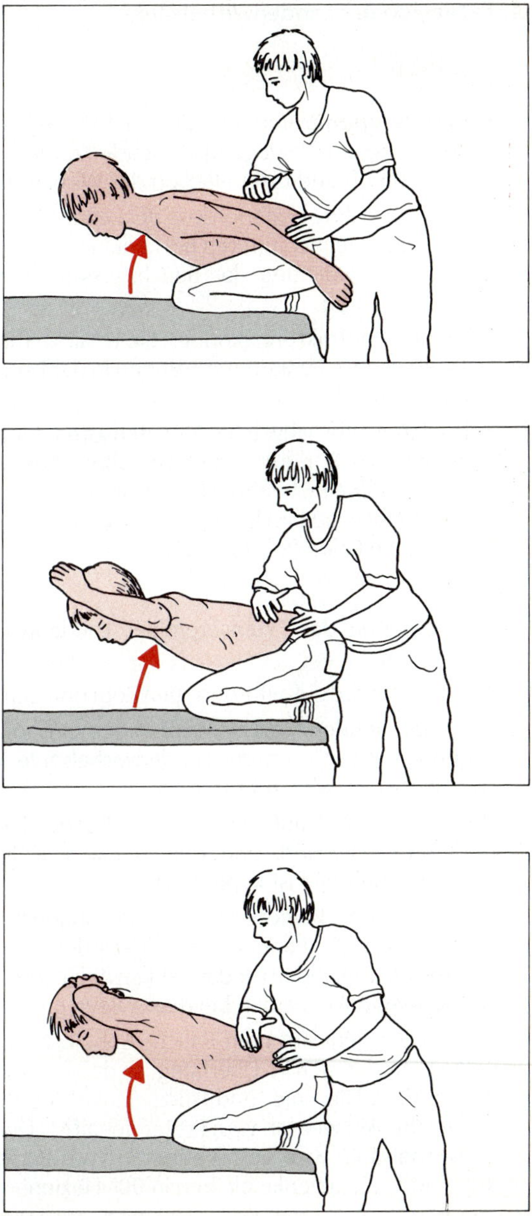

a

b

c

Abb. **44 a – c** Prüfung der Extension der Brustwirbelsäule auf die Testnoten 2, 3, 4, 5, und 6

## Extension der Lendenwirbelsäule

### Klinische Symptomatik

**Verkürzungen:** Verkürzungen der Extensoren der Lendenwirbelsäule haben Bewegungseinschränkungen in Richtung Flexion, Rotation und Lateralflexion der Wirbelsäule zur Folge.

Sie bewirken eine Hyperlordose der Lendenwirbelsäule in Kombination mit einer verstärkten Beckenkippung, Flexion der Hüftgelenke, Abschwächung der Bauchmuskulatur und der Hüftgelenksextensoren.

Einseitige Kontrakturen können die Ursache für eine skoliotische Haltung und für Funktionsstörungen in der Lenden-Becken-Hüft-Region sein.

**Schwäche:** Eine Schwäche der Extensoren der Lendenwirbelsäule kann sich z. B. durch eine Sitzkyphose oder, beim Heben von Lasten, durch eine kyphotische Einstellung der LWS zeigen. Eine Überbeweglichkeit im lumbosakralen Übergang wäre eine weitere mögliche Folge (S. 146 – 151).

1 Die Palpation der Extensoren der Lendenwirbelsäule erfolgt in Bauchlage.

Der Patient wird aufgefordert, den Kopf und den Thorax anzuheben.

Die mitwirkenden Muskeln werden gemeinsam palpiert. Die tieferliegenden Extensoren der Lendenwirbelsäule können nicht getastet werden (s. Abb. **43 a** u. **b**).

2 Der Patient liegt auf der Seite am Rande der Behandlungsbank (Abb. **45 a**). Die Hüft- und Kniegelenke sind 90° flektiert, und die Lendenwirbelsäule ist kyphosiert.

Das Gewicht der Beine wird vom Prüfer abgenommen und der Oberkörper fixiert. Der Patient wird aufgefordert, die Lendenwirbelsäule zu extendieren, indem er das Becken nach dorsal bewegt. Die Hüft- und Kniegelenke bleiben bei dieser Bewegung in 90°-Flexion.

3 Der Patient liegt auf dem Bauch (Abb. **45 b**). Das Becken und die Beine befinden sich im Überhang, so daß die Lendenwirbelsäule kyphosiert ist. Die Knie- und Hüftgelenke sind 90° flektiert und die Unterschenkel werden vom Prüfer gehalten. Die Extension der Lendenwirbelsäule wird vom Patienten vom Becken eingeleitet. Die Knie- und Hüftgelenke bleiben in 90°-Flexion.

4 5 6 Ausgangsstellung entspricht Test 3 (Abb. **45 c**).

Der Widerstand wird vom Prüfer auf dem Kreuzbein gegeben.

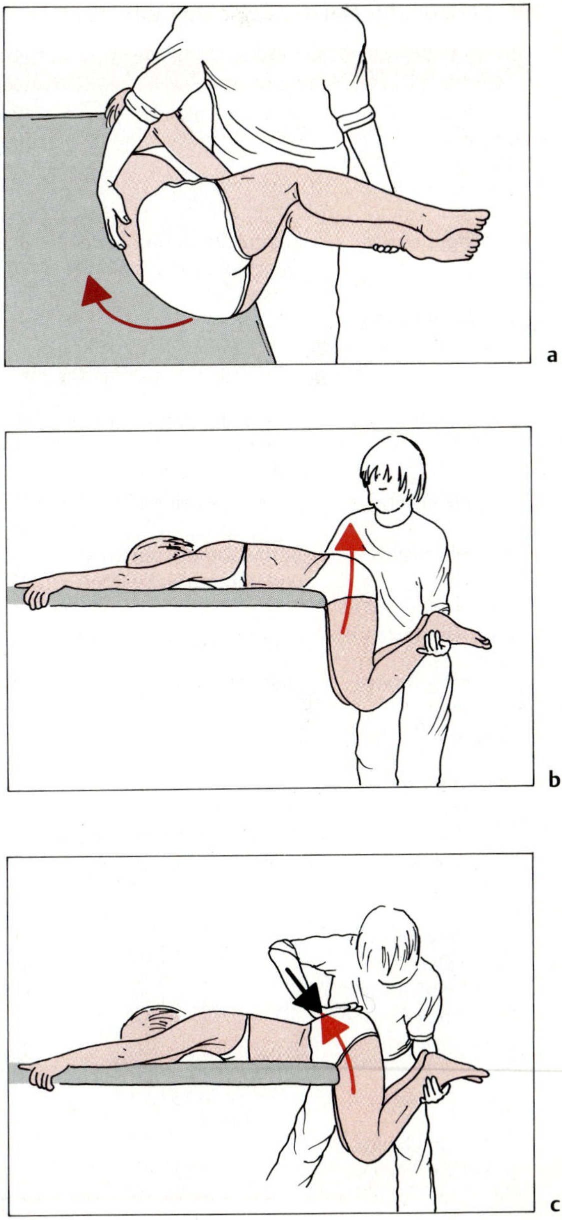


Abb. **45 a–c**
Prüfung der Extension der Lendenwirbelsäule auf die Testnoten 2, 3, 4, 5 und 6

## Flexion der Halswirbelsäule (Abb. **46a**)

| Muskel | Ursprung | Ansatz |
|---|---|---|
| *M. rectus capitis anterior*<br>Plexus cervicalis<br>C1 | Massa lat. atlantis | Pars basilaris<br>(Ossis occipitalis) |
| *M. longus capitis*<br><br>Plexus cervicalis<br>(C1 – C4) | Tuberculus anteriora der Querfortsätze des 3. – 6. Halswirbels | Pars basilaris<br>(Ossis occipitalis) |
| *M. longus colli*<br>laterale obere Fasern<br><br>laterale untere Fasern<br>mediale Fasern<br><br>Plexus cervicalis et brachialis (C2 – C8) | <br>Tuberculus anteriora der Querfortsätze des 5. – 2. Halswirbels<br>1. – 3. Brustwirbelkörper<br><br>Körper der oberen Brust- und unteren Halswirbel | <br>Tuberculum anterius atlantis<br><br>Tuberculum anterius des 6. Halswirbels<br>Körper der oberen Halswirbel |
| M. rectus capitis lateralis<br>(C1) | Querfortsatz des Atlas | Processus jugularis des Os occipitale |
| *Mm. intertransversarii anteriores cervicis*<br><br>(C2 – C6) | 6 kleine Bündel zwischen den ventralen Höckerchen der Processus transversi der Halswirbelsäule | |
| *M. sternocleidomastoideus* **1**<br>N. accessorius und Fasern aus C1 – C2 | Sternum, Clavicula | Proc. mastoideus, Linea nuchae superior |
| *M. scalenus anterior*<br><br>Plexus brachialis<br>(C5 – C7) | Tubercula ant. der Querfortsätze des (3.) 4. – 6. Halswirbels | 1. Rippe |

| Muskel | Ursprung | Ansatz |
|---|---|---|
| *M. scalenus medius*<br><br>Plexus cervicalis et brachialis (C4–C8) | Tubercula post. der Querfortsätze des (1.) 2.–7. Halswirbels | 1. Rippe, 1. Zwischenrippenraum |
| *M. scalenus post.*<br><br>Plexus brachialis (C7–C8) | Tuberculus post. der Querfortsätze des 5.–7. Halswirbels | 2. (3.) Rippe |
| **Untere Zungenbeinmuskeln (N: Ansa cervicalis profunda C1–C3)** | | |
| **Muskel** | **Ursprung** | **Ansatz** |
| *M. sternohyoideus* | Hinterfläche des Manubrium sterni, evtl. sternales Ende der Clavicula | Hinterfläche des Zungenbeines |
| *M. omohyoideus* | Corpus ossis hyoidei | Margo superior der Scapula |
| *M. sternothyreoideus* | Hinterfläche des Manubrium sterni | Cartilago thyroidea |
| *M. thyrohyoideus* | Linea obliqua des Schildknorpels | Os hyoideum |

## Klinische Symptomatik

**Verkürzungen:** Die tiefen Flexoren der Halswirbelsäule sind meist zu schwach und in gedehnter Stellung. Einzig die Mm. sternocleidomastoidei neigen zu Verkürzungen. Diese führen zu einer Reklinationsstellung in den Kopfgelenken und zu einer verstärkten Lordose der mittleren HWS (s. S. 146–151).

Die Mm. sternocleidomastoidei können nur flektorisch auf die Halswirbelsäule wirken, wenn die tiefen Beuger die Kopfgelenke in Flexionsstellung bringen und in dieser Position halten.
Besteht die Verkürzung nur auf einer Seite, entsteht das klinische Bild eines Schiefhalses. Der Kopf ist hierbei zur betroffenen Seite geneigt und zur nicht betroffenen Seite gedreht.

Verkürzungen der Mm. scaleni bewirken ebenso eine Verstärkung der Lordose. Wenn sie einseitig bestehen, ist eine Einschränkung der Seitneigung zur nicht betroffenen Seite zu erwarten.

**Schwäche:** Eine einseitige Schwäche des M. sternocleidomastoideus führt ebenfalls zu einem Schiefhals. Der Kopf ist dabei zur nicht betroffenen Seite geneigt und zur betroffenen Seite gedreht.

Sind die tieferliegenden Flexoren der Halswirbelsäule geschwächt, kann die Nickbewegung nach vorn nicht ausreichend erfolgen.
Die Kopfgelenke können nicht in Flexionsstellung gebracht werden und die Mm. sternocleidomastoidei können, aufgrund ihres jetzigen Verlaufes zur Bewegungsachse, nicht flektorisch wirken. Es erfolgt eine Umkehr ihrer Funktion und sie wirken extensorisch. Besonders deutlich ist dieser Vorgang, wenn der Patient den Kopf in der Rückenlage anheben soll. Es erfolgt keine Flexion in den Kopfgelenken. Der Kopf wird mit einer Extension in der Halswirbelsäule angehoben.

Durch die Schwäche der tiefen Flexoren besteht ein Übergewicht der Extensoren. Dadurch befinden sich die Kopfgelenke in Hyperextensionsstellung. Spannungskopfschmerzen können die Folge sein.

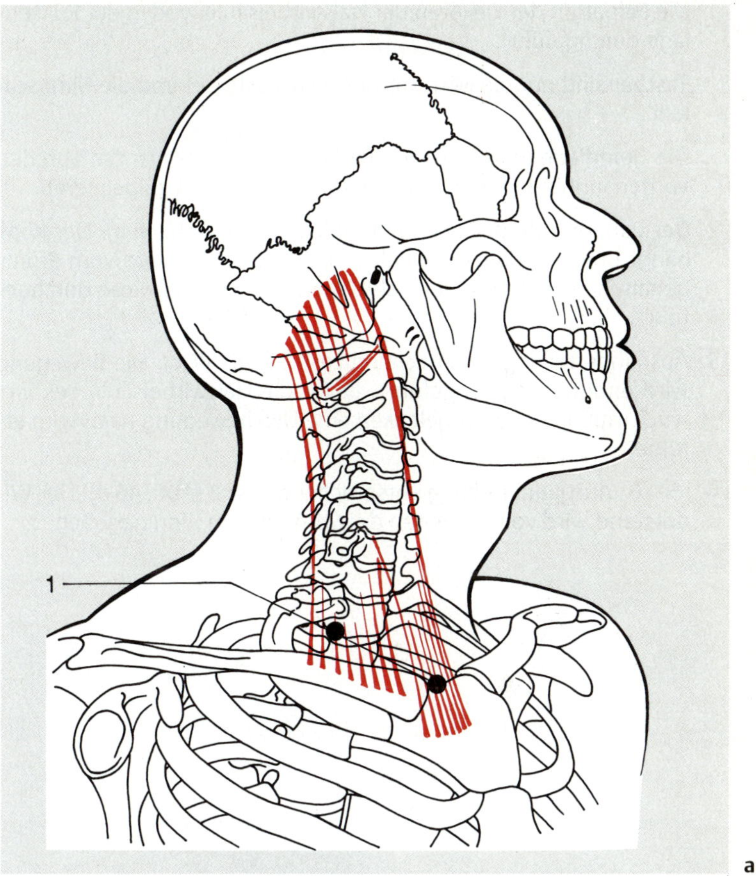


Abb. **46 a** M. sternocleidomastoideus

1 M. sternocleidomastoideus

1 Die Palpation der Flexoren der Halswirbelsäule wird in der Rückenlage durchgeführt.

Tastbar sind nur die Mm. sternocleidomastoidei und die Mm. scaleni.

Die tieferliegenden Flexoren der Halswirbelsäule werden von den vorgenannten Muskeln überlagert und sind nicht zu palpieren.

2 Der Patient befindet sich in der Rückenlage (Abb. **46 b**). Der Kopf hängt über die Kante der Behandlungsbank und wird vom Prüfer gehalten. Die Flexion der Halswirbelsäule wird teilweise durchgeführt.

3 Ausgangsstellung entsprechend Test 2 (Abb. **46 c**). Die Bewegung wird endgradig durchgeführt. Bevor die Halswirbelsäule flektiert wird, muß in den Kopfgelenken eine Nickbewegung nach vorn erfolgen.

4 5 6 Ausgangsstellung entsprechend Test 2 (Abb. **46 d**). Der Widerstand wird vom Prüfer an der Stirn und am Kinn gegeben.

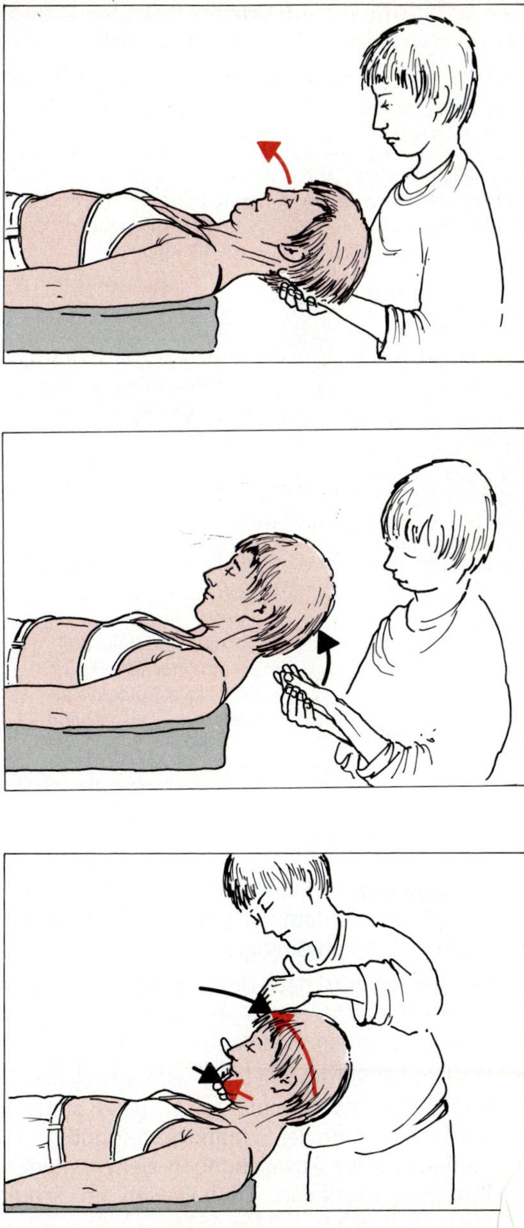

b

c

Abb. **46 b – d** Prüfung der Flexion der Halswirbelsäule auf die Testnoten 2, 3, 4, 5 und 6

## ■ Flexion des Rumpfes (Abb. **47 a**)

| Muskel | | Ursprung | Ansatz |
|---|---|---|---|
| *M. rectus abdominis*<br><br>Nn. intercostales (Th5 – Th12) | **1** | Außenfläche des 5. – 7. Rippenknorpels, Processus xyphoideus | Crista pubica |
| *M. obliquus ext. abdominis*<br><br>Nn. intercostales (Th5 – Th12) | **2** | entspringt mit 8 Zacken an den Außenflächen d. 5. – 12. Rippe | Labium externum d. Crista iliaca, Aponeurose Lig. ilioinguinale |
| *M. obliquus int. abdominis*<br><br>Nn. intercostales (Th5 – Th12) | | Crista iliaca, tiefes Blatt d. Fascia thoracolumbalis, Spina iliaca ant. sup. | untere Ränder d. drei letzten Rippen, medial in die Aponeurose Lig. ilioinguinale |
| *M. transversus abdominis*<br><br>Nn. intercostales (Th7 – Th12, L1) | | mit 6 Zacken von der Innenfläche der Knorpel der 7. – 12. Rippe, tiefes Blatt der Fascia thoracolumbalis, Labium internum der Crista iliaca, Spina iliaca ant. sup., Leistenband | Aponeurose Lig. ilioinguinale |

### Klinische Symptomatik

**Verkürzungen:** Durch den Zug der verkürzten Flexoren des Rumpfes ist es dem Patienten nur bedingt möglich, die Wirbelsäule in ihren physiologischen Schwingungen aufzurichten.

Das Becken wird nach dorsal gekippt, und am Os pubis, der Ansatzstelle des M. rectus abdominis, können schmerzhafte Überlastungserscheinungen auftreten.

Die Lendenwirbelsäule kann nicht ausreichend lordosiert werden und die Brustwirbelsäule zeigt eine zu starke Kyphose. Dadurch wird die Stellung des Schultergürtels und der Halswirbelsäule beeinflußt. Diese Abweichungen ziehen wiederum bei längerem Bestehen muskuläre Dysbalancen im Schultergürtel-Hals-Bereich nach sich (s. S. 146 – 151).

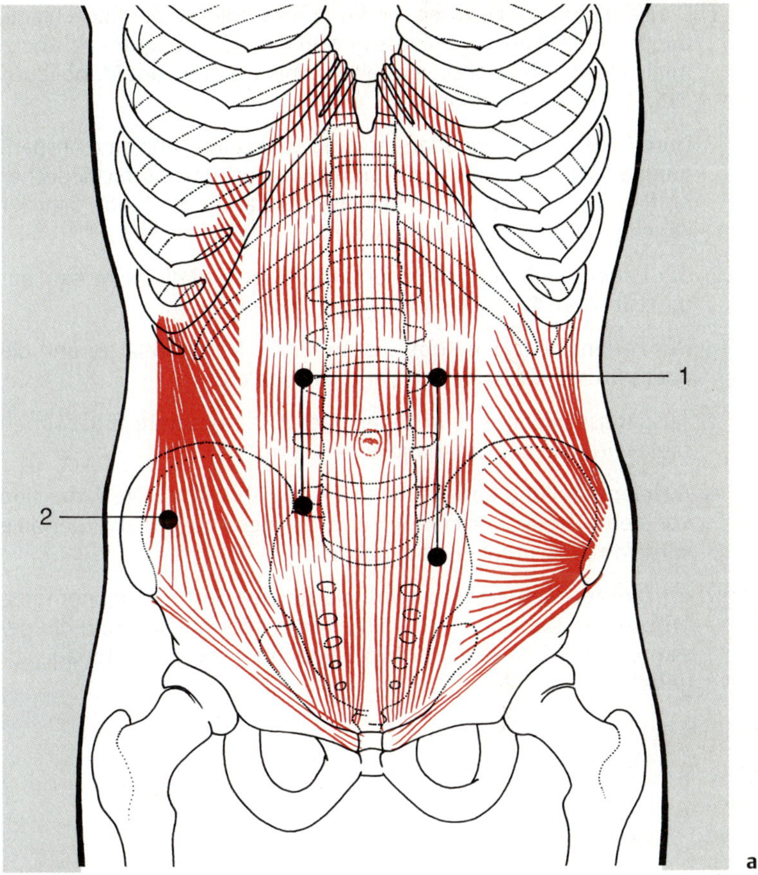


Abb. **47 a** Muskeln, die an der Flexion des Rumpfes beteiligt sind

1 M. rectus abdominis
2 M. obliquus ext. abdominis

**Schwäche:** Bei einer Schwäche der Flexoren des Rumpfes ist das Aufsetzen aus der Rückenlage nur durch das Abstützen mit den Armen möglich.

Die Lendenwirbelsäule ist bei dieser Schwäche hyperlordosiert und das Becken gekippt.

Bei nicht oder nur gering innervierter Bauchmuskulatur ist das Atemvolumen vermindert.

1 Die Palpation der Flexoren des Rumpfes erfolgt in der Rückenlage. Die Beine des Patienten sind angestellt. Der M. obliquus int. abdominis und der M. transversus abdominis werden vom M. obliquus ext. abdominis überlagert.

Durch Husten, Lachen oder Anheben des Kopfes kann eine Anspannung der Bauchmuskulatur ermittelt werden. Bei unterschiedlicher Kraft oder Innervation der Bauchmuskulatur verschiebt sich der Bauchnabel zum kräftigeren Anteil.

2 Der Patient befindet sich in der Rückenlage und die Beine sind angestellt (Abb. **47 b**). Die Arme liegen neben dem Körper.

Der Patient hebt den Kopf, die Arme, die Schulterblätter und die obere Brustwirbelsäule von der Unterlage ab.

3 Ausgangsstellung entsprechend Test 2. Die gesamte Brustwirbelsäule wird von der Unterlage abgehoben.

4 Ausgangsstellung entsprechend Test 2 (Abb. **47 c**). Die Arme sind vor dem Thorax verschränkt und die gesamte Brustwirbelsäule wird von der Unterlage abgehoben.

5 6 Die Ausgangsstellung wird wie für den Test 2 eingenommen (Abb. **47 d**). Die Hände sind hinter dem Kopf gefaltet und die gesamte Brustwirbelsäule wird vom Patienten von der Unterlage abgehoben.

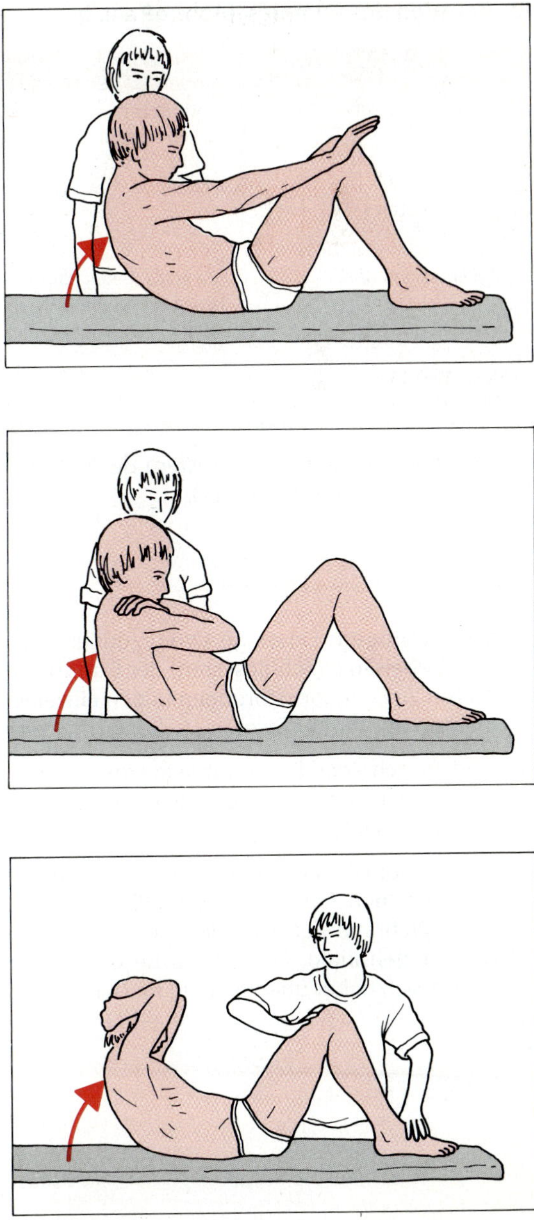

b

c

d

Abb. **47 b – d**
Prüfung der Flexion des Rumpfes auf die Testnoten 2, 3, 4, 5 und 6

## Rotation des Rumpfes (Abb. **48 a** u. b)

| Muskel | | Ursprung | Ansatz |
|---|---|---|---|
| *M. obliquus ext. abd.*<br><br>Nn. intercostales (Th5 – Th12) | 1 | entspringt mit 8 Zacken an den Außenflächen d. 5. – 12. Rippe. | Labium externum d. Crista iliaca, Aponeurose |
| *M. obliquus int. abd.*<br><br>Nn. intercostales (Th5 – Th12) | | Crista iliaca, tiefes Blatt d. Fascia thoracolumba lis, Spina iliaca ant. sup. | Untere Ränder der drei letzten Rippen, med., in die Aponeurose |

Die Muskeln, die dem Schrägsystem der Extensoren der Wirbelsäule zugeordnet sind (s. S. 113 u. 114).

### Klinische Symptomatik

**Verkürzungen:** Einseitige Verkürzungen der kurzen Rotatoren der Wirbelsäule (Schrägsystem der Extensoren der Wirbelsäule) führen zu Funktionsstörungen in den einzelnen Bewegungssegmenten der Wirbelsäule.

Sind die schrägen Bauchmuskeln einseitig von einer Verkürzung betroffen, resultiert daraus eine skoliotische Haltung der gesamten Wirbelsäule.

**Schwäche:** Für das physiologische Gangbild ist die Rotation in den einzelnen Abschnitten der Wirbelsäule von großer Bedeutung. Während der verschiedenen Gangphasen rotieren sie jeweils gegensinnig. Eine Schwäche der Rotatoren des Rumpfes äußert sich daher überwiegend im Gangbild (S. 146 – 151).

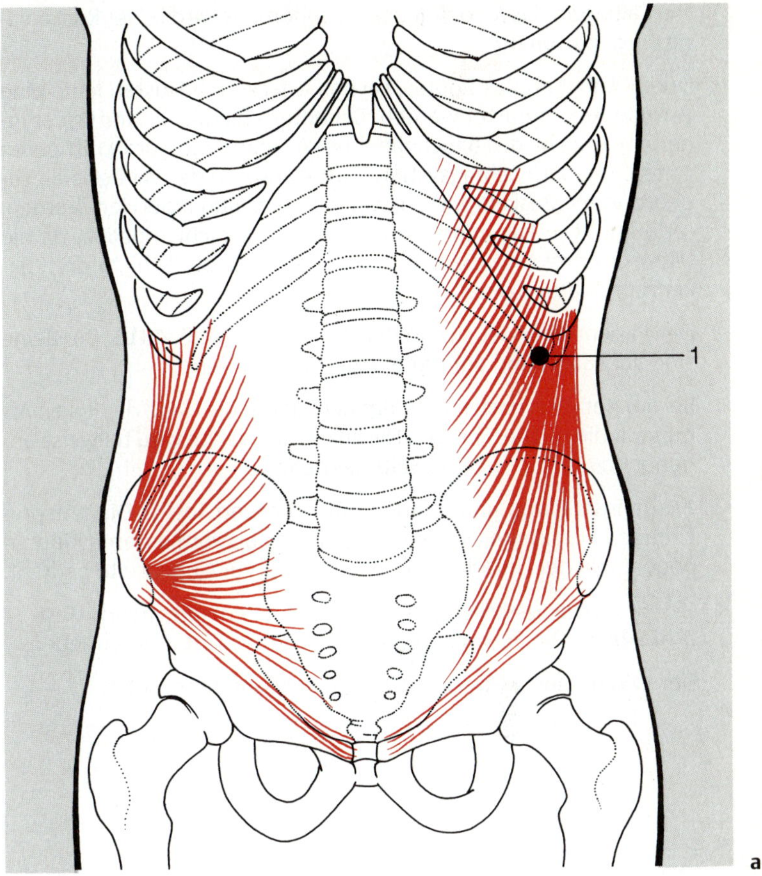


Abb. **48 a** Muskeln, die an der Rotation des Rumpfes beteiligt sind

1 M. obliquus ext. abdominis

[1] Die Palpation des M. obliquus ext. abdominis wird in der Rückenlage vorgenommen.

Durch Anheben des Kopfes, Lachen oder durch Husten kann eine Anspannung getastet werden. Bei unterschiedlicher Kraft oder Innervation zieht der Bauchnabel bei Anspannung zum kräftigeren Anteil. Die dem Schrägsystem der Extensoren der Wirbelsäule zugeordneten Muskeln wirken, wenn sie einseitig innerviert werden, rotierend. Die Palpation dieser Muskeln ist nicht möglich, da die Mm. rotatores und die Mm. multifidii die tiefste Schicht der Rükkenmuskulatur darstellen.

[2] Der Patient befindet sich in der Rückenlage (Abb. **48 b**). Die Beine sind angestellt und der Prüfer fixiert das Becken.

Bei der Rotation nach rechts legt der Patient die Hand des linken Armes auf die rechte Schulter. Die linke Thoraxseite wird teilweise angehoben und zur rechten Seite gedreht.

[3] Ausgangsstellung und Fixation entsprechend Test 2. Die entsprechende Thoraxseite wird vollständig, d. h. bis zum unteren Rippenbogen, von der Unterlage angehoben und zur Gegenseite gedreht.

[4] [5] [6] Ausgangsstellung und Fixation entsprechend Test 2 (Abb. **48 b**). Die Bewegung erfolgt wie unter Test 3 beschrieben.

Der Widerstand wird vom Prüfer an der Schulter gesetzt.

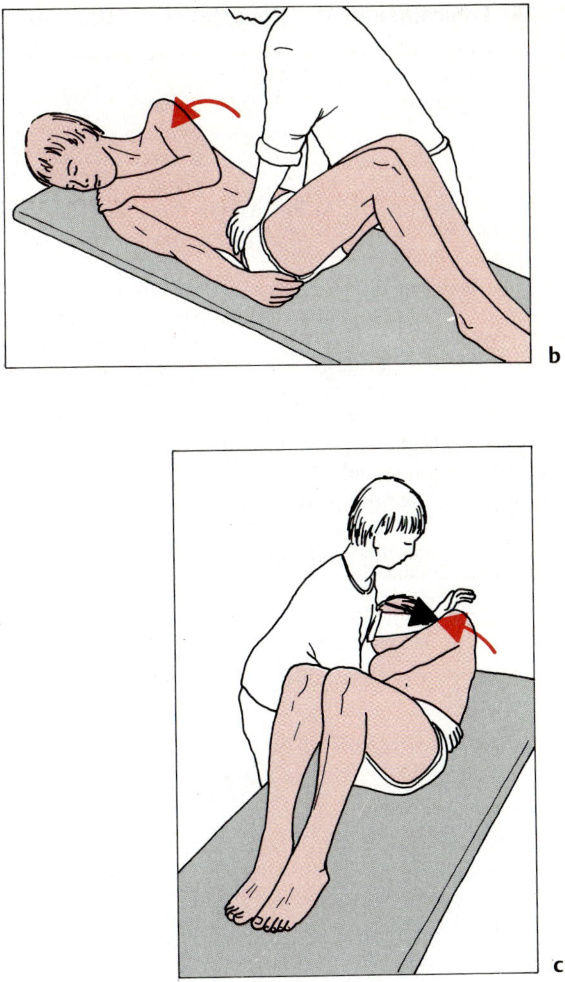

Abb. **48 b** u. **c** Prüfung der Rotation des Rumpfes auf die Testnoten 2, 3, 4, 5 und 6

## Lateralflexion des Rumpfes (Abb. **49a** u. **b**)

**1** *M. erector spinae* (S. 112)
Lateraler Trakt/transversale Muskeln
M. iliocostalis lumbalis
thoracis
cervicis
M. longissimus thoracis
cervicis
capitis
Medialer Trakt/Geradsystem der Extensoren der Wirbelsäule
Mm. interspinales lumborum
thoracis
cervicis
Mm. intertransversarii medialis lumborum
Mm. intertransversarii posteriores cervices
**2** *M. obliquus ext. abdominis* (S. 132)
**3** *M. obliquus int. abdominis* (S. 132)
**4** *M. rectus abdominis* (S. 132)
**5** *M. latissimus dorsi* (S. 174)
*M. quadratus lumborum*

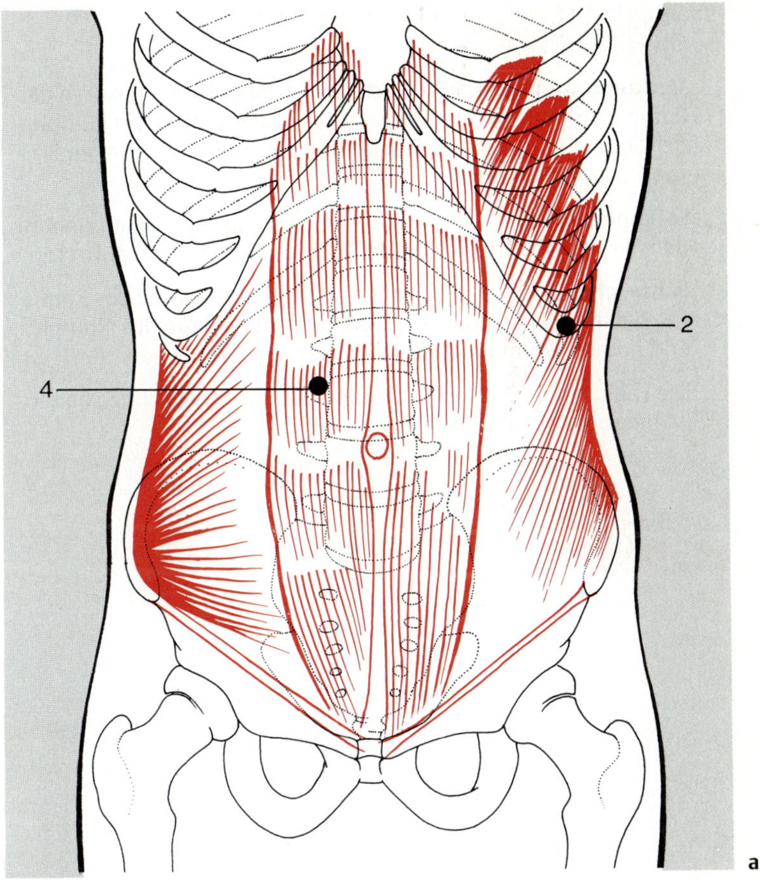


Abb. **49 a** Muskeln, die an der Lateralflexion des Rumpfes beteiligt sind

2 M. obliquus ext. abdominis
4 M. rectus abdominis

## Klinische Symptomatik

**Verkürzungen:** Einseitige Verkürzungen der Lateralflexoren des Rumpfes führen zu einer eingeschränkten Rotation des Rumpfes der Seitneigung zur Gegenseite und zu einer skoliotischen Haltung der Wirbelsäule.

Es können Funktionsstörungen in den Bewegungssegmenten der Wirbelsäule und der Lenden-Becken-Hüft-Region auftreten.

**Schwäche:** Durch eine Schwäche der Lateralflexoren des Rumpfes entsteht eine muskulär bedingte Instabilität des Rumpfes und damit verbunden eine skoliotische Haltung.

Die Fähigkeit, im Sitz oder im Stand das Gleichgewicht zu halten, ist herabgesetzt (S. 146–151).

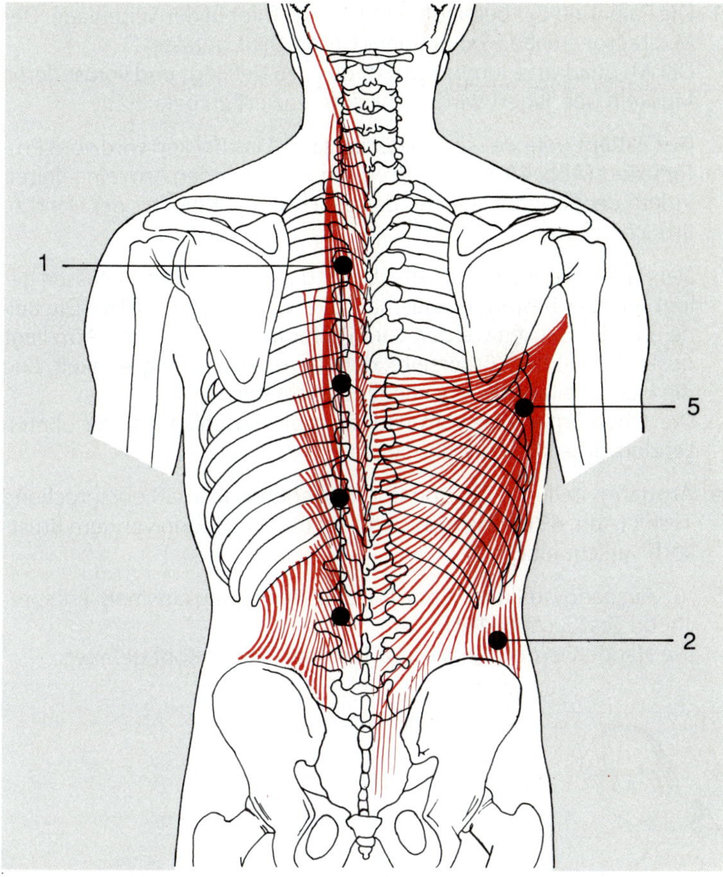


Abb. **49 b** Muskeln, die an der Lateralflexion des Rumpfes beteiligt sind

1 M. erector spinae
2 M. obliquus ext. abdominis
5 M. latissimus dorsi

1 Die Palpation der beteiligten Muskeln erfolgt in der Seitenlage. Der M. erector spinae wird in seiner Gesamtheit getastet.
Der M. quadratus lumborum ist, da er zu tief liegt und von anderen Muskeln überlagert wird, nicht differenziert zu palpieren.

2 Der Patient befindet sich in Rückenlage. Das Becken wird vom Prüfer fixiert (Abb. **49 c**). Die Bewegung wird über den Arm eingeleitet, indem der Patient versucht, das gleichseitige Knie mit der Hand zu erreichen.

3 Der Patient liegt auf der Seite. Unter das Becken wird ein Kissen gelegt, um das Bewegungsausmaß zu erweitern (Abb. **49 d**). Die Beine und das Becken werden vom Prüfer fixiert. Der obere Arm liegt gestreckt auf der Körperseite, der untere Arm ist angewinkelt, und die Hand umfaßt die obenliegende Schulter.
Der Oberkörper wird vom Patienten bis einschließlich der oberen Lendenwirbelsäule angehoben.

4 Ausgangsstellung, Fixation und Bewegungsausmaß entsprechend Test 3 (Abb. **49 e**). Die Arme sind bei dieser Prüfung vor dem Brustkorb verschränkt.

5 6 Ausgangsstellung, Fixation und Bewegungsausmaß entsprechend Test 3 (Abb. **49 f**).
Die Hände werden bei diesem Test hinter dem Kopf gefaltet.

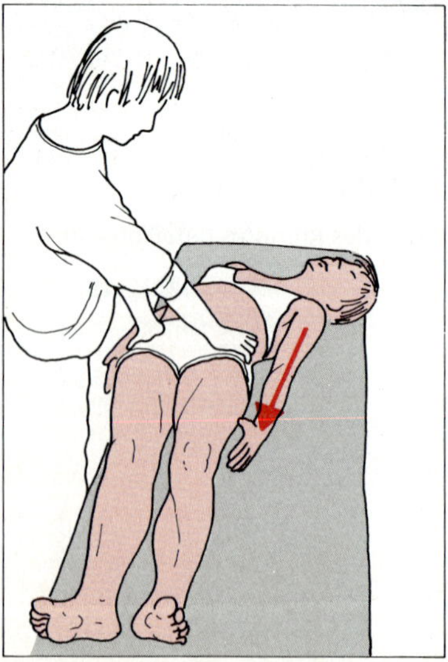

Abb. **49 c** Prüfung der Lateralflexion des Rumpfes auf die Testnote 2

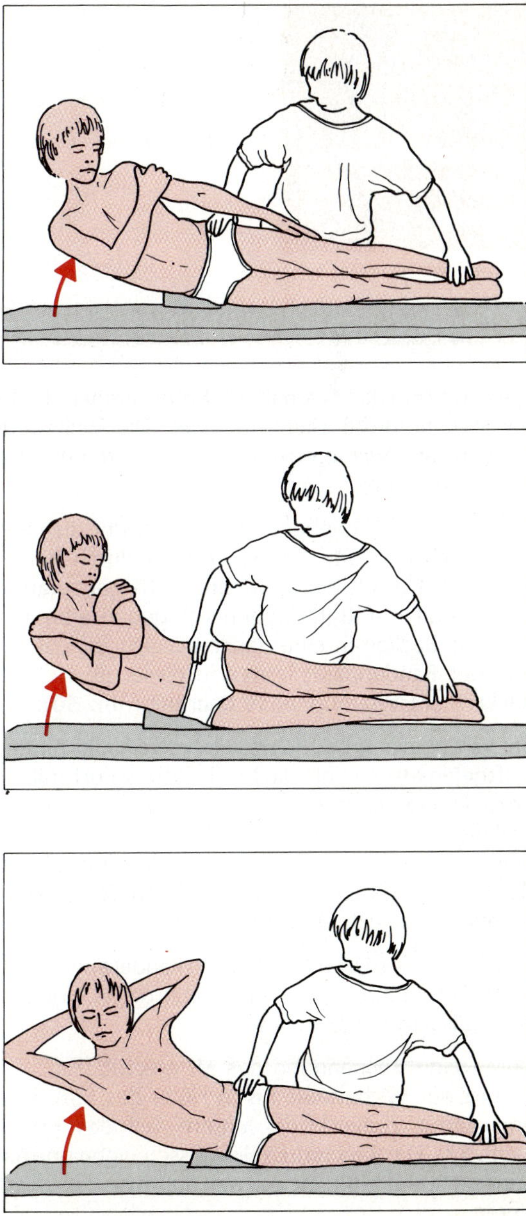

d

e

f

Abb. **49 d – f** Prüfung der Lateralflexion des Rumpfes auf die Testnoten 3, 4, 5 und 6

# Klinische Bilder – Beispiele aus der Praxis

## Muskuläre Dysbalance im Bereich des Rumpfes

Die Form und das Ausmaß der Krümmungen der Wirbelsäule sind von der Stellung des Beckens abhängig. Die Stellung des Beckens wiederum wird überwiegend von den Extensoren und Flexoren des Hüftgelenkes bestimmt.

Beim aufrecht stehenden Menschen zieht die Drehachse für die Beckenaufrichtung und Beckenkippung durch beide Hüftgelenke. Das Schwerelot des Körpergewichtes trifft genau auf die Drehachse, und die muskulären Kräfte heben sich gegenseitig auf. Dadurch befindet sich das Becken in einer labilen Gleichgewichtslage. Die Muskulatur und der Bandapparat leisten in dieser physiologischen Stellung des Beckens ein Minimum an Haltearbeit (Abb. **50**).

Bei Veränderung des Schwerelotes vor oder hinter die Drehachse des Hüftgelenkes reagiert die Muskulatur sofort mit vermehrter Aktivität. Wird der Oberkörper nach vorn geneigt, entsteht eine Beckenkippung, und die Extensoren des Hüftgelenkes müssen eine vermehrte Haltearbeit leisten. Bei einer Verlagerung des Oberkörpers nach hinten wird das Becken aufgerichtet und die Aktivität in den Flexoren des Hüftgelenkes erhöht sich (Abb. **51 a** und **b**).

Das Becken wird also von den von kaudal angreifenden Muskeln stabilisiert. Die Rumpfmuskulatur besitzt damit eine Basis, die Wirbelsäule zu stabilisieren und zu bewegen.

Durch eine Anspannung des M. erector trunci wird der untere Abschnitt der Wirbelsäule bis in Höhe des 5./6. Brustwirbels lordosiert und damit zugleich der untere Teil des Brustkorbes angehoben (Abb. **52**). Die Bauchmuskeln müssen einen normalen Kraft- und Dehnungszustand besitzen, um den Rumpf in dieser Position mit zu stabilisieren.

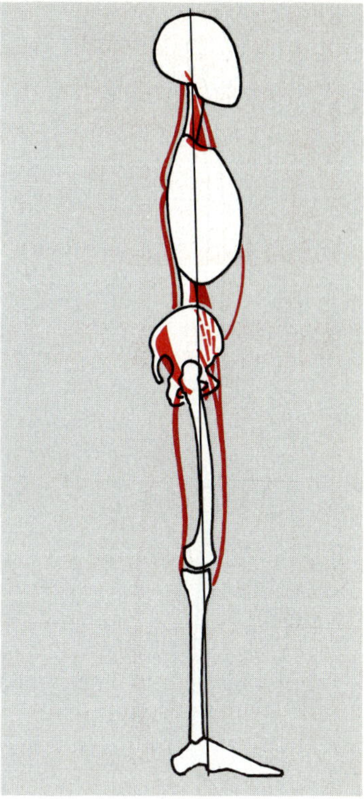

Abb. **50** Verlauf des Schwerelotes beim aufrecht stehenden Menschen

Die Muskeln, die vom Hinterhaupt zum 6. Brustwirbel ziehen, lordosieren diesen genannten Bereich und haben eine hebende Wirkung auf den oberen Anteil des Brustkorbes. Diese Wirkung ist um so stärker, je mehr die ventrale Halsmuskulatur durch Anspannung eine übermäßige Lordosierung der Halswirbelsäule verhindert (Abb. **53**).

Die im mittleren Bereich der Brustwirbelsäule schwächer ausgebildeten Extensoren der Wirbelsäule haben nur eine relativ geringe aufrichtende Wirkung auf die Wirbelsäule und den Thorax.

Als zusätzliche Thoraxheber wirken die Mm. sternocleidomastoidei. Die Mm. pectoralis major et minor können ebenfalls als Thoraxheber eingesetzt werden, wenn der M. trapezius und die Mm. rhomboidei das Schulterblatt an die Wirbelsäule ziehen und in dieser Stellung fixieren (Abb. **54**).

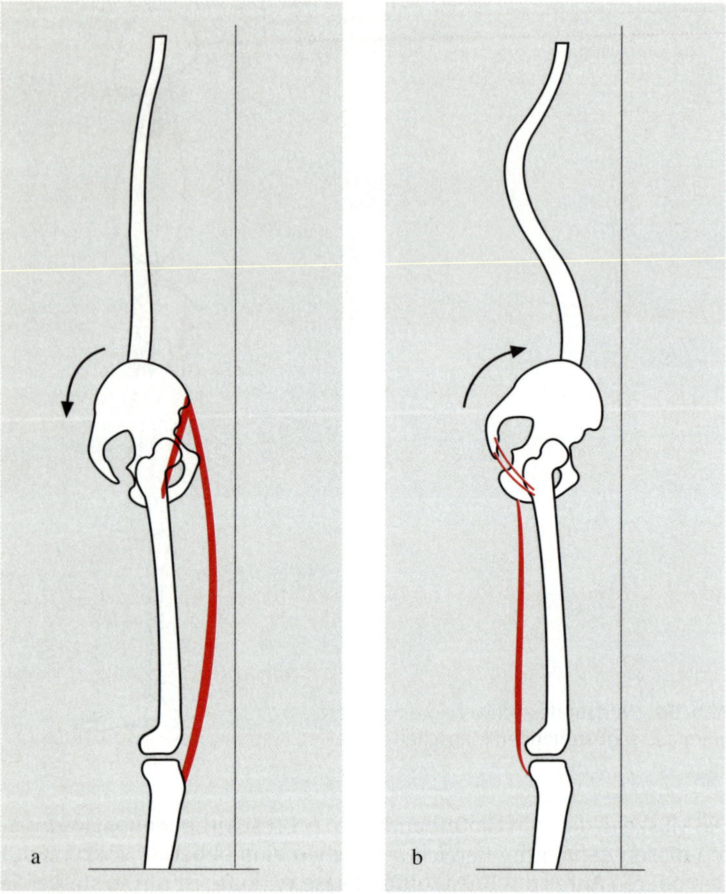


Abb. **51 a** u. **b** Veränderung der Muskelaktivität durch eine Verlagerung des Schwerelotes

Die Position der Halswirbelsäule und das Ausmaß ihrer Krümmung sind im wesentlichen von der Körperhaltung abhängig. Bei einer aufrechten Haltung ist die Halswirbelsäule fast gestreckt, und das Schwerelot des Kopfes liegt nahe dem Wirbelkörper. Bei einer kyphotischen Haltung ist die Halswirbelsäule kompensatorisch in stärkerer Lordose,

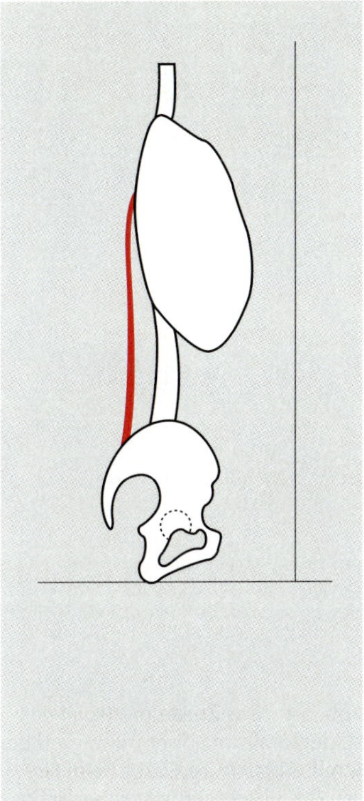

Abb. **52** Hebende Wirkung des M. errector trunci auf den unteren Teil des Brustkorbes

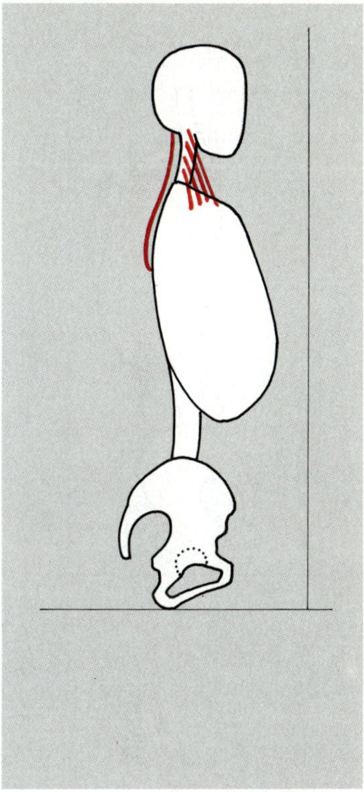

Abb. **53** Das Heben des oberen Teiles des Brustkorbes wird über die Rückenstrecker im oberen Bereich und über die ventrale Halsmuskulatur erreicht

und das Schwerelot entfernt sich von dem Wirbelkörper nach hinten. Das Gewicht des Kopfes wirkt somit noch stärker lordosierend.

Aus dem beschriebenen physiologischen Ablauf läßt sich ersehen, daß die Haltung ein fein abgestimmtes Zusammenspiel zwischen Agonisten und Antagonisten in bezug auf Kraft und Dehnungsfähigkeit erfordert.

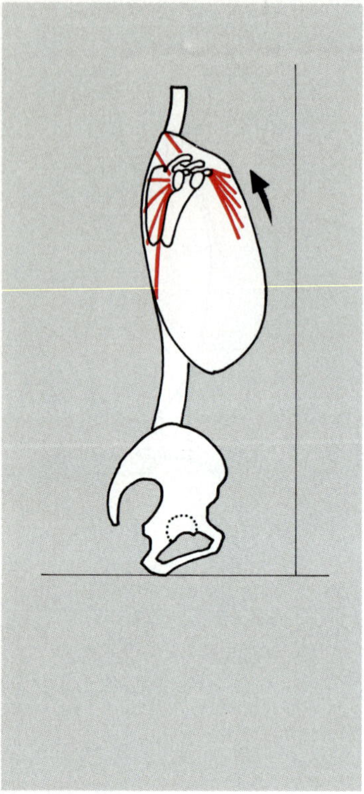

Abb. **54** Das Zusammenspiel des M. pectoralis major et minor und der Schulterblattmuskulatur beim Heben des oberen Brustkorbbereiches

Ist dieses muskuläre Gleichgewicht durch Kontrakturen oder muskuläre Schwächen gestört, kommt es zu Abweichungen, die nicht isoliert einen Bereich betreffen, sondern meist die gesamte Haltung verändern. Muskuläre Schwächen der Agonisten ziehen oft Kontrakturen der Gegenspieler nach sich. So sieht man häufig eine Schwäche der Extensoren des Hüftgelenkes in Kombination mit einer Kontraktur der Flexoren des Hüftgelenkes. Diese Verkürzung wiederum wirkt sich auf die Wirbelsäule durch eine Verstärkung der Lendenlordose aus. Muskuläre Dysbalancen an den oberen Extremitäten führen ebenso zu Veränderungen der physiologischen Krümmungen der Wirbelsäule. Ein typisches Beispiel ist die Schwäche der Mm. rhomboidei und des M. trapezius in Verbindung mit einer Kontraktur der Mm. pectoralis major et minor. Dies wirkt sich auf die Wirbelsäule durch eine verstärkte Kyphose im Bereich der Brustwirbelsäule und als Kompensation im Bereich der Halswirbelsäule durch eine vermehrte Lordose aus. Die Störung des Muskelgleichgewichtes wird hier wiederum durch die unphysiologische Position der Wirbelsäule fortgesetzt. Die Extensoren der Halswirbelsäule sind verkürzt und die ventrale Halsmuskulatur ist geschwächt. Da die kurzen Nackenstrecker ebenfalls kontrakt sind, besteht in den Kopfgelenken eine Hyperextension.

# Obere Extremität

# Muskulatur und Bewegungstest der oberen Extremität

## Schulterblatt

Aus praktischen Gründen ist es sinnvoll, die Schulterblattbewegungen im Test von den Bewegungen im Schultergelenk zu trennen. Rein funktionell ist dieses natürlich nicht möglich.

Die Bewegungen im Schultergelenk – in allen 6 Freiheitsgraden – sind ohne begleitende oder weiterführende Bewegungen des Schulterblattes nicht endgradig und mit voller Kraft durchführbar.

Daher ist es immer wichtig, bei Störungen der Schultergelenkbeweglichkeit, sich Kraft und Bewegungsausmaß der Schulterblattbewegungen anzusehen.

Umgekehrt sind bei Kraftminderungen der Schulterblattbewegungen immer Einschränkungen in der Schultergelenkbeweglichkeit und -kraft zu erwarten.

### Kranialbewegungen des Schulterblattes (Abb. **55 a**)

| Muskel | | Ursprung | Ansatz |
|---|---|---|---|
| *M. trapezius*<br>pars descendens<br><br>pars transversa<br><br>N. accessorius und R. trapezius (C2–C4) | 1 | Linea nuchae superior, protuberantia occipitalis externa, Lig. nuchae<br>Dornfortsätze des 7. HW. bis 3. BW., Ligg. supra-spinalia | lat. Drittel der Clavicula<br><br>akromiales Ende der Clavicula, Acromion, Spinae scapulae |
| *M. levator scapulae*<br><br>N. dorsalis scapulae (C4–C5) | 2 | Querfortsätze des 1. – 4. HW. | Angulus sup. scapulae |
| *Mm. rhomboidei*<br><br>N. dorsalis scapulae (C4–C5) | 3 | Dornfortsätze des 6. + 7. HW., Dornfortsätze des 1. – 4. BW. | Margo medialis scapulae |

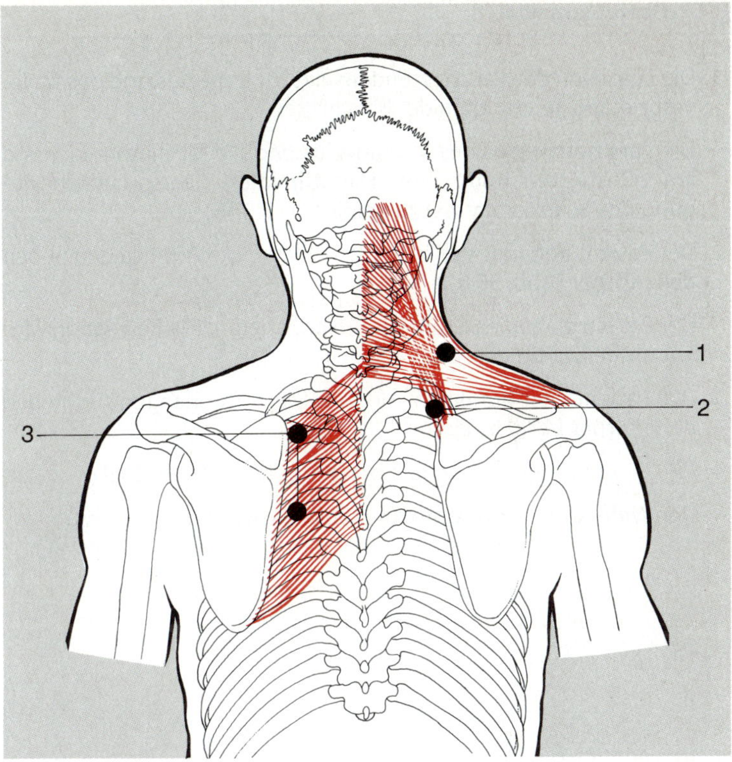


Abb. **55 a** Muskeln, die eine Kranialbewegung des Schulterblattes durchführen
1 M. trapezius 2 M. levator scapulae 3 Mm. rhomboidei

## Klinische Symptomatik

**Verkürzungen:** Aus einer Verkürzung der Muskeln, die eine Kranialbewegung des Schulterblattes bewirken, resultiert ein Schulterblatthochstand. Die Beweglichkeit der Halswirbelsäule ist in Richtung Seitneigung, Rotation und Flexion eingeschränkt.
Im Schultergelenk führt eine Verkürzung dieser Muskeln zu einer endgradigen Einschränkung der Elevation, da die notwendige Drehbewegung des Schulterblattes (der Angulus inf. scapulae wandert nach außen oben) nicht durchgeführt werden kann.
Eine einseitige Verkürzung führt zu einer Schiefhaltung des Kopfes und zu einer skoliotischen Haltung der Wirbelsäule.
**Schwäche:** Eine einseitige Kraftminderung führt zu einer skoliotischen Haltung der Halswirbelsäule mit der Konvexität auf der geschwächten Seite.
Die Pars descendens des M. trapezius und der M. levator scapulae sind Atemhilfsmuskeln. Ist der Patient auf die Mitarbeit dieser Muskeln angewiesen, wie z. B. bei Rückenmarksläsionen im oberen Halsmarkbereich, verringert sich das Atemvolumen.

1 Die Palpation der Pars descendens des M. trapezius und des M. levator scapulae erfolgt in der Bauchlage.

Die Pars transversus des M. trapezius und die M. rhomboidei sind am günstigsten unter ihrer Hauptfunktion (Dorsomedialbewegung des Schulterblattes) zu palpieren (S. 166).

2 Der Patient befindet sich in der Bauchlage. Die Arme liegen neben dem Körper (Abb. **55 b**).

Der Patient zieht die Schultern zum Kopf heran. Die Bewegung wird immer beidseitig geprüft.

3 Der Patient sitzt auf einem Hocker. Die Arme hängen frei neben dem Körper (Abb. **55 c**).

4 5 6 Ausgangsstellung entsprechend Test 3 (Abb. **55 d**).

Der Widerstand wird vom Prüfer auf den Schultern gegeben.

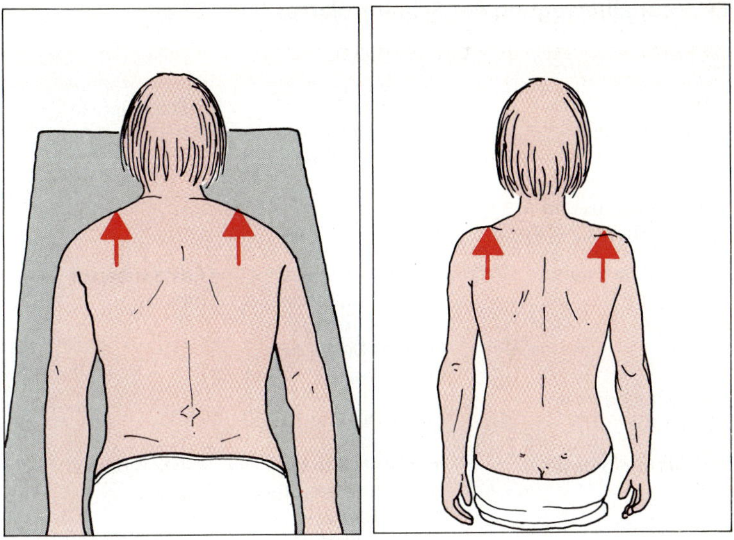

b c

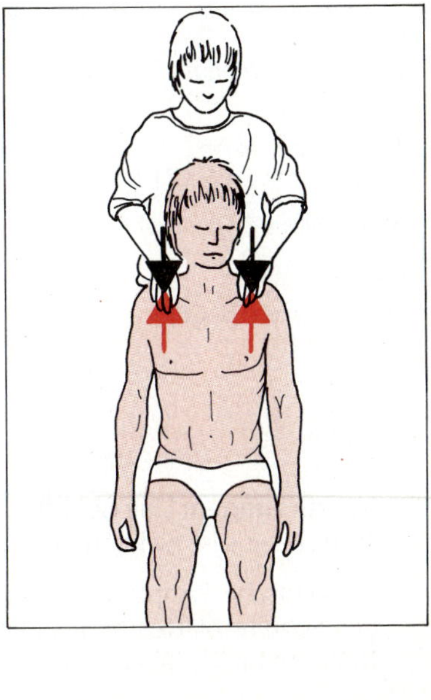

d

Abb. **55 b – d** Prüfung der Kranialbewegung des Schulterblattes auf die Testnoten 2, 3, 4, 5 und 6

## Kaudalbewegung des Schulterblattes (Abb. **56 a**)

| Muskel | | Ursprung | Ansatz |
|---|---|---|---|
| *M. trapezius*<br>pars ascendens<br>N. accessorius und<br>R. trapezius (C2–C4) | 1 | Dornfortsätze des 3. – 12. BW., Ligg. supraspinalia | Spina scapulae |
| *M. latissimus dorsi*<br>N. thoracodorsalis (C6–C8) | | Dornfortsätze des 7. – 12. BW., Fascia thoracolumbalis, hinteres Drittel der Crista iliaca | Crista tuberculi minoris |
| *M. pectoralis major*<br>Nn. pectorales (C5–Th1) | | mediale Hälfte der Clavicula membrana sterni, Knorpel der 2. – 6. Rippe, vorderes Blatt der Rektusscheide | Crista tuberculi majoris |
| *M. serratus anterior*<br>N. thoracicus longus (C5–C7) | 2 | 1. – 9. Rippe | Margo mediale scapulae |
| *M. pectoralis minor*<br>Nn. pectorales (C6–C8) | | 3. – 5. Rippe | Processus coracoideus |
| *M. subclavius*<br>N. subclavius (C5–C6) | | Knorpelknochengrenze der 1. Rippe | Sulcus musculi subclavii an der Unterfläche der Clavicula |

### Klinische Symptomatik

**Verkürzungen:** Eine isolierte Verkürzung der Pars ascendens des M. trapezius ist nicht zu beobachten.

Die klinische Symptomatik der anderen an der Kaudalbewegung des Schulterblattes beteiligten Muskeln ist unter deren Hauptfunktion beschrieben.

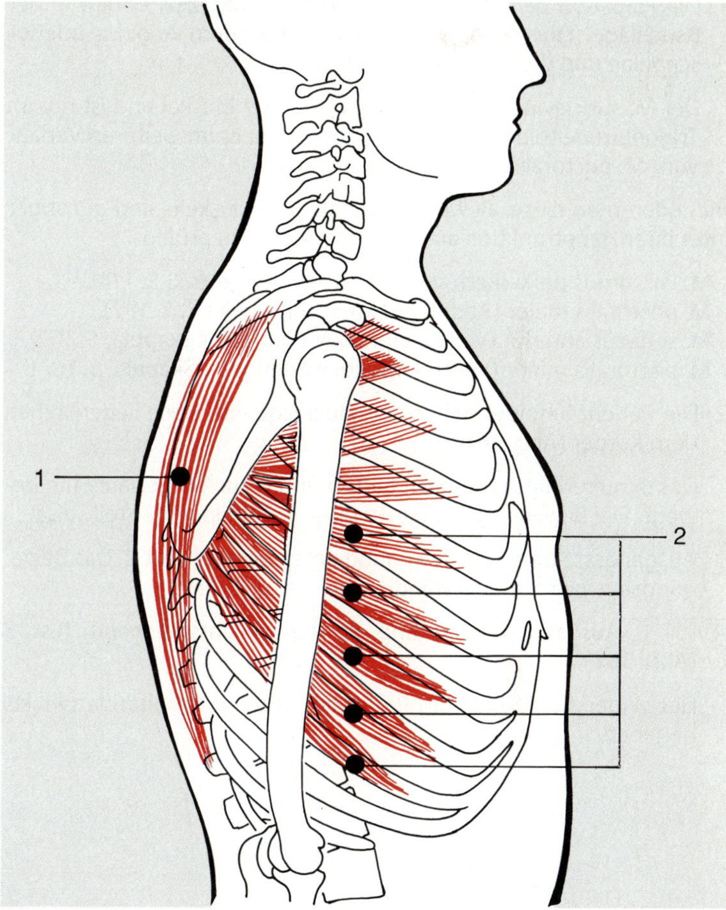


Abb. **56 a** Muskeln, die an der Kaudalbewegung des Schulterblattes beteiligt sind

1 M. trapezius (pars ascendens) 2 M. serratus anterior

**Schwäche:** Die Kaudalbewegung des Schulterblattes ist erforderlich, um den Arm über 70° hinaus hochzuheben. Liegt eine Schwäche dieser Muskeln vor, so versucht der Patient, den Kraftmangel durch eine Retroversion und Lateralflexion des Rumpfes zu kompensieren. Außerdem wird der Patient die Schulter hochziehen, um das Bewegungsausmaß zu erweitern.

1 Die Palpation der Pars ascendens des M. trapezius erfolgt in der Bauchlage. Eine Anspannung ist zwischen dem Angulus inferior scapulae und der Wirbelsäule zu tasten.

Der M. subclavius ist ein schwacher dünner Muskel und ist nur im Trigonum deltoideapectorale zu tasten, da er im weiteren Verlauf vom M. pectoralis major überlagert wird.

Die anderen an dieser Bewegung beteiligten Muskeln sind günstiger unter ihrer Hauptfunktion auf eine Innervation zu prüfen:

- M. latissimus dorsi (Retroversion im Schultergelenk, S. 174),
- M. pectoralis major (Adduktion im Schultergelenk, S. 182),
- M. serratus anterior (Ventrolateralbewegung der Skapula, S. 162),
- M. pectoralis minor (Ventrolateralbewegung der Skapula, S. 162).

2 Der Patient befindet sich in der Bauchlage, die Arme liegen neben dem Körper (Abb. **56 b**).

Das Schulterblatt wird nach hinten unten zur Wirbelsäule hin bewegt. Die Bewegung erfolgt für diese Beurteilung nur teilweise.

3 Ausgangsstellung und Bewegung entsprechend Test 2. Das Bewegungsausmaß wird vollständig erreicht.

4 5 6 Ausgangsstellung und Bewegung entsprechend Test 3 (Abb. **56 c**).

Der Widerstand wird vom Prüfer am unteren Schulterblattwinkel gegeben.

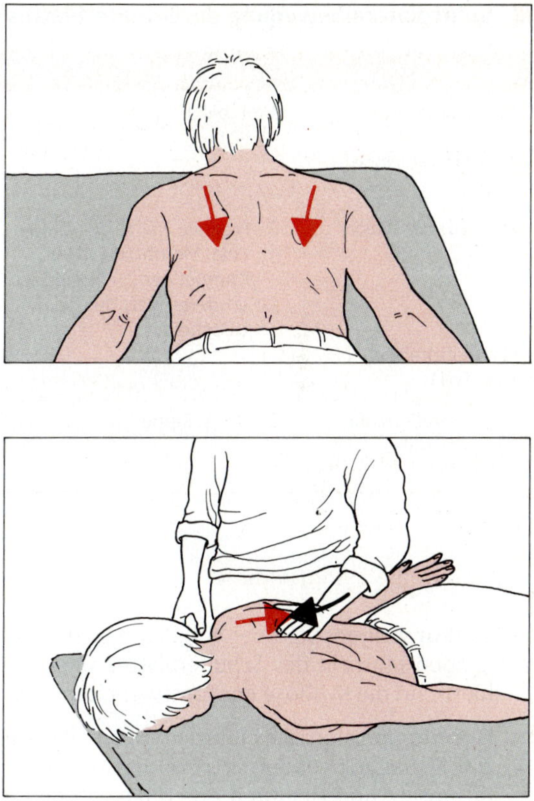

b

c

Abb. **56 b** u. **c** Prüfung der Kaudalbewegung des Schulterblattes auf die Testnoten 2, 3, 4, 5 und 6

## Ventrolateralbewegung des Schulterblattes (Abb. **57 a**)

| Muskel | | Ursprung | Ansatz |
|---|---|---|---|
| *M. serratus anterior*<br><br>N. thoracicus longus (C5–C7) | **1** | 1. bis 9. Rippe | Margo medialis scapulae |
| *M. pectoralis major*<br><br>Nn. pectorales (C5–Th1) | **2** | mediale Hälfte der Clavicula, Membrana sterni, Knorpel der 2. – 6. Rippe, vorderes Blatt der Rektusscheide | Crista tuberculi majoris |
| *M. pectoralis minor*<br>Nn. pectorales (C6–C8) | **3** | 3. – 5. Rippe | Processus coracoideus |

### Klinische Symptomatik

**Verkürzungen:** Bei einer Verkürzung der ventrolateralwärts wirkenden Muskeln des Schulterblattes sind die Schultern protrahiert und die Kyphose der Brustwirbelsäule ist verstärkt.

Die Antagonisten, die adduzierend auf das Schulterblatt wirkenden Muskeln, befinden sich in einer ständig gedehnten Position, da Ansatz und Ursprung durch die Lateralisierung der Skapula voneinander entfernt sind. Sie sind in der Regel stark geschwächt.

Im Schultergelenk treten Bewegungseinschränkungen in der Elevation, Abduktion und Außenrotation auf.

**Schwäche:** Neben der Funktion, das Schulterblatt nach vorn zu bewegen, hat der M. serratus anterior auch die Aufgabe, das Schulterblatt an den Thorax zu pressen. Bei einer Schwäche geschieht dies nur unvollständig, und es entsteht das klinische Bild einer Scapula alata (S. 284 u. 285).

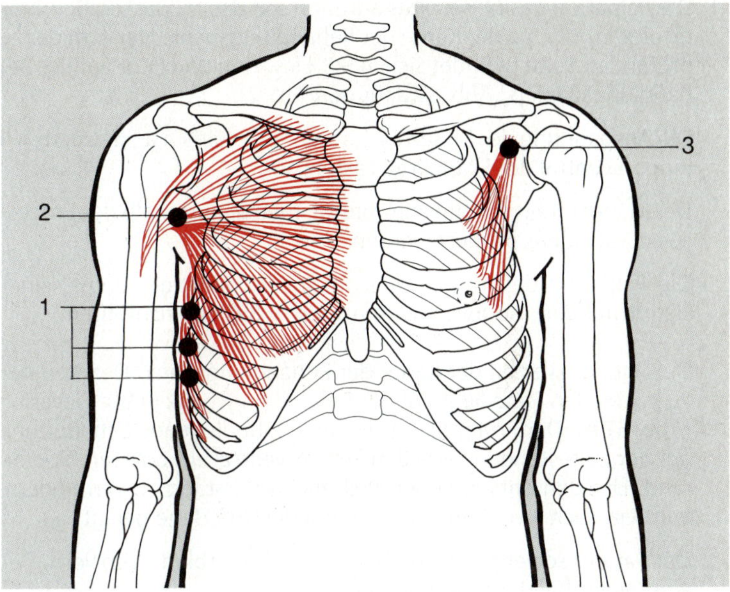


a

Abb. **57a** Muskeln, die eine Ventrolateralbewegung des Schulterblattes durchführen

1 M. serratus anterior
2 M. pectoralis major
3 M. pectoralis minor

1 Die Palpation des M. serratus anterior und des M. pectoralis minor erfolgt im Sitz, an der Kante der Behandlungsbank. Der Arm der zu prüfenden Seite befindet sich in 90° Elevation und liegt auf der Behandlungsbank (s. Abb. **57 a** für den Test 2).

Die Anspannung des M. serratus anterior ist seitlich an den ersten 9 Rippen ventral der Skapula zu tasten.

Der M. pectoralis minor kann ventral, medial unterhalb des Processus coracoideus palpiert werden.

Die Palpation des M. pectoralis major ist günstiger unter seiner Hauptfunktion (Adduktion des Armes, S. 82) durchzuführen.

2 Der Patient sitzt an der Kante der Behandlungsbank. Der Arm der zu prüfenden Seite liegt auf der Behandlungsbank in 90° Elevation (Abb. **57 b**). Der Prüfer fixiert die gegenüberliegende Schulter und auf der zu testenden Seite den Thorax ventral am unteren Rippenrand. Um den entstehenden Reibungswiderstand zu vermindern, wird ein Tuch zwischen den Arm und die Unterlage gelegt.

Der Patient schiebt den Arm bzw. das Schulterblatt nach vorn. Der Arm bleibt bei der Bewegung in 90° Elevation.

3 Der Patient liegt auf dem Rücken. Das Schultergelenk befindet sich in 90° Elevation und das Ellenbogengelenk ist flektiert (Abb. **57 c**). Der Prüfer fixiert den unteren Brustkorbrand auf der zu prüfenden Seite.

Aus dieser Position schiebt der Patient den Ellenbogen nach oben. Das Schultergelenk bleibt dabei in 90° Elevation.

4 5 6 Ausgangsstellung und Fixation entsprechend Test 3. Der Widerstand wird vom Prüfer am Ellenbogen gegeben (Abb. **57 d**). Hierbei ist zu beachten, daß der Patient versuchen wird, über eine Abduktion im Schultergelenk gegen den Widerstand des Prüfers, sich hoch zu hebeln.

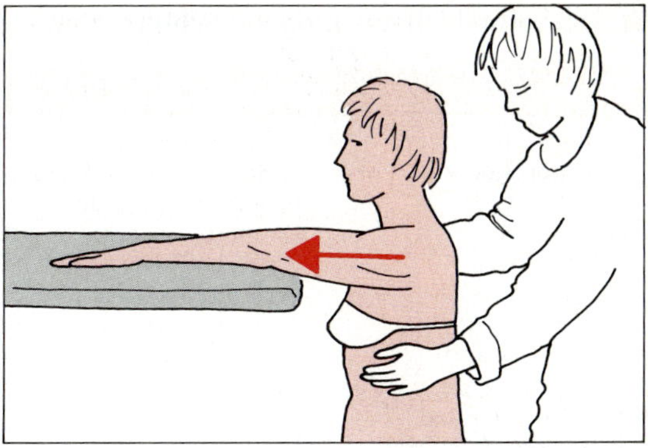

b

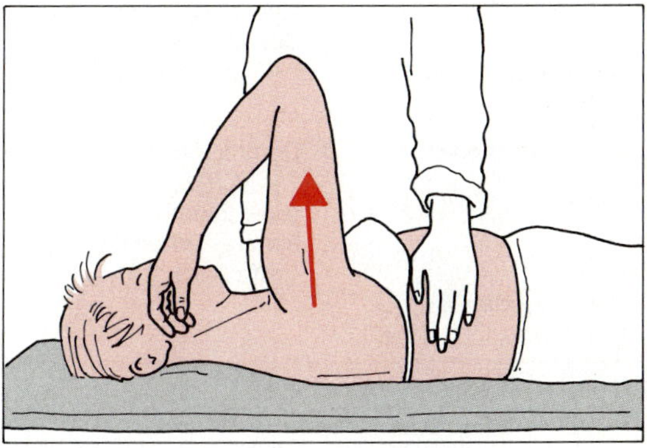

c

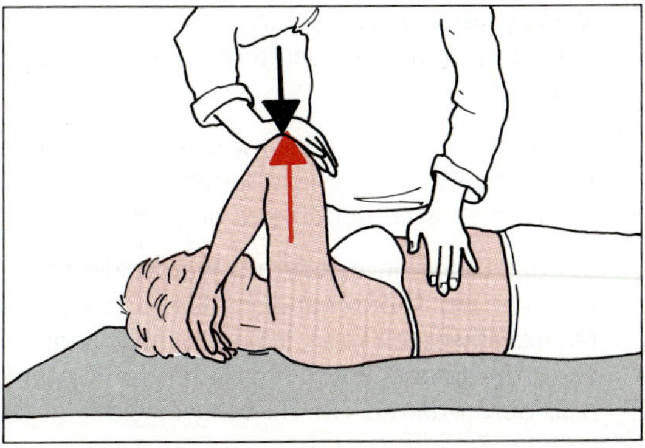

d

Abb. **57 b – d**
Prüfung der Ventrolateralbewegung des Schulterblattes auf die Testnoten 2, 3, 4, 5 und 6

## Dorsomedialbewegung des Schulterblattes (Abb. 58 a)

| Muskel | | Ursprung | Ansatz |
|---|---|---|---|
| *M. trapezius*<br>Pars descendens<br><br>Pars transversa<br><br><br>Pars ascendens<br><br><br>N. accessorius und R. trapezius (C2–C4) | 1 | Linea nuchae superior, Protuberantia occipitalis externa, Lig. nuchae<br>Dornfortsätze des 7. HW. bis 3. BW., Ligg. supraspinalia<br>Dornfortsätze des 3. bis 12. BW., Ligg. supraspinalia | laterales Drittel der Clavicula<br><br>akromiales Ende der Clavicula, Acromion, Spina scapulae<br>Spina scapulae |
| *Mm. rhomboidei*<br><br><br>N. dorsalis scapulae (C4–C5) | 2 | Dornfortsätze des 6. + 7. HW., sowie des 1. – 4. BW. | Margo medialis scapulae |
| *M. latissimus dorsi*<br><br><br><br><br>N. thoracodorsalis (C6–C8) | 3 | Dornfortsätze des 7. – 12. BW., Fascia thoracolumbalis, hinteres Drittel der Crista iliaca | Crista tuberculi minoris |

### Klinische Symptomatik

**Verkürzungen:** Verkürzungen der Muskeln, die eine dorsomediale Bewegung des Schulterblattes durchführen, treten sehr selten auf.

**Schwäche:** Durch eine Schwäche dieser Muskeln sind die Schultern protrahiert, und nicht selten ist eine Verstärkung der Kyphose in der Brustwirbelsäule zu beobachten.

Bei der Elevation des Armes weicht der mediale Schulterblattrand von der Thoraxwand ab, da das Schulterblatt nicht am Thorax fixiert werden kann. Je nach Schwächegrad verstärkt sich diese Symptomatik, z. B. beim Heben von Gegenständen. Als Folge resultieren daraus Überlastungserscheinungen an allen Gelenken des Schultergürtels.

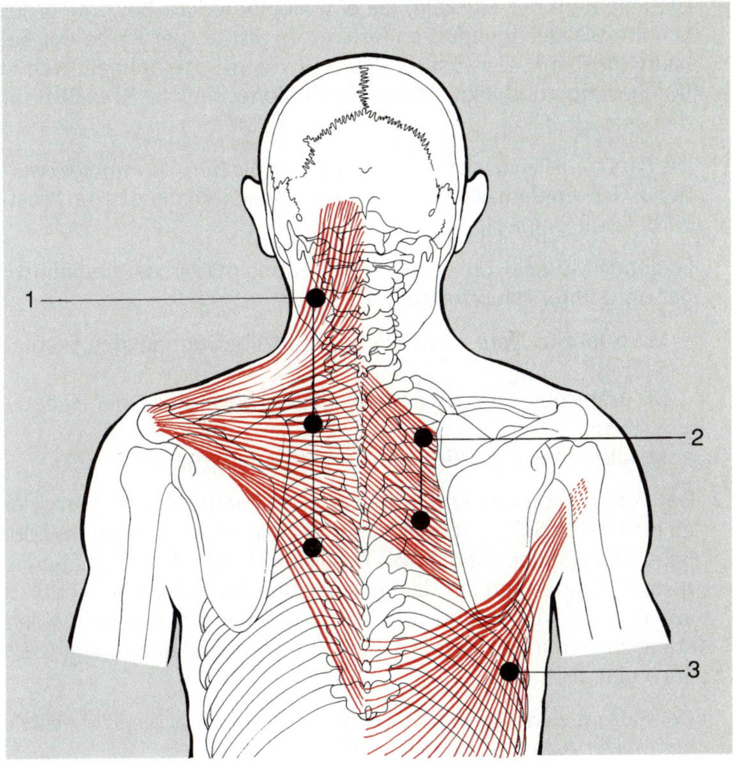


Abb. **58a** Muskeln, die eine Dorsomedialbewegung des Schulterblattes durchführen

1 M. trapezius
2 Mm. rhomboidei
3. M. latissimus dorsi

[1] Die Palpation der Muskeln, die eine dorsomediale Bewegung des Schulterblattes durchführen, erfolgt im Sitz an der Kante der Behandlungsbank. Der Arm der zu prüfenden Seite befindet sich in 90° Elevation und liegt auf der Behandlungsbank (s. Abb. **58 b** für den Test 2).

Die Pars transversus des M. trapezius und die Mm. rhomboidei werden zwischen dem Margo medialis scapulae und der oberen Brustwirbelsäule palpiert.

Folgende Muskeln, die an dieser Bewegung mitwirken, sind günstiger unter ihrer Hauptfunktion zu tasten:

- M. trapezius Pars descendens (Kranialbewegung der Skapula S. 154),
- M. trapezius Pars ascendens (Kaudalbewegung der Skapula S. 158),
- M. latissimus dorsi (Retroversion im Schultergelenk S. 174).

[2] Der Patient sitzt an der Kante der Behandlungsbank. Der Arm der zu prüfenden Seite befindet sich in 90° Elevation und liegt auf der Behandlungsbank (Abb. **58 b**). Der Prüfer fixiert die gegenüberliegende Schulter und auf der zu testenden Seite den Thorax dorsal am unteren Rippenrand. Um den entstehenden Reibungswiderstand zu vermindern, wird zwischen den Arm und die Unterlage ein Tuch gelegt.

Der Patient zieht das Schulterblatt nach hinten an die Wirbelsäule heran. Der Arm bleibt dabei in 90° Elevation.

[3] Der Patient liegt auf dem Bauch, am Rande der Behandlungsbank. Der Arm der zu prüfenden Seite hängt über die Kante der Behandlungsbank in 90° Elevation (Abb. **58 c**).

Das Schulterblatt wird vom Patienten nach hinten an die Wirbelsäule herangeführt. Der Arm bleibt dabei in 90° Elevation.

[4] [5] [6] Ausgangsstellung entsprechend Test 3 (Abb. **58 d**).

Der Widerstand wird vom Prüfer am Margo medialis scapulae gegeben.

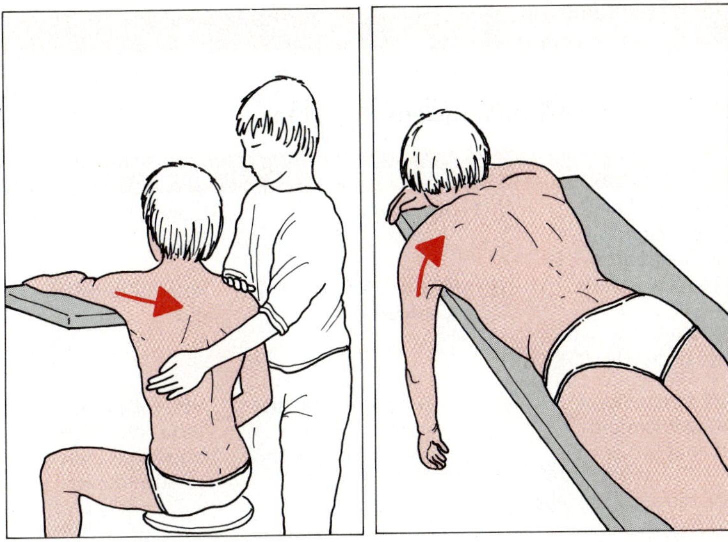


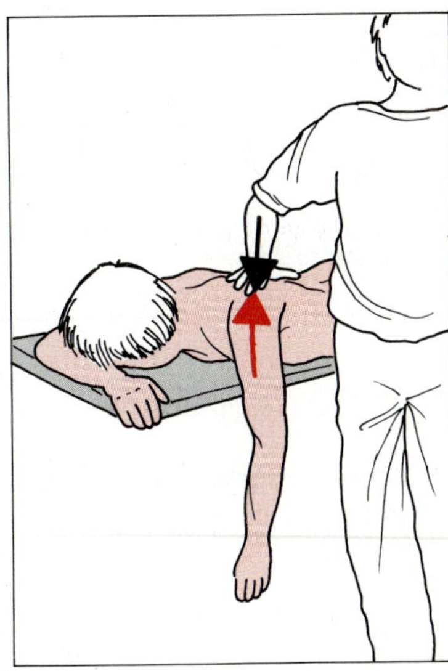


Abb. **58 b – d** Prüfung der Dorsomedialbewegung des Schulterblattes auf die Testnoten 2, 3, 4, 5 und 6

# Schultergelenk

## Elevation im Schultergelenk (Abb. 59 a)

| Muskel | | Ursprung | Ansatz |
|---|---|---|---|
| *M. deltoideus*<br>Pars acromialis<br>N. axillaris (C4–C6)<br>Pars clavicularis<br><br>N. axillaris (C4–C6)<br>Rr. pectorales (C4–C6) | 1 | Acromion<br><br><br>laterales Drittel der Clavicula | Tuberositas deltoidea<br><br>Tuberositas deltoidea |
| *M. biceps brachii*<br>Caput longum<br>Caput brevis<br><br>N. musculocutaneus (C5–C6) | 2 | Tuberculum supraglenoidale<br>Processus coracoideus | Tuberositas radii, Fascia antebrachii<br>Tuberositas radii, Fascia antebrachii |
| *M. pectoralis major*<br>Pars clavicularis<br>Pars sternocostalis<br><br>Nn. pectorales (C5–Th1) | 3 | mediales Drittel der Clavicula<br>Membrana sterni, Knorpel der 2.–6. Rippe | Crista tuberculi majoris<br>Crista tuberculi majoris |
| *M. coracobrachialis*<br>N. musculocutaneus (C6–C8) | | Processus coracoideus | med. Fläche des Humerus |
| *M. supraspinatus*<br>N. suprascapularis (C4–C6) | | Fossa supraspinata | obere Facette des Tuberculum majus |

### Klinische Symptomatik

**Verkürzungen:** Der M. pectoralis major, der M. biceps brachii und der M. coracobrachialis sind häufig von einer Verkürzung betroffen.

Die Schulter ist dabei protrahiert, und es treten Bewegungseinschränkungen in der Elevation, Abduktion, Retroversion und Außenrotation des Schultergelenkes auf.

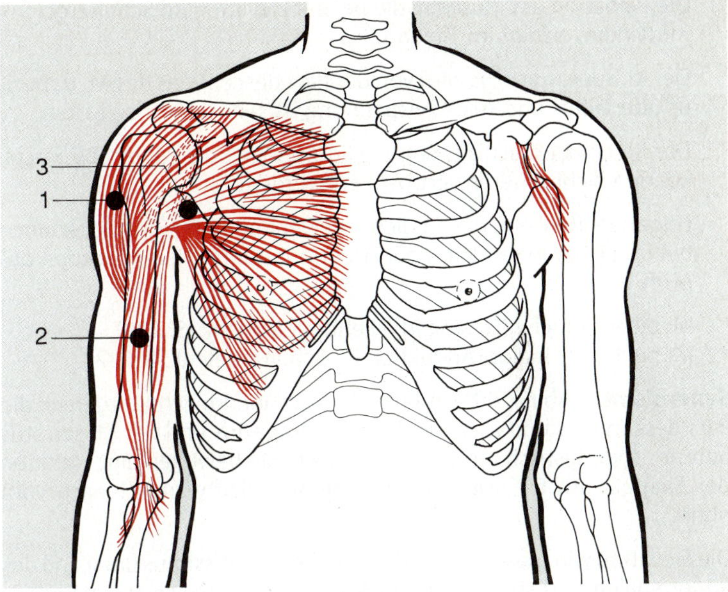


Abb. **59 a** Muskeln, die an der Elevation des Schultergelenkes beteiligt sind

1 M. deltoideus  2 M. biceps brachii  3 M. pectoralis major

Begleitend zu dieser Kontraktur sind die Schwächen der Adduktoren des Schulterblattes und der Außenrotatoren des Schultergelenkes besonders auffällig.

**Schwäche:** Der Patient versucht eine Schwäche dieser Muskeln durch das Hochziehen der Schulterhöhe, durch eine Rückverlagerung des Oberkörpers (Verstärkung der Lordose der Lendenwirbelsäule) und durch eine vermehrte Lateralflexion (Konvexität auf der betroffenen Seite) des Rumpfes auszugleichen. Er bewirkt über diese Kompensationsmechanismen ein scheinbar größeres Bewegungsausmaß.

Sind der M. deltoideus und der M. supraspinatus paretisch, sieht man neben der Abflachung des Schulterreliefs häufig eine Subluxationsstellung des Oberarmkopfes mit einer charakteristischen „Delle“ unterhalb des Akromions (s. S. 290).

[1] Die Palpation der Muskeln, die bei der Elevation im Schultergelenk mitwirken, erfolgt im Sitzen.

Der M. supraspinatus wird von der Pars descendens des M. trapezius überlagert und seine Anspannung ist sehr schwer zu tasten.

Der M. coracobrachialis und die kurze Sehne des M. biceps brachii können nicht differenziert palpiert werden.

Folgende Muskeln, die an dieser Bewegung beteiligt sind, können bei fraglicher Innervation günstiger unter ihrer Hauptfunktion geprüft werden:

M. biceps brachii (Flexion im Ellenbogengelenk, S. 200),
M. pectoralis major (Adduktion im Schultergelenk, S. 182).

**Synergismus:** Ab ca. 40° sind für die Elevation im Schultergelenk die Pars descendens und ascendens des M. trapezius und der M. serratus anterior synergistisch arbeitende Muskeln. Sie bewirken eine Rotation der Skapula um 60°. Der Angulus inf. scapulae wandert nach vorn oben.

Die Elevation wird passiv durch den Zug des M. latissimus dorsi und des abdominalen und sternokostalen Anteils des M. pectoralis major begrenzt. Dadurch wird bei einer unilateralen endgradigen Bewegung eine Lateralflexion zur Gegenseite mit entsprechender Rotation und Extension in der Wirbelsäule notwendig.

[2] Der Patient liegt auf der Seite. Der Prüfer fixiert die Schulter am Akromion des zu prüfenden obenliegenden Armes (Abb. **59 b**).

Der Arm wird von dem Patienten bei der Bewegung auf einer glatten Unterlage bis ca. 90° Elevation vorgeführt.

[3] Die Prüfung erfolgt im Sitz. Der Prüfer fixiert die Schulter am Akromion und, wenn erforderlich, auch den Oberkörper des Patienten (Abb. **59 c**).

Der Arm wird von dem Patienten bis zu einem Winkel von ca. 90° nach vorn angehoben.

[4] [5] [6] Ausgangsstellung und Fixation entsprechend Test 3 (Abb. **59 d**).

Der Widerstand wird vom Prüfer am distalen Ende des Oberarmes gegeben.

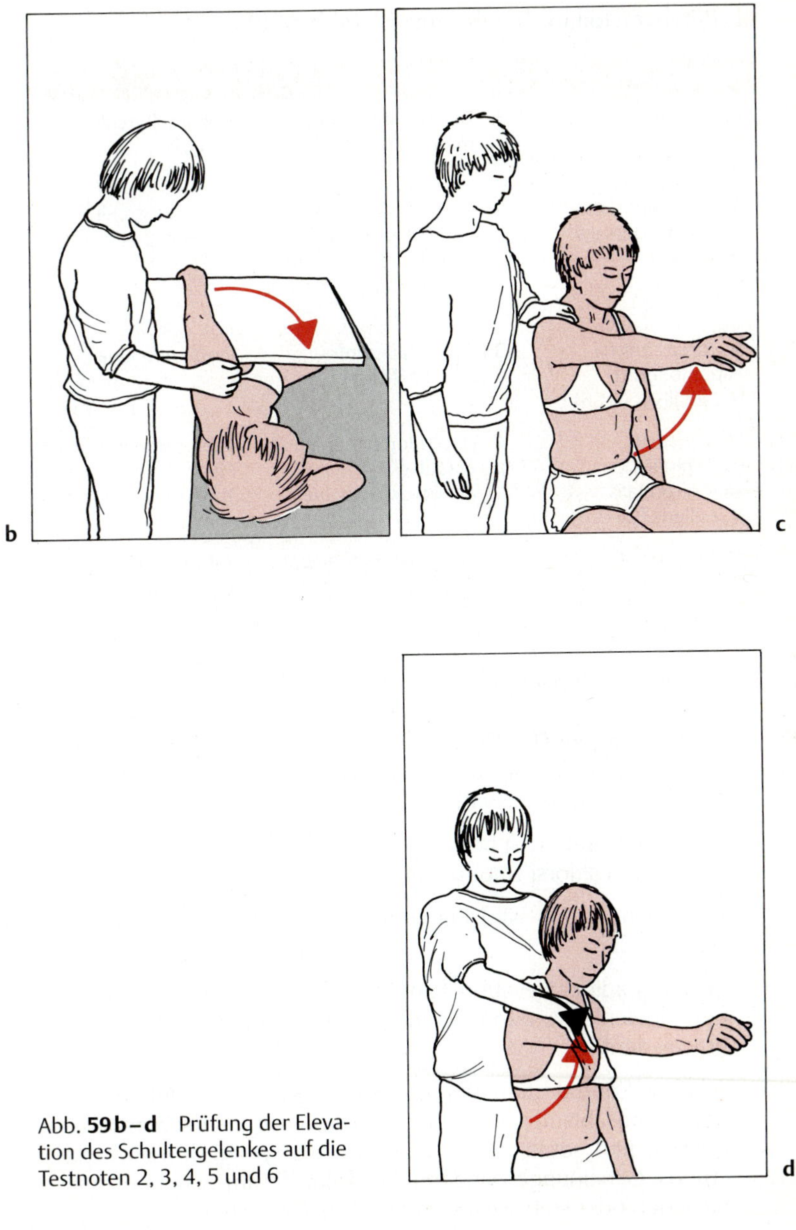


Abb. **59 b – d** Prüfung der Elevation des Schultergelenkes auf die Testnoten 2, 3, 4, 5 und 6

## Retroversion im Schultergelenk (Abb. 60 a)

| Muskel | | Ursprung | Ansatz |
|---|---|---|---|
| *M. teres major*<br>N. thoracodorsalis (C6–C7) | 1 | Angulus inferior et margo lateralis scapulae | Crista tuberculi minoris |
| *M. latissimus dorsi*<br>N. thoracodorsalis (C6–C8) | 2 | Dornfortsätze des 7.–12. Brustwirbelkörpers, Fascia thoracodorsalis, hinteres Drittel der Crista iliaca | Crista tuberculi minoris |
| *M. triceps brachii*<br>caput longum<br>N. radialis (C6–C8) | 3 | Tuberculum infraglenoidale scapulae | Olecranon ulnae |
| *M. deltoideus*<br>Pars spinalis<br>Pars acromialis<br>N. axillaris (C4–C6) | 4 | Unterrand der Spina scapulae<br>Acromion scapulae | Tuberositas deltoidea<br>Tuberositas deltoidea |
| *M. teres minor*<br>N. axillaris (C5–C6) | | Margo lat. scapulae | untere Facette des Tuberculum majus |

### Klinische Symptomatik

**Verkürzungen:** Eine Verkürzung der Mm. teres major et minor, des M. latissimus dorsi und des M. triceps brachii führen zu einer Einschränkung der Elevation.

Die Außenrotation ist bei Verkürzung des M. teres major und des M. latissimus dorsi eingeschränkt.

Die Innenrotation wird bei kontraktem M. teres minor eingeschränkt sein.

Bei endgradiger Elevation, kombiniert mit einer Flexion im Ellenbogengelenk, werden besonders Verkürzungen des M. triceps brachii deutlich.

All diese Kontrakturen führen zu Störungen des physiologischen Bewegungsablaufes des Schulterblattes während der Armbewegungen und somit zu einem gestörten Synergismus. Überlastungserscheinungen anderer Muskeln, die im Schultergelenk bewegen oder stabilisieren, können die Folge sein.

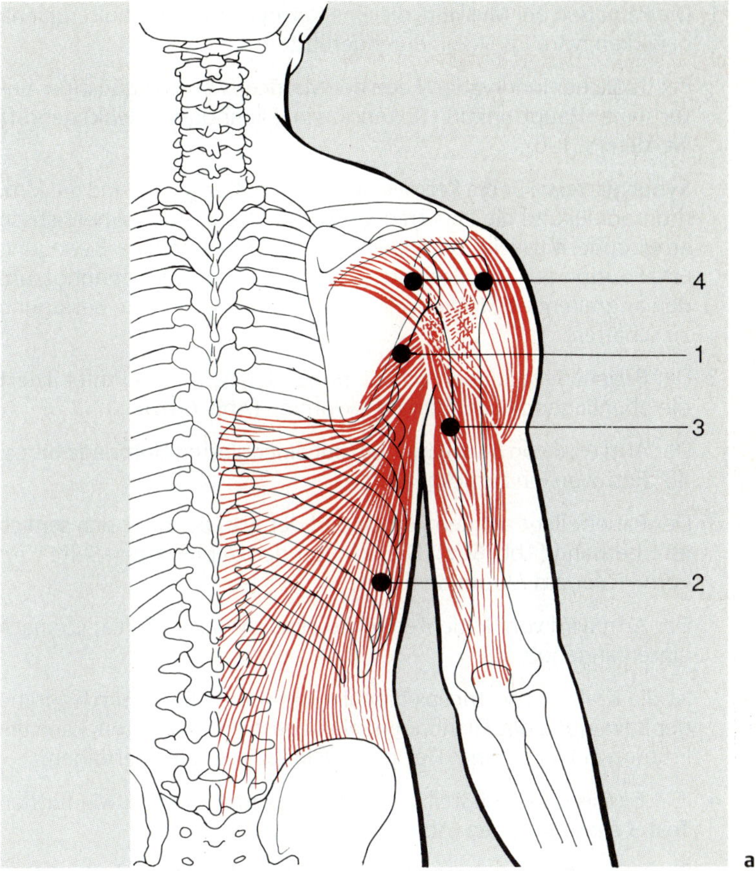


Abb. **60a** Muskeln, die an der Retroversion des Schultergelenkes beteiligt sind

1 M. teres major
2 M. latissimus dorsi
3 M. triceps brachii
4 M. deltoideus

**Schwäche:** Eine Schwäche der Muskeln, die eine Retroversion im Schultergelenk bewirken, äußert sich erst bei extremen Belastungen, wie z.B. beim Hochstützen auf beiden Armen oder bei Klimmzügen.

[1] Die Palpation der Muskeln, die eine Retroversion im Schultergelenk bewirken, wird im Sitzen durchgeführt.

Bei fraglicher Innervation kann der M. triceps brachii günstiger unter seiner Hauptfunktion (Extension im Ellenbogengelenk) geprüft werden (S. 196).

**Synergismus:** Für die Retroversion im Schultergelenk sind die Mm. rhomboidei und die Pars transversa des M. trapezius synergistisch arbeitende Muskeln. Sie bewirken eine dorsomediale Bewegung und Fixation des Schulterblattes. Diese Funktion wird benötigt, um den angreifenden Muskeln eine Basis für die geforderte Bewegung zu schaffen.

[2] Der Patient liegt auf der nicht zu prüfenden Seite. Der Prüfer fixiert die obenliegende Schulter am Akromion (Abb. **60 b**).

Der Arm wird von dem Patienten auf einer glatten Unterlage bis ca. 45° Retroversion zurückgeführt.

[3] Der Patient liegt auf dem Bauch und der Arm befindet sich seitlich im Überhang (Abb. **60 c**). Die Schulter der zu prüfenden Seite wird vom Prüfer am Akromion fixiert.

Der Arm wird vom Patienten bis zu einem Winkel von ca. 45° nach hinten angehoben.

Ist die Kraft des M. triceps brachii nicht ausreichend, um während der Bewegung das Ellenbogengelenk gestreckt zu halten, kann die Prüfung auch mit einer Flexion im Ellenbogengelenk erfolgen.

[4] [5] [6] Die Ausgangsstellung und die Fixation werden wie für den Test 3 eingenommen (Abb. **60 d**).

Der Widerstand wird vom Prüfer dorsal am distalen Ende des Oberarmes gegeben.

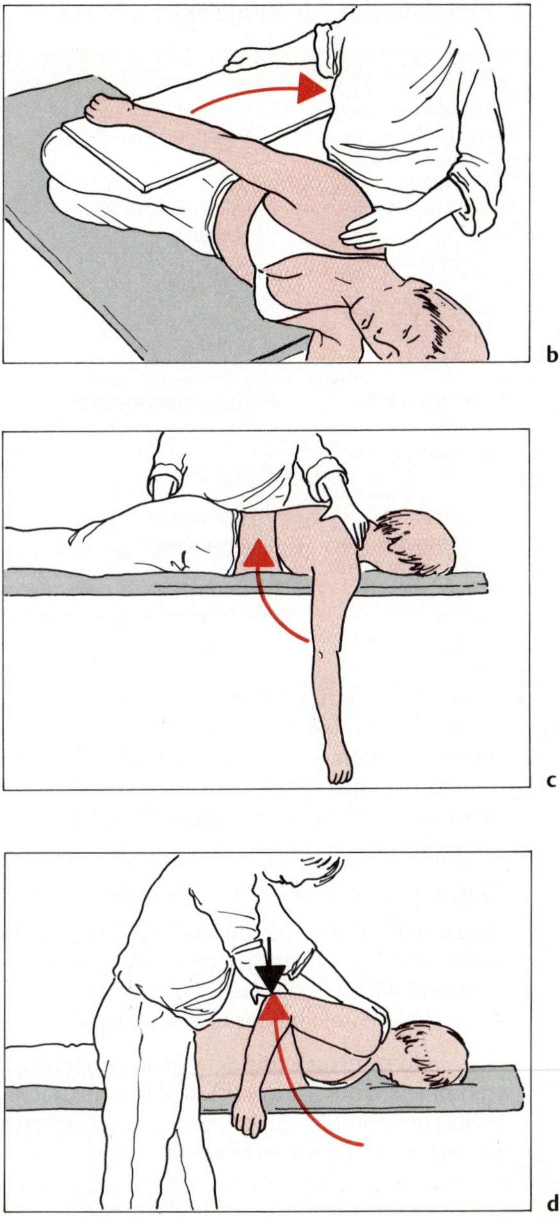

Abb. **60 b–d**
Prüfung der Retroversion des Schultergelenkes auf die Testnoten 2, 3, 4, 5 und 6

## Abduktion im Schultergelenk (Abb. **61 a**)

| Muskel | | Ursprung | Ansatz |
|---|---|---|---|
| *M. deltoideus*<br>Pars acromialis<br>N. axillaris (C4–C6)<br>Pars spinata<br>N. axillaris (C4–C6)<br><br>Pars clavicularis<br><br>N. axillaris (C4–C6)<br>Rr. pectorales (C4–C6) | 1 | <br>Acromion scapulae<br><br><br>Unterrand der Spina scapulae<br>laterales Drittel der Clavicula | <br>Tuberositas deltoidea<br><br><br>Tuberositas deltoidea<br><br>Tuberositas deltoidea |
| *M. supraspinatus*<br><br>N. suprascapularis (C4–C6) | 2 | Fossa supraspinata | obere Facette des Tuberculum majus |
| *M. biceps brachii*<br>Caput longum<br>N. musculocutaneus (C5–C8) | | Tuberculum supraglenoidale | Tuberositas radii, Facies antebrachii |

### Klinische Symptomatik

**Verkürzungen:** Kontrakturen des M. deltoideus sind sehr selten, um so häufiger treten Kontrakturen des M. supraspinatus und der langen Sehne des M. biceps brachii auf.

Es sind Bewegungseinschränkungen in der Retroversion, Adduktion und Außenrotation des Schultergelenkes zu beobachten.

**Schwäche:** Optisch auffallend ist, bei einer Schwäche der Abduktoren des Schultergelenkes, die Abflachung des Schulterreliefs und die typische „Delle“ unterhalb des Akromions bei einer Subluxationsstellung des Oberarmkopfes.

Der Patient versucht die Schwäche durch Hochziehen der Schulterhöhe und durch Lateralflexion (Konvexität auf der betroffenen Seite) des Rumpfes, zu kompensieren. Er erreicht auf diese Weise ein scheinbar größeres Bewegungsausmaß (s. S. 290).

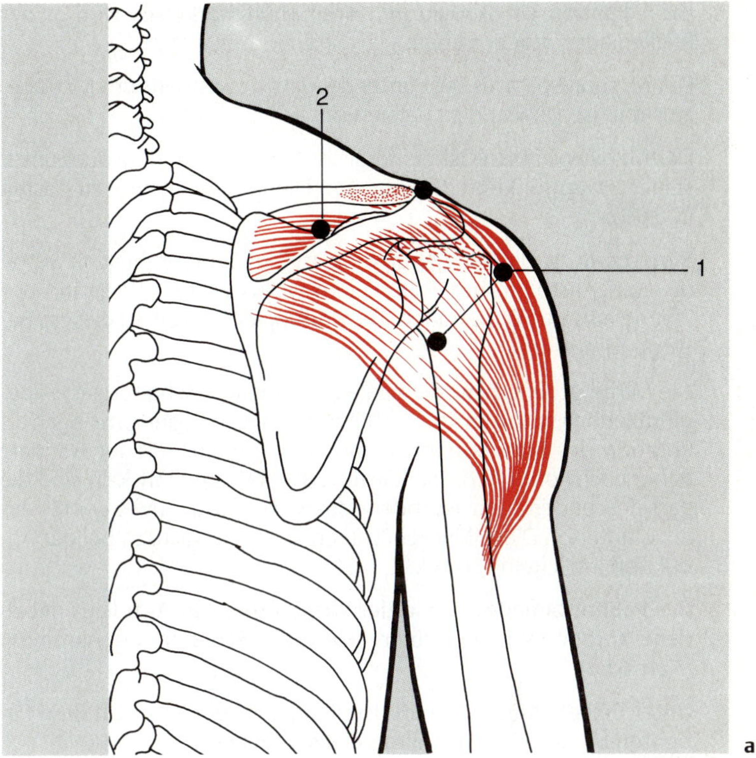


Abb. **61 a** Muskeln, die an der Abduktion des Schultergelenkes beteiligt sind

1 M. deltoideus
2 M. supraspinatus

1 Die Palpation der Abduktoren des Schultergelenkes wird in der Rückenlage vorgenommen.

Der M. supraspinatus liegt unter der Pars descendens des M. trapezius und ist schwierig zu palpieren.

Der M. biceps brachii ist bei fraglicher Innervation günstiger unter seiner Hauptfunktion (Flexion im Ellenbogengelenk) zu tasten (S. 200).

**Synergismus:** Die reine Abduktion im Glenohumeralgelenk würde bis zum Anstoßen des Tuberculum majus an den Oberrand der Pfanne nahezu 90° betragen. Die Prüfung erfolgt bis zu diesem Bewegungsausmaß.

Die Mitbewegung bzw. die Begleitrotation des Schulterblattes beginnt jedoch schon ab 40°. Ab 90° findet die Bewegung nur noch als Rotation des Schulterblattes statt. Der Angulus inferior wandert dabei nach vorn oben. Die hierfür erforderlichen Muskeln sind die pars descendens und ascendens des M. trapezius sowie der M. serratus anterior. Diese Muskeln wirken also synergistisch bei der Abduktion im Schultergelenk.

2 Der Patient befindet sich in der Rückenlage. Der Arm liegt neben dem Körper und der Prüfer fixiert die Schulter am Akromion (Abb. **61 b**).

Unter Beibehaltung der Mittelstellung wird der Arm von dem Patienten bis ca. 90° im Schultergelenk abduziert.

3 Die Prüfung erfolgt im Sitzen. Der Arm hängt neben dem Körper herunter und die Schulter wird vom Prüfer am Akromion fixiert (Abb. **61 c**).

Der Patient hält den Arm während der Bewegung bis ca. 90° Abduktion in Mittelstellung.

4 5 6 Ausgangsstellung und Fixation entsprechend Test 3 (Abb. **61 d**).

Der Widerstand wird vom Prüfer am distalen Ende des Oberarmes gegeben.

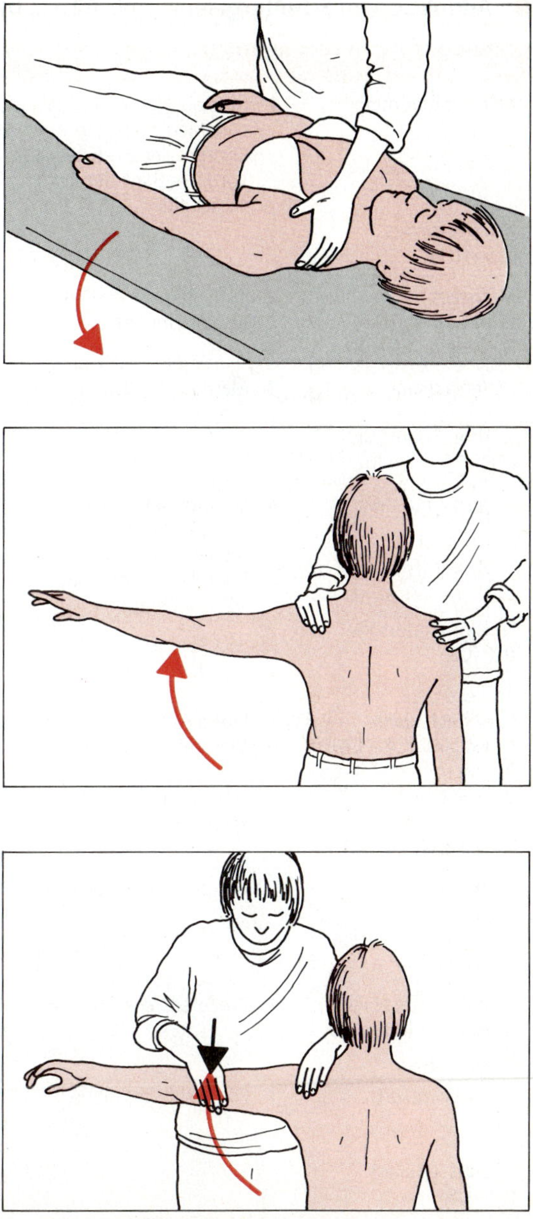

b

c

d

Abb. **61 b – d** Prüfung der Abduktion des Schultergelenkes auf die Testnoten 2, 3, 4, 5 und 6

## Adduktion im Schultergelenk (Abb. **62 a** u. **b**)

| Muskel | | Ursprung | Ansatz |
|---|---|---|---|
| *M. pectoralis major*<br>Nn. pectorales (C5–Th1) | **1** | mediale Hälfte der Clavicula Membrana sterni, Knorpel der 2.–6. Rippe, vorderes Blatt der Rektusscheide | Crista tuberculi majoris |
| *M. triceps*<br>Caput longum<br>N. radialis (C6–C8) | **2** | Tuberculum infragleonidale | Olecranon |
| *M. teres major*<br>N. thoracodorsalis (C6–C7) | **3** | Margo lateralis scapulae | Crista tuberculi minoris |
| *M. latissimus dorsi*<br>N. thoracodorsalis (C6–C8) | **4** | Dornfortsätze des 7. – 12. BW., Fascia thoracolumbalis, hinteres Drittel der Crista iliaca 10. – 12. Rippe | Crista tuberculi minoris |
| *M. deltoideus*<br>Pars clavicularis<br>N. axillaris (C4 – C6)<br>Rr. pectorales (C4–C5)<br>Pars spinalis<br>N. axillaris (C4–C6) | | laterales Drittel der Clavicula<br>Unterrand der Spina scapulae | Tuberositas deltoidea<br>Tuberositas deltoidea |
| *M. biceps brachii*<br>Caput breve<br>N. musculocutaneus (C5–C6) | | Processus coracoideus | Tuberositas radii, Fascia antebrachii |
| *M. coracobrachialis*<br>N. musculocutaneus (C5 – C6) | | Processus coracoideus | mediale Fläche des Humerus |
| *M. subscapularis*<br>N. subscapularis (C5–C8) | | Fossa subscapularis | Tuberculum minus, Crista tuberculi minoris |

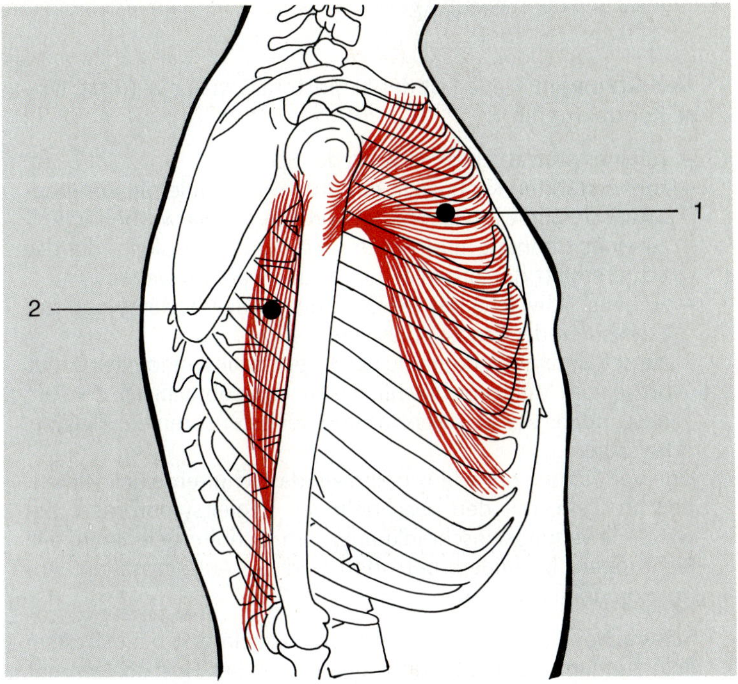


Abb. **62 a** Muskeln, die an der Adduktion des Schultergelenkes beteiligt sind

1 M. pectoralis major
2 M. triceps brachii

## Klinische Symptomatik

**Verkürzungen:** Häufig ist der M. pectoralis major verkürzt. Diese Kontraktur führt:

- zu einer protrahierten Stellung der Schulter,
- zur verstärkten Kyphose in der Brustwirbelsäule mit kompensatorisch stärker ausgeprägter Lordose der Halswirbelsäule,
- zu einer Dehnung und Abschwächung der Muskeln, die das Schulterblatt dorsomedial- und kaudalwärts bewegen,
- zu einer Schwäche der Flexoren der Halswirbelsäule und der Extensoren der Brustwirbelsäule,
- zur sekundären Verkürzung des M. pectoralis minor, des Caput breve vom M. biceps brachii, des m. coracobrachialis, der Pars descendens des M. trapezius und der Extensoren der Halswirbelsäule.

Eine Verkürzung der adduzierend auf das Schultergelenk wirkenden Muskeln, mit den beschriebenen Begleitsymptomen, bewirkt Bewegungseinschränkungen im Schultergelenk in alle Richtungen. Besonders betroffen sind die Außenrotation, Abduktion und Elevation.

**Schwäche:** Sie zeigt sich bei diesen Muskeln erst bei extremen Belastungen, z. B. bei Klimmzügen oder beim Hochstützen auf die Arme.

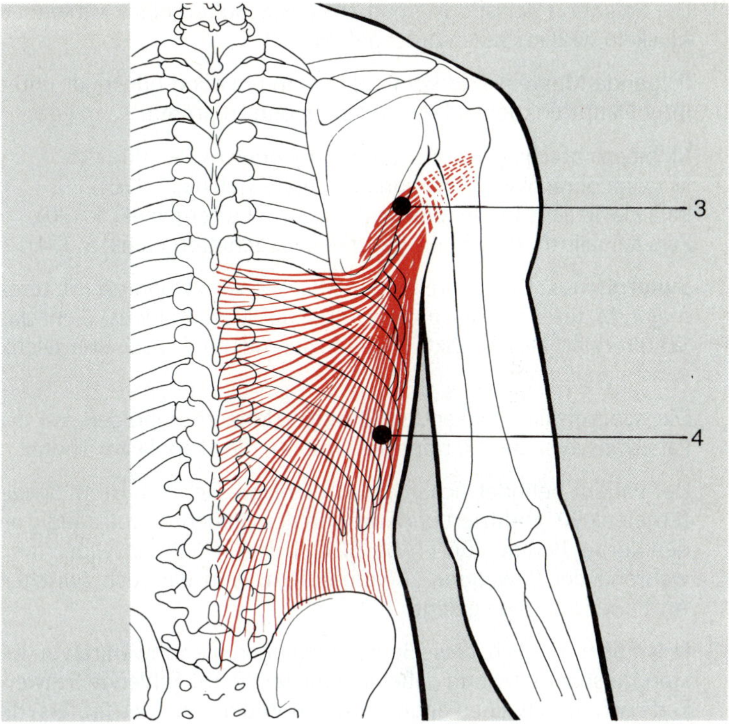


b

Abb. **62 b** Muskeln, die an der Adduktion des Schultergelenkes beteiligt sind

3 M. teres major
4 M. latissimus dorsi

[1] Die Palpation der adduzierend auf das Schultergelenk wirkenden Muskeln wird im Sitzen durchgeführt.

Folgende Muskeln sind bei fraglicher Innervation günstiger unter ihrer Hauptfunktion auf eine Anspannung zu prüfen:

M. biceps brachii (Flexion im Ellenbogengelenk, S. 200),
M. coracobrachialis (Elevation im Schultergelenk, S. 170),
Pars clavicularis m. deltoideus (Elev. im Schultergelenk, S. 170),
Pars spinalis m. deltoideus (Retrover. im Schultergelenk, S. 174).

**Synergismus:** Den angreifenden Muskeln vom Oberarm (M. teres major, M. teres minor, spinaler Anteil des M. deltoideus) dient das Schulterblatt als Fixpunkt, um adduzierend auf das Schultergelenk wirken zu können.

Die synergistisch wirkenden Muskeln (Mm. rhomboidei und die Pars transversa des M. trapezius) fixieren die Skapula am Thorax.

[2] Der Patient befindet sich in der Rückenlage. Der Arm ist im Schultergelenk 90° abduziert und wird von dem Patienten vollständig an den Körper herangeführt (Abb. **62c**). Um den Reibungswiderstand während der Bewegung zu vermindern, wird ein Tuch zwischen Arm und Unterlage gelegt.

[3] Es ist nicht möglich, diese Bewegung gegen die Schwerkraft zu testen. Ausgangsstellung daher wie für Test 2. Die fehlende Schwerkraft wird durch einen angemessenen Widerstand des Prüfers, distal an der Innenseite des Oberarmes, ersetzt.

[4] [5] [6] Ausgangstellung entsprechend Test 2 (Abb. **62d**).

Der jeweils für die Bewertung notwendige Widerstand wird vom Prüfer distal an der Innenseite des Oberarmes gegeben.

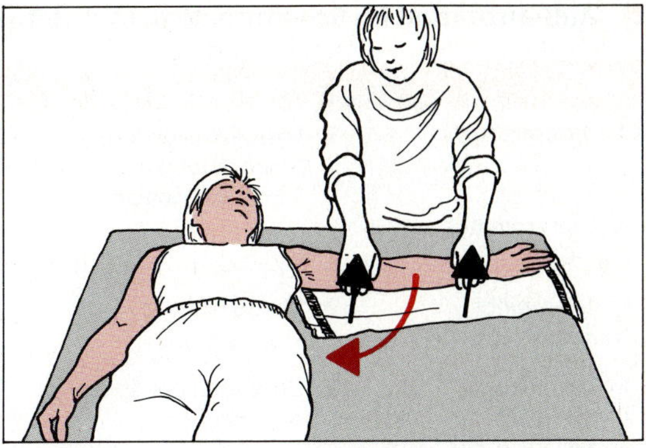

c

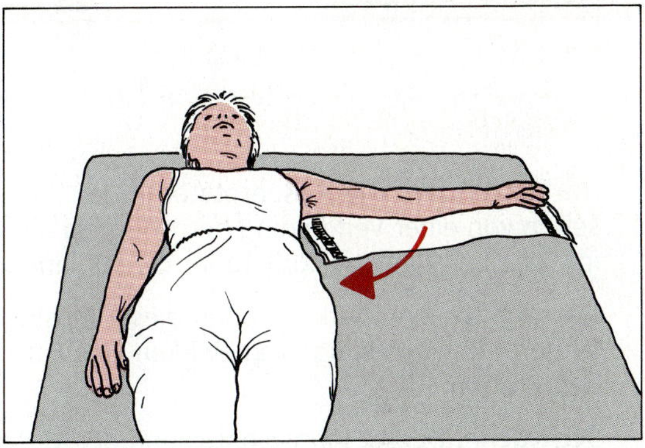

d

Abb. **62 c** u. **d** Prüfung der Adduktion des Schultergelenkes auf die Testnoten 2, 3, 4, 5 und 6

## Außenrotation im Schultergelenk (Abb. **63 a**)

| Muskel | | Ursprung | Ansatz |
|---|---|---|---|
| *M. infraspinatus*<br><br><br>N. supraspinatus (C4–C6) | 1 | Fossa infraspinata, Spina scapulae, Fascia infraspinata | Tuberculum majus |
| *M. teres minor*<br>N. axillaris (C5–C6) | 2 | Margo lateralis scapulae | Tuberculum majus |
| *M. deltoideus*<br>Pars spinalis<br>N. axillaris (C4–C6) | 3 | Unterrand der Spina scapulae | Tuberositas deltoidea |

### Klinische Symptomatik

**Verkürzungen:** Die Außenrotatoren des Schultergelenkes sind selten von einer Verkürzung betroffen, da die Grundeinstellung im Schultergelenk bei Ruhetonus ca. 30° Innenrotation beträgt.

Vorzufinden sind Verkürzungen dieser Muskeln allerdings nach längerer Ruhigstellung. Sie bewirken eine Einschränkung der Innenrotation.

**Schwäche:** Der M. infraspinatus und der M. teres minor bewirken gemeinsam mit dem M. subscapularis (Innenrotator) während der Abduktionsbewegung im Schultergelenk eine Zentrierung des Humeruskopfes in der Pfanne. Je nach Schwächegrad kann beim Anheben des Armes diese Funktion nicht ausreichend durchgeführt werden. Auffällig wird dieser Kraftverlust bei Ausdauerleistungen und immer wiederkehrenden Bewegungen (z.B. Fensterputzen). Die Patienten versuchen, durch vermehrten Einsatz der Abduktoren (Überlastungen des M. supraspinatus), durch Hochziehen der Schulter (Überlastung im M. levator scapulae, der Pars descendens des M. trapezius) und durch verstärkte Lateralflexion des Rumpfes diese Schwäche zu kompensieren.

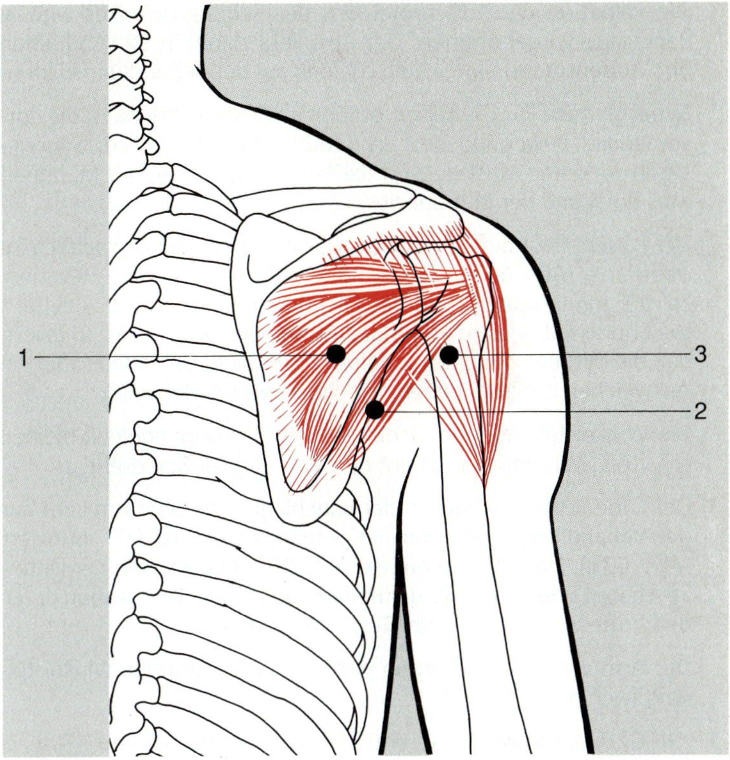


Abb. **63 a** Muskeln, die eine Außenrotation im Schultergelenk durchführen

1 M. infraspinatus
2 M. teres minor
3 M. deltoideus

1 Die Palpation der Außenrotatoren des Schultergelenkes wird in Bauchlage vorgenommen. Der Arm liegt dabei in 90° Abduktion und Außenrotation im Schultergelenk auf der Behandlungsbank.

**Synergismus:** Für die Außenrotation im Schultergelenk ist die dorsomediale Bewegung des Schulterblattes erforderlich. Synergistisch wirkende Muskeln sind die Mm. rhomboidei, der M. latissimus dorsi und der M. trapezius.

2 Der Patient liegt auf dem Bauch. Der Arm befindet sich seitlich im Überhang (Abb. **63 b**). Das Schultergelenk ist in 90° Elevation, ca. 90° Innenrotation und das Ellenbogengelenk ist 90° flektiert. Die Thoraxseite des zu prüfenden Armes wird vom Prüfer so fixiert, daß die Mitbewegung des Schulterblattes nicht behindert, aber ein Ausweichen durch Anheben des Thorax vermieden wird.

Die Winkelstellungen im Schulter- und Ellenbogengelenk bleiben erhalten, während der Patient den Arm nach außen dreht.

3 Der Patient befindet sich in der Bauchlage. Der Oberarm liegt auf der Behandlungsbank, und das Schultergelenk ist 90° abduziert (Abb. **63 c**). Das Ellenbogengelenk ist 90° flektiert, und der Unterarm hängt über die Kante der Behandlungsbank. Die Fixation durch den Prüfer erfolgt wie unter Test 2 beschrieben.

Der Arm wird vom Patienten unter Beibehaltung der Winkelstellung nach oben gedreht.

4 5 6 Ausgangsstellung und Fixation entsprechend Test 3 (Abb. **63 d**).

Der Widerstand wird vom Prüfer auf der dorsalen Seite des Unterarmes, nahe dem Handgelenk, gegeben.

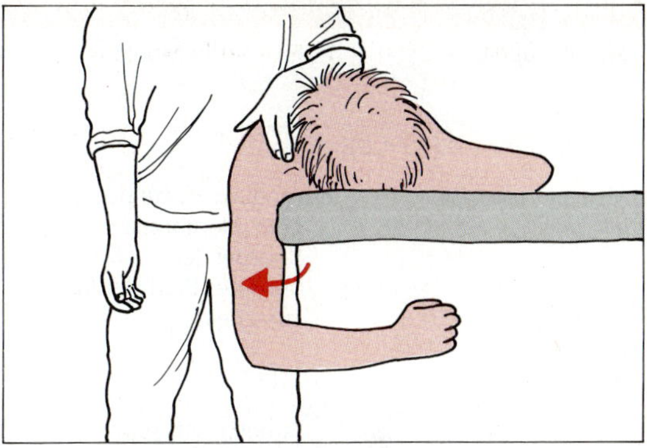

b

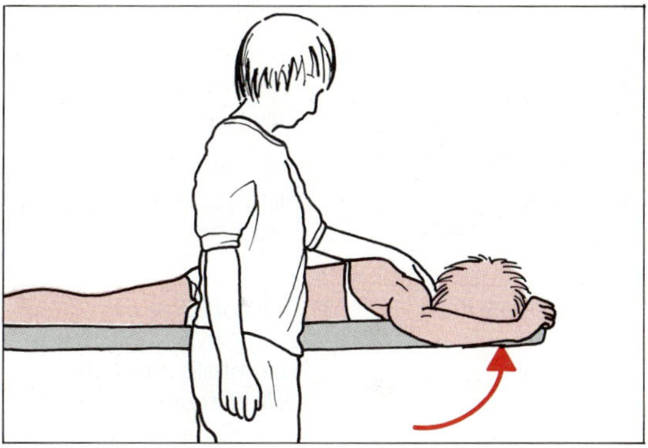

c

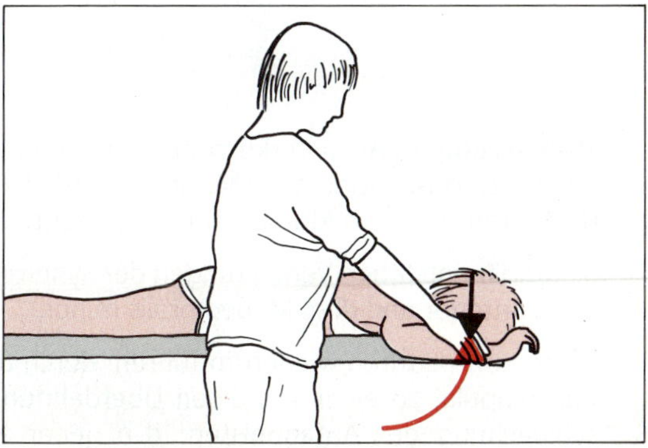

d

Abb. **63 b–d** Prüfung der Außenrotation des Schultergelenkes auf die Testnoten 2, 3, 4, 5 und 6

## Innenrotation im Schultergelenk (Abb. **64 a**)

| Muskel | | Ursprung | Ansatz |
|---|---|---|---|
| *M. subscapularis*<br>N. subscapularis (C5–C8) | **1** | Fossa subscapularis | Tuberculum minus, Crista tuberculi minoris |
| *M. pectoralis major*<br>Nn. pectorales (C5–Th1) | **2** | mediale Hälfte der Clavicula, Membrana sterni, Knorpel der 2.–6. Rippe, vorderes Blatt der Rektusscheide | Crista tuberculi majoris |
| *M. biceps brachii*<br>Caput longum<br>N. musculocutaneus (C5–C6) | | Tuberculum supraglenoidale | Tuberositas radii, Fascia antebrachii |
| M. deltoideus<br>Pars clavicularis<br>Rr. pectorales (C4–C6)<br>N. axillaris (C4–C6) | | laterales Drittel der Clavicula | Tuberositas deltoidea |
| M. teres major<br>N. thoracodorsalis (C6–C7) | | Margo lateralis scapulae | Crista tuberculi minoris |
| M. latissimus dorsi<br>N. thoracodorsalis (C6–C8) | **3** | Dornfortsätze des 7.–12. BW, Fascia thoracolumbalis, hinteres Drittel der Crista iliaca, 10.–12. Rippe | Crista tuberculi minoris |

### Klinische Symptomatik

**Verkürzungen:** Auch Verkürzungen der auf das Schultergelenk innenrotatorisch wirkenden Muskeln, speziell des M. subscapularis, führen zu einem Muskelungleichgewicht.

Sekundär entstehen Verkürzungen der Synergisten, dem M. serratus anterior und dem M. pectoralis minor.

Diese Kontrakturen wiederum führen, durch die Lateralisierung der Skapula, zu einer ständigen Überdehnung und damit Abschwächung der Antagonisten, d.h. jener Muskeln, die das Schulterblatt dorsomedial- und kaudalwärts bewegen.

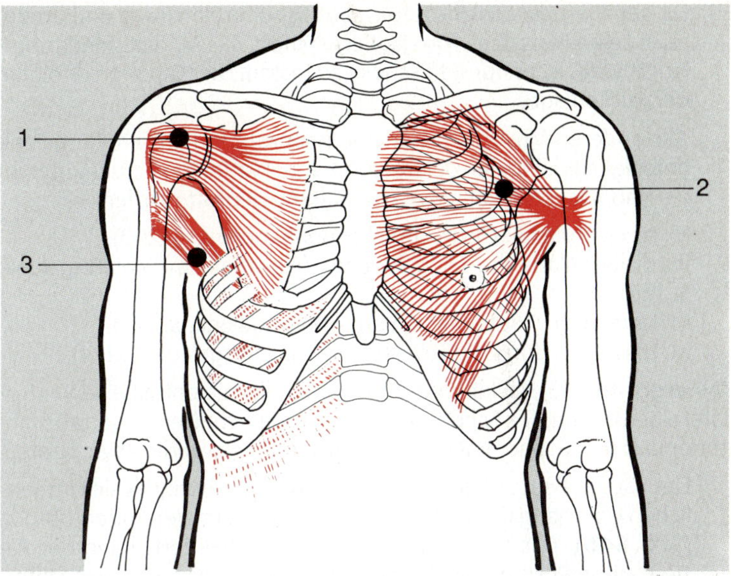


Abb. **64a** Muskeln, die an der Innenrotation des Schultergelenkes beteiligt sind

1 M. subscapularis 2 M. pectoralis major 3 M. latissimus dorsi

Die Außenrotatoren des Schultergelenkes sind ebenfalls von einer Überdehnung und Abschwächung betroffen.

Die Extension der Brustwirbelsäule ist vermindert und die Lordose der Halswirbelsäule verstärkt. Die Extensoren der Halswirbelsäule verkürzen sich bei länger bestehender Kontraktur und die Flexoren der Halswirbelsäule verlieren an Kraft.

Alle Bewegungsrichtungen im Schultergelenk können eingeschränkt sein. Besonders betroffen sind die Außenrotation, Abduktion und Elevation.

**Schwäche:** Eine Schwäche der Innenrotatoren des Schultergelenkes ist selten zu beobachten und nur bei extremen Belastungen auffällig.

Dies mag daran liegen, daß die meisten unserer täglichen Arbeiten von den Armen her in Richtung Flexion und Innenrotation verrichtet werden.

1 Da der M. subscapularis unter dem Schulterblatt liegt und im Bereich seines Ansatzes von der Pars spinalis des M. deltoideus überlagert wird, ist er nur sehr schwer zu tasten. Die Palpation erfolgt in der Rückenlage.

Alle anderen Muskeln, die an der Innenrotation im Schultergelenk beteiligt sind, können bei fraglicher Innervation günstiger unter ihrer Hauptfunktion auf eine Anspannung geprüft werden:

M. biceps brachii (Flexion im Ellenbogengelenk, S. 200),
Pars clavicularis des M. deltoideus (Elevation im Schultergelenk, S. 170),
M. teres major (Retroversion im Schultergelenk, S. 174),
M. latissimus dorsi (Retroversion im Schultergelenk, S. 174).

**Synergismus:** Für die Innenrotation im Schultergelenk ist eine Ventrolateralbewegung des Schulterblattes erforderlich. Der M. serratus anterior und der M. pectoralis minor sind somit notwendige Synergisten.

2 Der Patient liegt auf dem Bauch, und der Arm befindet sich im seitlichen Überhang in ca. 90° Elevation und maximaler Außenrotation (Abb. **64b**). Das Ellenbogengelenk ist 90° flektiert. Kann der Patient diese Position nicht aktiv halten, muß der Prüfer den Unterarm in dieser Stellung unterstützen.

Das Schulterblatt wird vom Prüfer so fixiert, daß die Bewegung des Schulterblattes nicht behindert, jedoch ein Ausweichen nach kranial vermieden wird.

Die Winkelstellungen im Schulter- und Ellenbogengelenk bleiben erhalten, während der Patient den Arm nach innen dreht.

3 Der Patient befindet sich in der Bauchlage. Der Oberarm liegt auf der Behandlungsbank und ist im Schultergelenk 90° abduziert (Abb. **64c**). Der Unterarm ist im Überhang und das Ellenbogengelenk 90° flektiert.

Der Prüfer fixiert das Schulterblatt so, daß zwar die Mitbewegung des Schulterblattes nicht gestört wird, jedoch eine Ausweichbewegung nach kranial vermieden wird.

Während der Innenrotation werden die eingenommenen Winkelstellungen im Schulter- und Ellenbogengelenk von dem Patienten beibehalten.

4 5 6 Ausgangsstellung und Fixation entsprechend Test 3 (Abb. **64d**).

Der Widerstand wird vom Prüfer an der Innenseite des Unterarmes gegeben.

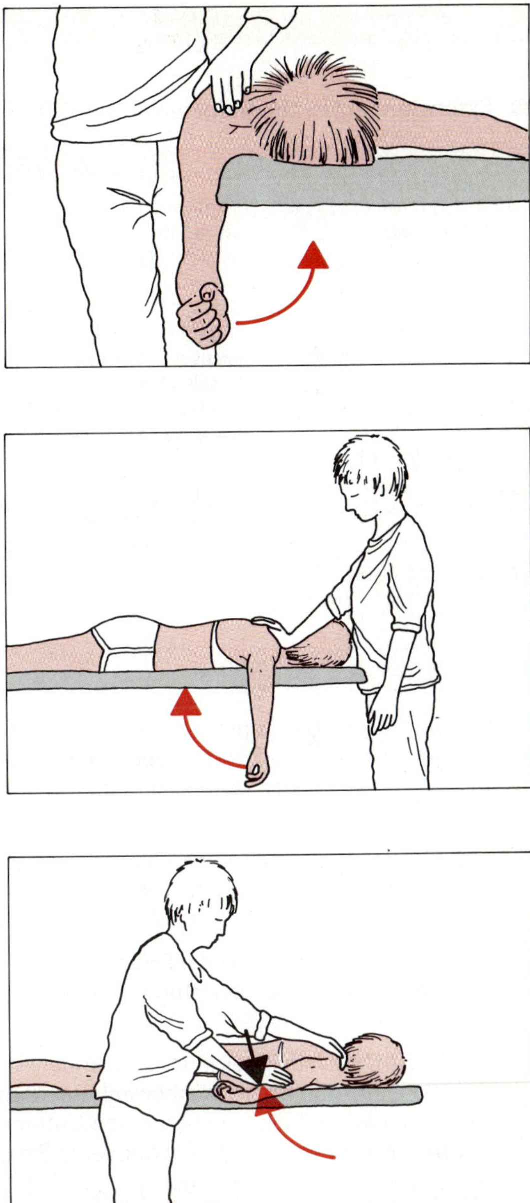

b

c

d

Abb. **64b–d** Prüfung der Innenrotation des Schultergelenkes auf die Testnoten 2, 3, 4, 5 und 6

# Ellenbogen

## Extension im Ellenbogengelenk (Abb. **65 a**)

| Muskel | | Ursprung | Ansatz |
|---|---|---|---|
| *M. triceps brachii*<br>Caput mediale | 1 | distal vom Sulcus n. radialis, dorsale Humerusfläche, Septum intermusculare med. und lat. | Olecranon ulnae, Hinterwand der Kapsel |
| Caput laterale | | lat. und proximal vom Sulcus n. radialis der dorsalen Humerusfläche | Olecranon ulnae, Hinterwand der Kapsel |
| Caput longum<br><br>N. radialis (C6–C8) | | Tuberculum infraglenoidale scapulae | Olecranon ulnae, Hinterwand der Kapsel |
| *M. anconeus*<br><br>N. radialis (C7–C8) | 2 | dorsale Fläche des Epiconcylus lateralis, Lig. collat. lat. | proximales Viertel der Dorsalseite der Ulna |

### Klinische Symptomatik

**Verkürzungen:** Das Caput longum des M. triceps brachii ist ein zweigelenkiger Muskel. Neben der Extension des Ellenbogengelenkes wirkt er bei der Retroversion und Adduktion im Schultergelenk mit.

Somit treten bei einer Verkürzung nicht nur Bewegungseinschränkungen bei der Flexion im Ellenbogengelenk auf, sondern auch bei der Elevation und Abduktion im Schultergelenk.

**Schwäche:** Eine Schwäche der Extensoren des Ellenbogengelenkes ist nur bei extremen Belastungen auffällig, z. B. bei Liegestützen.

Bei völligem Ausfall dieser Muskeln kompensieren die Patienten diese Funktion durch eine Trickbewegung. Sie rotieren das Schultergelenk nach außen, supinieren den Unterarm und erreichen so eine passive Extension im Ellenbogengelenk.

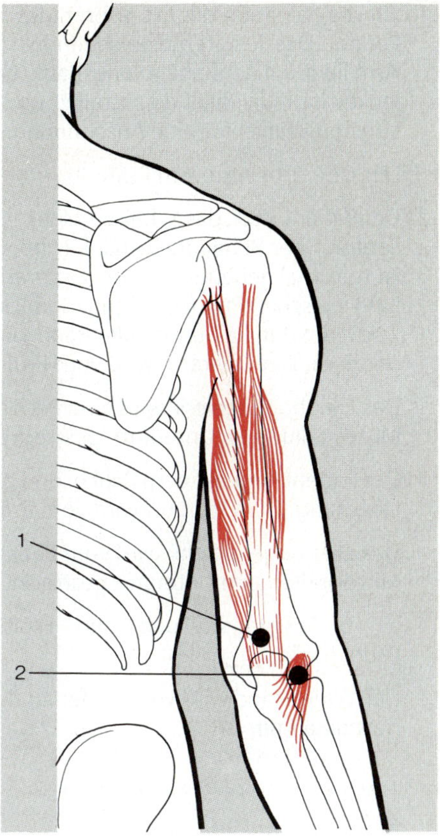


Abb. **65 a** Strecker des Ellenbogengelenkes

1 M. triceps brachii
2 M. anconeus

[1] Für die Palpation der Extensoren des Ellenbogengelenkes sitzt der Patient. Das Schultergelenk befindet sich in 90° Abduktion, und der Arm liegt auf der Behandlungsbank. Die Flexion des Ellenbogengelenkes ist individuell einzustellen und richtet sich nach dem günstigsten Winkel für eine Anspannung.

Der Oberarm wird vom Prüfer fixiert (s. Abb. **65 b** für den Test 2).

[2] Der Patient sitzt, das Schultergelenk ist 90° abduziert, und der Arm liegt auf der Behandlungsbank (Abb. **65 b**). Das Ellenbogengelenk ist maximal gebeugt, und der Unterarm befindet sich in Mittelstellung zwischen Pro- und Supination. Unter dem Unterarm liegt ein Tuch, um den Reibungswiderstand während der Bewegung zu vermindern. Der Oberarm wird vom Prüfer fixiert.

Das Ellenbogengelenk wird vom Patienten, unter Beibehaltung der Mittelstellung im Unterarm, gestreckt.

[3] Der Patient liegt auf dem Bauch, und der Unterarm befindet sich im Überhang. Der Oberarm wird vom Prüfer fixiert (Abb. **65 c**).

Das Ellenbogengelenk wird vom Patienten unter Beibehaltung der Mittelstellung im Unterarm gestreckt.

[4] [5] [6] Ausgangsstellung und Fixation entsprechend Test 3 (Abb. **65 d**).

Der Widerstand wird vom Prüfer an der ulnaren Seite des Unterarmes gegeben.

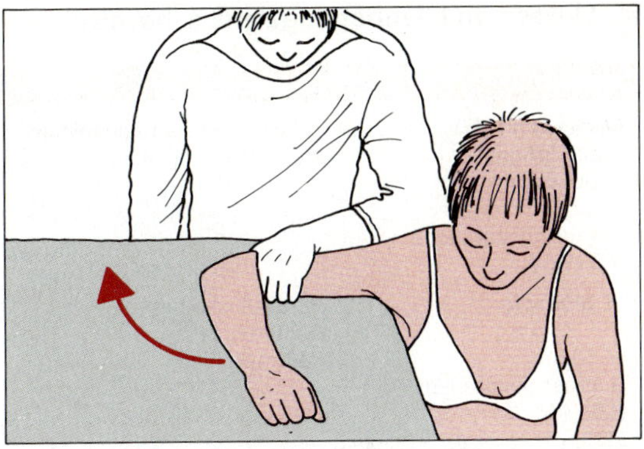

b

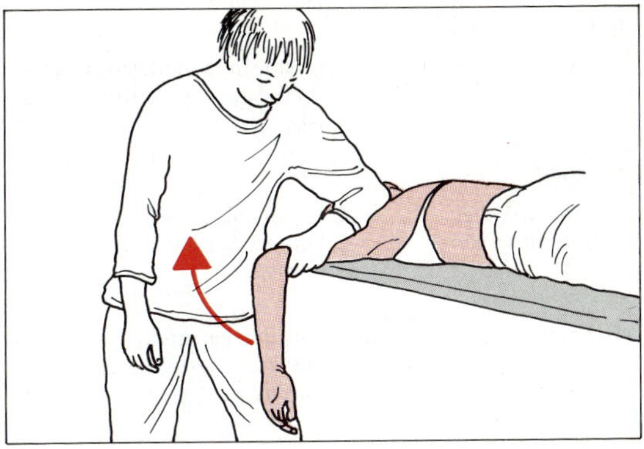

c

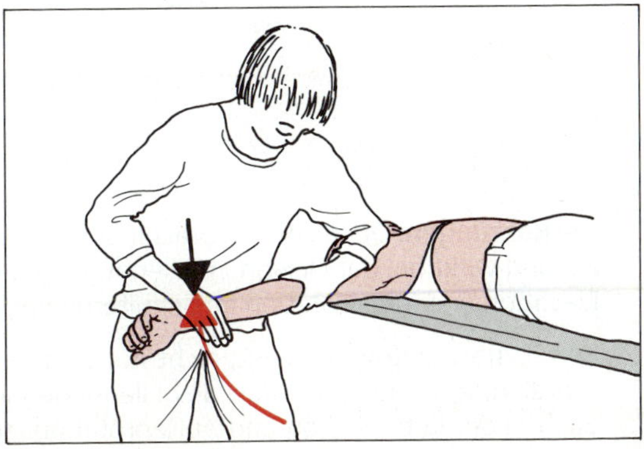

d

Abb. **65 b – d**
Prüfung der Extension des Ellenbogengelenkes auf die Testnoten 2, 3, 4, 5 und 6

## Flexion im Ellenbogengelenk (Abb. 66 a)

| Muskel | | Ursprung | Ansatz |
|---|---|---|---|
| *M. biceps brachii*<br>Caput longum<br>Caput breve<br><br>N. musculocutaneus (C5–C6) | 1 | Tuberculum supraglenoidale<br>Processus coracoideus | Tuberositas radii, Unterarmfaszie<br>Tuberositas radii Unterarmfaszie |
| *M. brachialis*<br><br>N. musculocutaneus (C5–C6) | 2 | Vorderfläche des Humerus, Septa intermuscularia | Tuberositas ulnae, Gelenkkapsel |
| *M. brachioradialis*<br><br>N. radialis (C5–C6) | 3 | Crista supracondylaris lat. humeri, Septum intermusculare lat. | Processus styloideus radii |
| *M. extensor carpi radialis longus*<br><br>N. radialis (C5–C7) | | Crista supracondylaris lat humeri, Septum intermusculare lat. | Basis des Os metacarpale II |
| *M. pronator teres*<br>Caput humerale<br><br>N. medianus (C6–C7) | 4 | Epicondylus medialis humeri, Septum intermusculare med. | Facies lateralis radii |
| *M. flexor carpi rad.*<br><br>N. medianus (C6–C8) | | Epicondylus med. humeri, Oberfläche der Unterarmfaszie | Palmarfläche der Basis Os metacarpale II |
| *M. extensor carpi radialis brev.*<br><br>N. radialis (C7) | | Epicondylus lateralis humeri, Lig. anulare radii, Lig. collaterale laterale | Basis Os metacarpale III |

### Klinische Symptomatik

**Verkürzungen:** Der M. biceps brachii ist ein zweigelenkiger Muskel und wirkt bei der Flexion im Ellenbogengelenk sowie bei der Elevation und Innenrotation im Schultergelenk mit.

Somit führt eine Verkürzung nicht nur zu einer Bewegungseinschränkung in der Extension des Ellenbogengelenkes, sondern auch in der Retroversion und Außenrotation (selten) des Schultergelenkes.

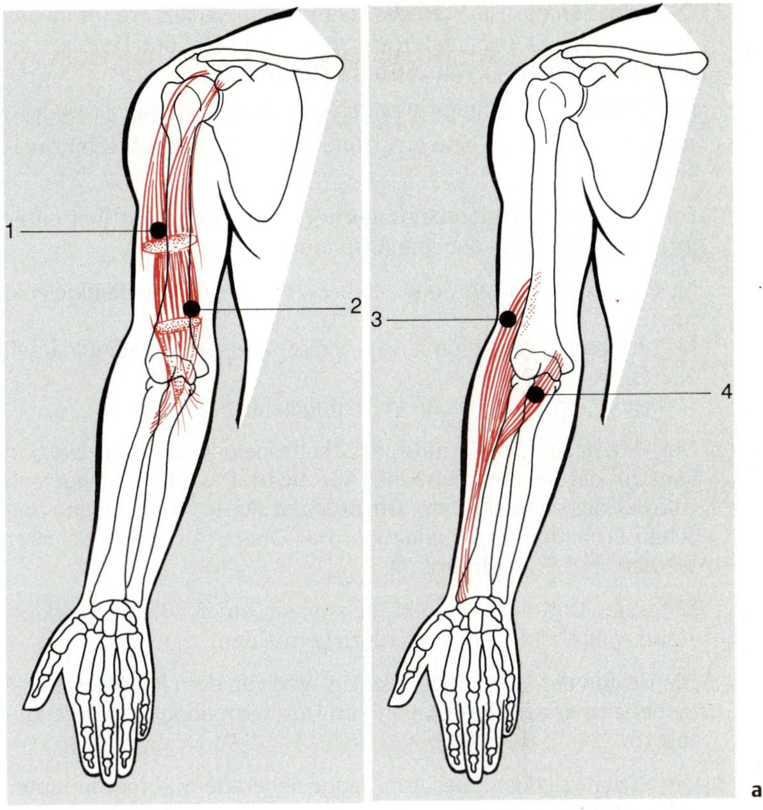


Abb. **66 a** Muskeln, die an der Flexion des Ellenbogengelenkes beteiligt sind

1 M. biceps brachii
2 M. brachialis
3 M. brachioradialis
4 M. pronator teres

Die Verkürzungen der mitwirkenden Unterarmmuskeln sind bei der Extension und Flexion im Handgelenk beschrieben.

**Schwäche:** Eine Schwäche der Flexoren des Ellenbogengelenkes äußert sich vor allen Dingen beim Anheben von schweren Lasten.

Ein völliger Funktionsverlust kann nicht kompensiert werden. Jedoch versucht der Patient über eine Abduktion im Schultergelenk und eine Lateralflexion (Konvexität auf der betroffenen Seite) des Rumpfes eine Beugung zu erreichen.

1 Die Palpation der Flexoren des Ellenbogengelenkes erfolgt im Sitzen. Der Arm ist im Schultergelenk 90° abduziert und liegt auf der Behandlungsbank (s. Abb. **66 b** für den Test 2).

Das Ellenbogengelenk ist extendiert. Eventuell ist eine leichte Flexion notwendig, um eine Anspannung des M. biceps brachii zu tasten.

Folgende Muskeln sind bei fraglicher Innervation günstiger unter ihrer Hauptfunktion auf eine Anspannung zu prüfen:

M. extensor carpi rad. long. et brev. (Extension im Handgelenk, S. 212),
M. pronator teres (Pronation im dist. und prox. Radioulnargel, S. 208),
M. flexor carpi rad. (Flexion im Handgelenk, S. 216).

2 Der Patient sitzt, der Arm ist im Schultergelenk 90° abduziert und liegt auf der Behandlungsbank (Abb. **66 b**). Das Ellenbogengelenk ist extendiert und der Unterarm befindet sich in Mittelstellung zwischen Pronation und Supination. Der Oberarm und die Schulter werden vom Prüfer fixiert.

Unter den Unterarm wird ein Tuch gelegt, um den Reibungswiderstand während der Behandlung zu vermeiden.

Die Flexion des Ellenbogengelenkes wird von dem Patienten unter Beibehaltung der Mittelstellung im Unterarm endgradig durchgeführt.

3 Der Patient sitzt und der Arm hängt neben dem Körper herunter (Abb. **66 c**). Der Oberarm wird vom Prüfer an den Körper des Patienten gedrückt und fixiert.

Der Unterarm wird in Mittelstellung angehoben.

4 5 6 Ausgangsstellung entspricht Test 3 (Abb. **66 d**). Mit seinem Körper fixiert der Prüfer den Oberarm des Patienten.

Der Widerstand wird vom Prüfer an der radialen Seite des Unterarmes proximal des Handgelenkes gegeben.

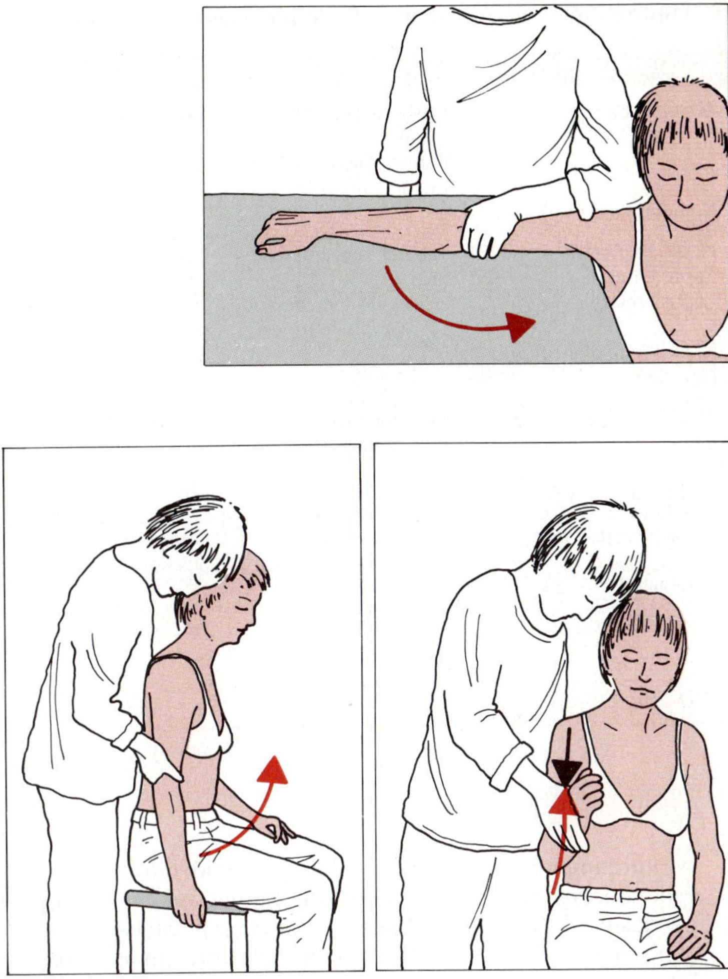

b c d

Abb. **66 b–d** Prüfung der Flexion des Ellenbogengelenkes auf die Testnoten 2, 3, 4, 5 und 6

## Supination im dist. und prox. Radioulnargelenk (Abb. 67 a)

| Muskel | | Ursprung | Ansatz |
|---|---|---|---|
| *M. supinator*<br><br>N. radialis (C5 – C6) | | Crista m. supinatoris ulnae, Epicondylus lat. humeri, Lig. collat. lat., Lig. anulare radii | Radius |
| *M. biceps brachii*<br>Caput longum<br>Caput breve<br><br>N. musculocutaneus (C5 – C6) | 1 | Tuberculum supraglenoidale<br>Processus coracoideus | Tuberositas radii, Unterarmfaszie<br>Tuberositas radii, Unterarmfaszie |
| *M. abductor pollicis longus*<br><br>N. radialis (C7 – C8) | | Facies dorsalis ulnae, Membrana interossea, Facies dorsalis radii | Basis des Os metacarpale I. |
| *M. extensor pol. long.*<br><br>N. radialis (C7 – C8) | | Facies dorsalis ulnae, Membrana interossea | Basis der Endphalanx des Daumens |
| *M. brachioradialis*<br><br>N. radialis (C5 – C6) | | Crista supracondylaris lat. humeri, Septum intermusculare lat. | Proc. styloideus radii |

### Klinische Symptomatik

**Verkürzungen:** Der M. biceps brachii und der M. brachioradialis wirken neben der Supination des Unterarmes auf das Ellenbogengelenk flektierend. Bei einer Verkürzung entstehen Bewegungseinschränkungen in der Pronation des Unterarmes und der Extension des Ellenbogengelenkes.

Die eingeschränkte Pronationsbewegung wird vom Patienten durch eine verstärkte Innenrotation und Abduktion im Schultergelenk ausgeglichen. Als weiterlaufende Bewegung kommt es zu einer Lateralflexion des Rumpfes mit der Konvexität zur betroffenen Seite.

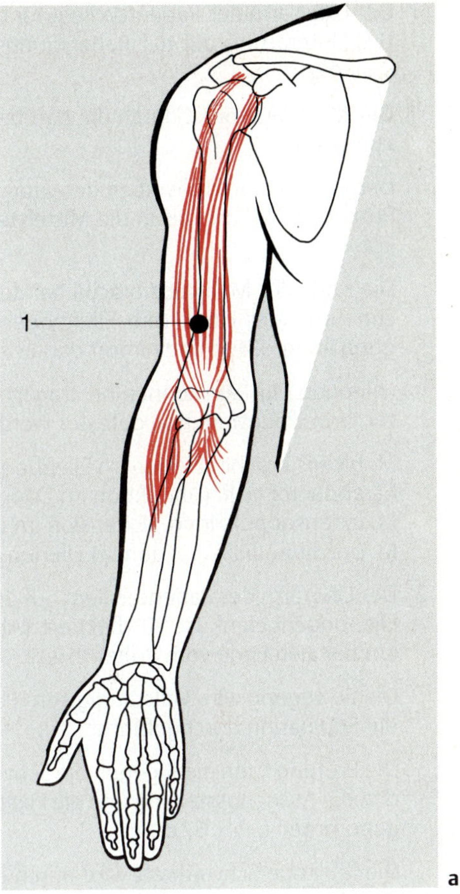


Abb. **67 a** M. biceps brachii

1 M. biceps brachii

**Schwäche:** Eine Schwäche der Supinatoren des Unterarmes äußert sich bei verschiedenen Bewegungen im Alltag, wie z. B. beim Festziehen einer Schraube, beim Aufschließen einer Tür oder beim Zudrehen des Wasserhahnes.

1 Der Unterarm des Patienten liegt für die Palpation der Supinatoren des Unterarmes auf der Behandlungsbank in leichter Pronationsstellung.

Der M. supinator ist durch die darüberliegenden Extensoren nicht zu tasten.

Der M. brachioradialis ist an der Supinationsbewegung nur aus der Pronationsstellung bis in die Mittelstellung des Unterarmes beteiligt.

Die Kraft des M. biceps brachii bei der Supination erhöht sich mit zunehmender Flexion im Ellenbogengelenk. Sie ist bei 90°-Beugung am größten und nimmt dann wieder mit weiterer Flexion ab.

Folgende Muskeln können bei fraglicher Innervation günstiger unter ihrer Hauptfunktion getastet werden:

M. biceps brachii (Flexion im Ellenbogengelenk, S. 200),
M. abductor poll. (Abduktion im Daumensattelgelenk, S. 240),
M. extensor poll. long. (Extension im Daumenendgelenk, S. 228),
M. brachioradialis (Flexion im Ellenbogengelenk, S. 200).

2 Der Oberarm des Patienten liegt auf der Behandlungsbank und das Ellenbogengelenk ist 90° flektiert (Abb. **67 b**). Der Oberarm wird am distalen Ende vom Prüfer fixiert.

Die Bewegung wird vollständig vom Patienten aus der Pronation in die Supination durchgeführt.

3 Die Prüfung kann nicht gegen die Schwerkraft erfolgen. Daher werden die Ausgangsstellung und die Fixation entsprechend Test 2 eingenommen (Abb. **67 c**).

Die fehlende Schwerkraft wird durch einen angemessenen Widerstand vom Prüfer am distalen Ende des Unterarmes ersetzt.

4 5 6 Ausgangsstellung und Fixation entsprechend Test 2.

Der Widerstand des Prüfers erfolgt am distalen Ende des Unterarmes.

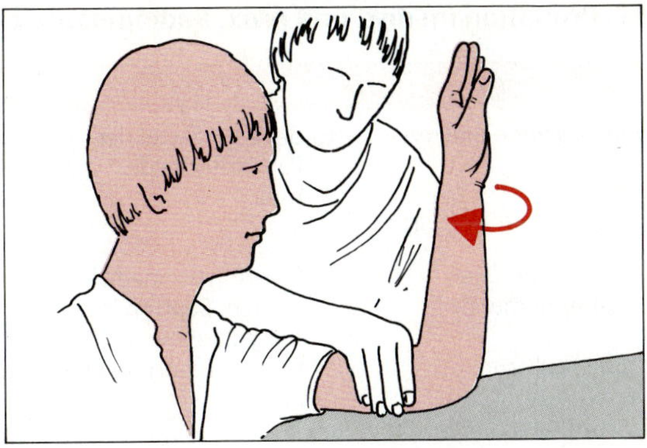

b

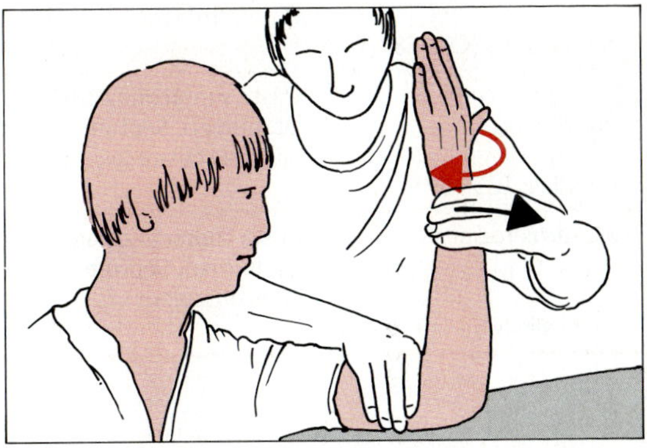

c

Abb. **67 b** u. **c** Prüfung der Supination des distalen und proximalen Radioulnargelenkes auf die Testnoten 2, 3, 4, 5 und 6

## Pronation im dist. und prox. Radioulnargelenk (Abb. **68 a**)

| Muskel | | Ursprung | Ansatz |
|---|---|---|---|
| *M. pronator quadratus*<br><br>N. medianus (C8 – Th1) | 1 | distales Viertel der Palmarfläche der Ulna | distales Viertel der Palmarfläche des Radius |
| *M. pronator teres*<br>Caput humerale<br><br>Caput ulnare<br><br>N. medianus (C6 – C7) | 2 | Epicondylus medialis humeri, Septum intermusculare med.<br>Processus coronoideus ulnae | Facies lateralis radii<br><br>Facies lateralis radii |
| *M. flexor carpi rad.*<br><br>N. medianus (C6 – C8) | 3 | Epicondylus medialis humeri, Oberfläche der Unterarmfaszie | Palmarfläche der Basis des Os metacarpale II |
| *M. extensor carpi radialis long.*<br><br>N. radialis (C5 – C7) | | Crista supracondylaris lat. humeri, Septum intermusculare lat. | Basis des Os metacarpale II |
| *M. brachioradialis*<br><br>N. radialis (C5 – C6) | 4 | Crista supracondylaris lat. humeri, Septum intermusculare lat. | Processus styloideus radii |

### Klinische Symptomatik

**Verkürzungen:** Neben einer eingeschränkten Supination führt die Verkürzung der pronatorisch wirkenden Muskeln auch zu einer Bewegungseinschränkung in der Extension des Ellenbogengelenkes, da außer dem M. pronator quadratus alle Muskeln über das Ellenbogengelenk ziehen und hier flektorisch wirken.

Im Alltag sind Gebrauchsfunktionen, wie z. B. das Schlüsselumdrehen oder das Festziehen einer Schraube, erschwert. Der Betroffene kompensiert diese Bewegungseinschränkung durch eine verstärkte Außenrotation und Adduktion im Schultergelenk sowie durch eine Lateralflexion des Rumpfes.

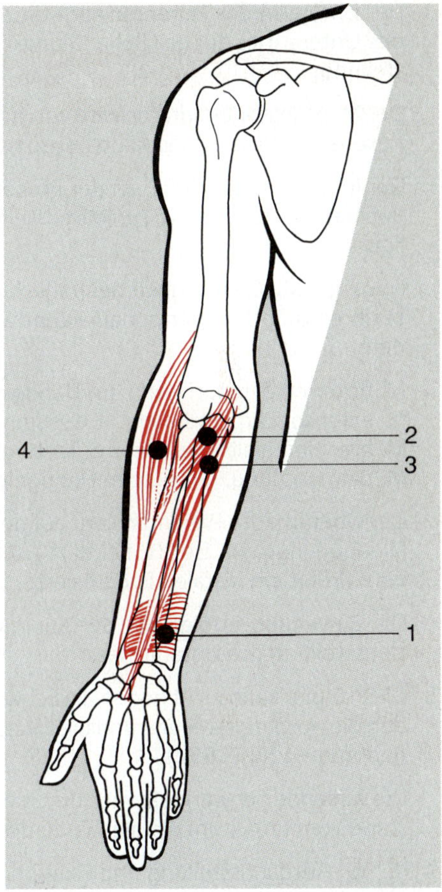


Abb. **68a** Muskeln, die an der Pronation des distalen und proximalen Radioulnargelenkes beteiligt sind

1 M. pronator quadratus
2 M. pronator teres
3 M. flexor carpi rad.
4 M. brachioradialis

**Schwäche:** Eine Schwäche der Pronatoren des Unterarmes ist klinisch kaum auffällig. Jedoch fehlt dem Betroffenen bei der Durchführung bestimmter Funktionen im Alltag die Kraft, wie z.B. beim Aufdrehen des Wasserhahnes oder beim Lösen einer Schraube.

1 Der Unterarm des Patienten liegt für die Palpation der Pronatoren des Unterarmes auf der Behandlungsbank in leichter Supinationsstellung.

Der M. pronator quadratus wird von den Finger- und Handgelenksflexoren überlagert und kann nur schwer palpiert werden.

Der M. brachioradialis ist an der Pronationsbewegung nur aus der Supinationsstellung bis zur Mittelstellung des Unterarmes beteiligt.

Folgende Muskeln können bei fraglicher Innervation günstiger unter ihrer Hauptfunktion auf eine Kontraktionsfähigkeit geprüft werden:

M. flexor carpi rad. (Flexion im Handgelenk, S. 216),
M. extensor carpi rad. long. (Extension im Handgelenk, S. 212),
M. brachioradialis (Flexion im Ellenbogengelenk, S. 200),
M. palmaris long. (Flexion im Handgelenk, S. 216).

2 Der Oberarm des Patienten liegt auf der Behandlungsbank und das Ellenbogengelenk ist 90° flektiert (Abb. **68 b**). Der Oberarm wird vom Prüfer am distalen Ende fixiert.

Die Bewegung erfolgt aus der Supinationsstellung in die Pronationsstellung des Unterarmes.

3 Die Prüfung kann nicht gegen die Schwerkraft erfolgen. Daher werden die Ausgangsstellung und die Fixation entsprechend Test 2 eingenommen (Abb. **68 c**).

Die fehlende Schwerkraft wird durch einen angemessenen Widerstand vom Prüfer am distalen Ende des Unterarmes ersetzt.

4 5 6 Ausgangsstellung und Fixation entsprechend Test 2.

Der Widerstand des Prüfers greift am distalen Ende des Unterarmes an.

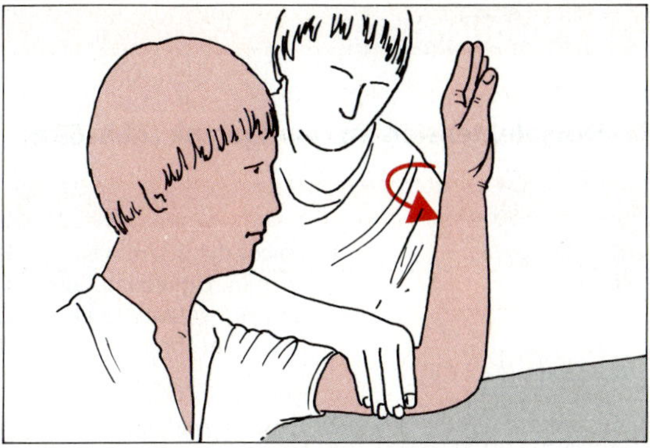

b

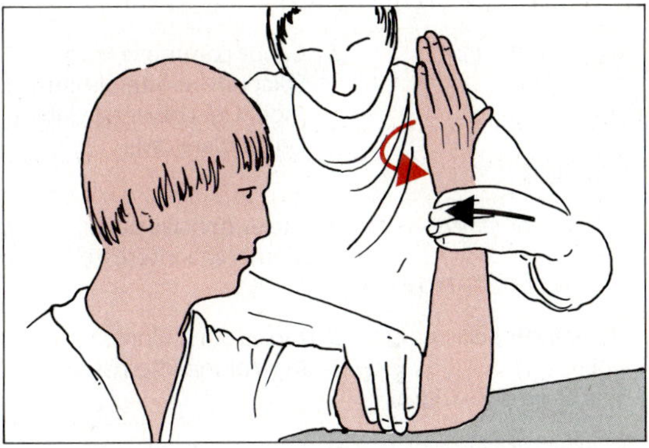

c

Abb. **68 b** u. **c** Prüfung der Pronation des distalen und proximalen Radioulnargelenkes auf die Testnoten 2, 3, 4, 5 und 6

# Handgelenk

## Dorsalextension im Handgelenk (Abb. **69 a**)

| Muskel | | Ursprung | Ansatz |
|---|---|---|---|
| *M. extensor dig. communis*<br>N. radialis (C6–C8) | **1** | Epicondylus lateralis humeri, Lig. collateralis lat., Lig. anulare radii, Fascia antebrachii | Basen der Grundphalangen, Dorsalaponeurosen des 2.–5. Fingers |
| *M. extensor carpi radialis long.*<br>N. radialis (C5–C7) | **2** | Crista supracondylaris lat. humeri, Septum intermusculare lat. | Basis des Os metacarpale 2 |
| *M. extensor carpi radialis brev.*<br>N. radialis (C7) | **3** | Caput commune vom Epicondylus lateralis humeri, Lig. collaterale lat., Lig. anulare radii | Basis des Os metacarpale 3 |
| *M. extensor indicis*<br>N. radialis (C8–Th1) | **4** | Facies dorsalis ulnae, Membrana interossea | Dorsalaponeurose des Zeigefingers |
| *M. extensor pollicis longus*<br>N. radialis (C7–C8) | **5** | Facies dors. ulnae, Membrana interossea | Basis der Endphalanx des Daumens |
| *M. extensor dig. minimi*<br>N. radialis (C6–C8) | **6** | Caput commune am Epicondylus lateralis humeri | Dorsalaponeurose des 5. Fingers |

### Klinische Symptomatik

**Verkürzungen:** Die Volarflexion im Handgelenk sowie die Flexion in sämtlichen Fingergelenken kann eingeschränkt sein.

Eine Verkürzung der Dorsalextensoren des Handgelenkes wird deutlich, wenn mit einer Extension im Ellenbogengelenk eine Flexion im Handgelenk und in den Fingergelenken gleichzeitig erfolgt. Im Alltag ist eine Verkürzung unauffällig. Jedoch kann sie in Verbindung mit einer dauernden Überbelastung der Dorsalex-

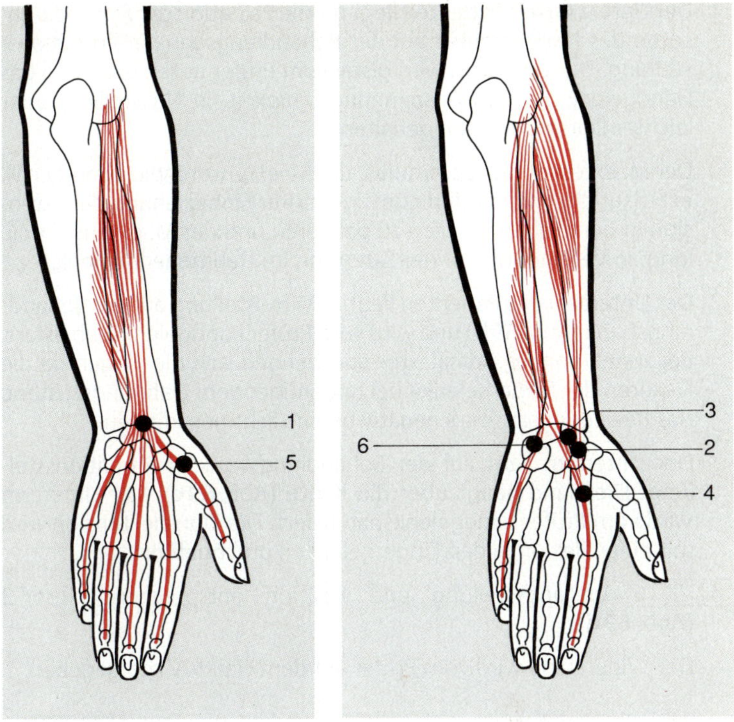


Abb. **69 a** Muskeln, die eine Dorsalextension im Handgelenk durchführen

1 M. extensor digitorum com.
2 M. extensor carpi rad. long.
3 M. extensor carpi rad. brev.
4 M. extensor indicis
5 M. extensor pollicis long.
6 M. extensor digiti min.

tensoren Ursache für eine Epicondylitis lateralis (Tennisellenbogen) sein.

**Schwäche:** Der Betroffene kann, bei einer Schwäche dieser Muskeln, schwerere Gegenstände nicht mit proniertem Unterarm unter Beibehaltung einer Dorsalextension hochheben. Das Handgelenk kippt nach volar ab. Wird nun häufiger in dieser Stellung ein Gegenstand angehoben, kann es zu Überlastungserscheinungen an den Ursprungssehnen der Extensoren der Fingergelenke und des Handgelenkes kommen.

1 Der Unterarm des Patienten liegt für die Palpation der Dorsalextensoren des Handgelenkes auf der Behandlungsbank in Pronationsstellung. Der Unterarm wird distal vom Prüfer unterstützt und das Handgelenk, je nach Anspannungsfähigkeit, in Nullstellung oder leichter Dorsalextension gehalten.

Der M. extensor dig. communis, der M. extensor indicis und der M. extensor dig. minimi sind günstiger unter Einbeziehung der Extension in den Fingergelenken zu palpieren und der M. extensor poll. long. in Verbindung mit der Extension im Daumenendgelenk.

2 Der Unterarm des Patienten liegt in Mittelstellung auf der Behandlungsbank (Abb. **69 b**) und wird vom Prüfer handgelenksnah fixiert. Bei zunehmender Dorsalextension beugen sich die Finger, da die Flexoren der Fingergelenke bei ungenügendem Dehnungszustand das Bewegungsausmaß negativ beeinträchtigen können.

3 Der Unterarm liegt auf der Behandlungsbank in Pronationsstellung. Die Hand hängt über die Kante (Abb. **69 c**). Der Unterarm wird vom Prüfer handgelenksnah fixiert. Die Dorsalextension wird mit einer Flexion in den Fingergelenken durchgeführt.

4 5 6 Ausgangsstellung und Fixation entsprechend Test 3 (Abb. **69 d**).

Der Widerstand wird vom Prüfer auf dem Handrücken gegeben.

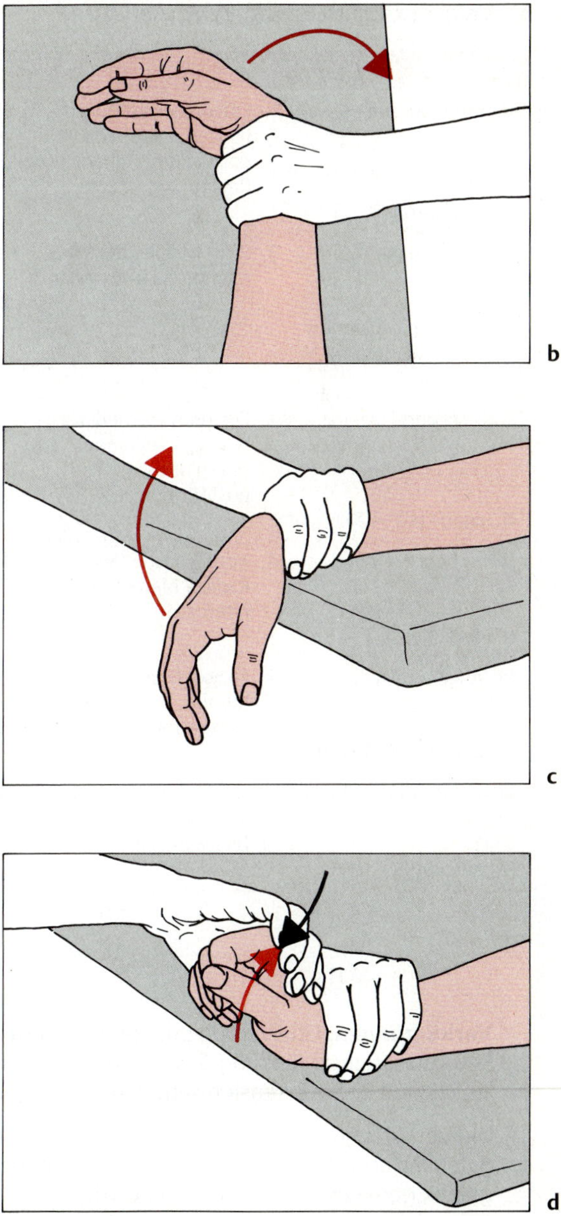

Abb. **69 b–d**
Prüfung der Dorsalextension des Handgelenkes auf die Testnoten 2, 3, 4, 5 und 6

## Volarflexion im Handgelenk (Abb. **70a**)

| Muskel | | Ursprung | Ansatz |
|---|---|---|---|
| *M. flexor dig. sup.*<br><br>N. medianus (C7–Th1) | **1** | Epicondylus medialis humeri, Processus coronoideus ulnae, Radius | Mitte der Mittelphalangen des 2.–5. Fingers |
| *M. flexor dig. prof.*<br><br>N. interosseus palmaris des N. medianus und N. ulnaris (C6–Th1) | **2** | Palmarfläche der Ulna, Membrana interossea | Basen der Endphalangen des 2. bis 5. Fingers |
| *M. flexor carpi uln.*<br><br>N. ulnaris (C7–C8) | **3** | Epicondylus medialis humeri, olecranon, obere $^2/_3$ des Margo posterior ulnae | Os pisiforme |
| *M. flexor poll. longus*<br><br>N. medianus (C7–C8) | **4** | Vorderfläche des Radius, Membrana interossea | Endphalanx des Daumens |
| *M. flexor carpi rad.*<br><br>N. medianus (C6–C8) | **5** | Epicondylus med. humeri, Faszie des Unterarmes | Palmarfläche der Basis des Os metacarpale II |
| *M. abductor poll. longus*<br><br>N. radialis (C8–Th1) | | Facies dorsalis ulnae, Membrana interossea, Facies dorsalis radii | Basis des Os metacarpale I |

### Klinische Symptomatik

**Verkürzungen:** Eine Verkürzung der Volarflexoren führt zu einer Bewegungseinschränkung in der Dorsalextension des Handgelenkes und in der Extension sämtlicher Fingergelenke.

Die Verkürzung wird deutlich, wenn die Extension in den Fingergelenken und im Handgelenk mit einer Extension im Ellenbogengelenk gemeinsam durchgeführt wird.

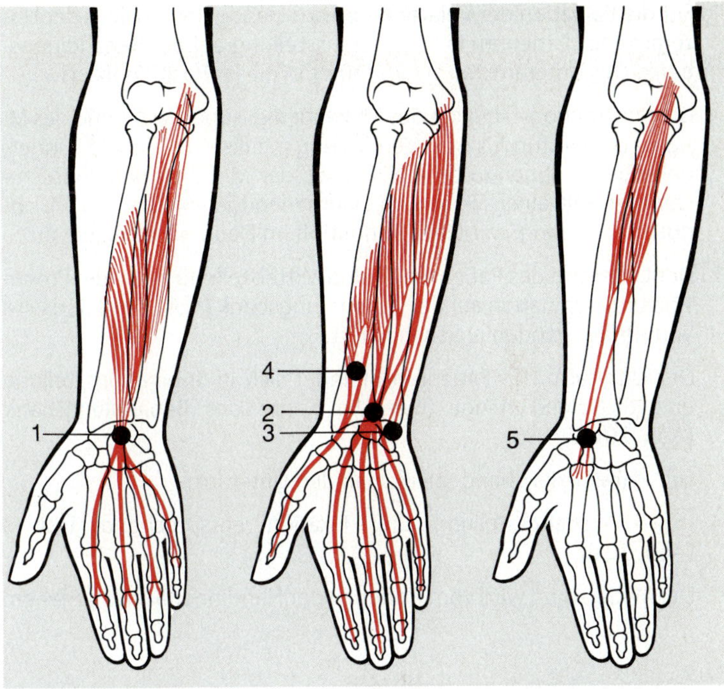


a

Abb. **70 a** Muskeln, die an der Volarflexion des Handgelenkes beteiligt sind

1 M. flexor digit. superf.
2 M. flexor digit. prof.
3 M. flexor carpi uln.
4 M. flexor pollicis long.
5 M. flexor carpi rad.

Klinisch und im Alltag ist eine Verkürzung unauffällig. Jedoch kann sie in Verbindung mit einer dauernden Überbelastung der Volarflexoren Ursache für eine Epicondylitis medialis (Golferellenbogen) sein.

**Schwäche:** Beim Anheben schwerer Gegenstände mit supiniertem Unterarm ist der Betroffene nicht in der Lage, das Handgelenk in Volarflexion ausreichend zu stabilisieren. Das Handgelenk kippt nach dorsal ab. Durch wiederkehrende Belastungen in dieser Gelenkstellung kann es zu Überlastungserscheinungen an den Ursprungssehnen der Flexoren der Fingergelenke und des Handgelenkes kommen.

[1] Für die Palpation der Volarflexoren des Handgelenkes liegt der Unterarm des Patienten in Supinationsstellung auf der Behandlungsbank. Der Unterarm wird vom Prüfer in dieser Position fixiert.

Die Kontraktionsfähigkeit des M. flexor dig. superficialis und des M. flexor dig. profundus ist in Verbindung mit einer Flexion der Fingergelenke günstiger zu prüfen. Ebenso der M. flexor poll. long. zusammen mit einer Flexion im Daumenendgelenk und der M. abductor poll. long. mit einer Abduktion im Daumensattelgelenk.

[2] Der Unterarm des Patienten liegt in Mittelstellung zwischen Pronation und Supination auf der Behandlungsbank (Abb. **70 b**) und wird vom Prüfer handgelenksnah fixiert.

[3] Der Unterarm des Patienten befindet sich in Supinationsstellung und die Hand hängt über die Kante der Behandlungsbank (Abb. **70 c**).

Der Prüfer fixiert handgelenksnah den Unterarm.

[4] [5] [6] Ausgangsstellung und Fixation entsprechend Test 3 (Abb. **70 d**).

Der Widerstand wird vom Prüfer an der Handinnenfläche gegeben.

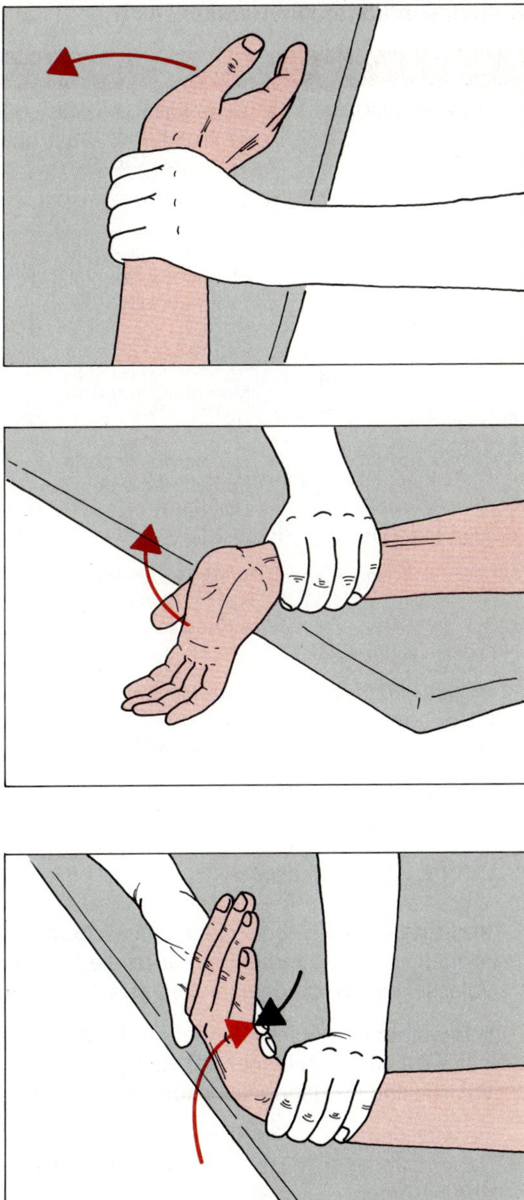

b

c

d

Abb. **70 b – d**
Prüfung der Volarflexion des Handgelenkes auf die Testnoten 2, 3, 4, 5 und 6

## Radialabduktion im Handgelenk (Abb. 71 a)

| Muskel | | Ursprung | Ansatz |
|---|---|---|---|
| *M. extensor carpi rad. longus*<br>N. radialis (C5–C7) | 1 | Crista supracondylaris lat. humeri, Septum intermusculare lat. | Basis des Os metacarpale I |
| *M. abductor pol. longus*<br>N. radialis (C8–Th1) | 2 | Facies dorsalis ulnae, Membrana interossea, Facies dorsalis radii | Basis des Os metacarpale I |
| *M. extensor poll. longus*<br>N. radialis (C7–C8) | | Facies dorsalis ulnae, Membrana interossea | Basis der Endphalanx des Daumens |
| *M. flexor carpi rad.*<br>N. medianus (C6–C8) | 3 | Epicondylus medialis humeri, Faszie des Unterarms | Palmarfläche der Basis des Os metacarpale II |
| *M. flexor poll. longus*<br>N. medianus (C6–C8) | | Vorderfläche des Radius, Membrana interossea | Basis der Endphalanx des Daumens |
| *M. extensor poll. brevis*<br>N. radialis (C7–Th1) | | Ulna, Membrana interossea, Facies dorsalis radii | Basis der Grundphalanx des Daumens |

### Klinische Symptomatik

**Verkürzungen:** Neben einer eingeschränkten Ulnarabduktion können bei einer Verkürzung auch die Dorsalextension und die Volarflexion im Handgelenk beeinträchtigt sein.

**Schwäche:** Eine Schwäche bei der Radialabduktion im Handgelenk wird immer mit einer Schwäche bei der Dorsalextension der Volarflexion im Handgelenk kombiniert sein.

Sie wird deutlich, wenn sich der Unterarm beim Hochheben von Gegenständen in Mittelstellung zwischen Pronation und Supination befindet.

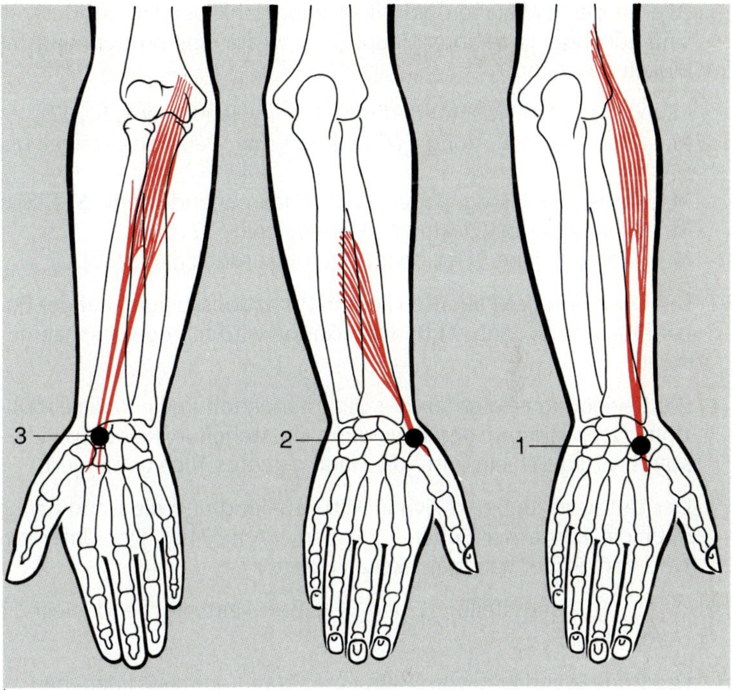


Abb. **71 a** Muskeln, die an der Radialabduktion des Handgelenkes beteiligt sind

1 M. extensor carpi rad. long.
2 M. abductor pol. long.
3 M. flexor carpi rad.

[1] Alle an der Radialabduktion im Handgelenk beteiligten Muskeln sind günstiger unter ihrer Hauptfunktion auf eine Anspannungsfähigkeit zu prüfen:

M. extensor carpi rad. long. (Extension im Handgelenk, S. 212),
M. abductor poll. long. (Abduktion im Daumensattelgelenk, S. 240),
M. extensor poll. long. (Extension im Daumenendgelenk, S. 228),
M. flexor carpi rad. (Flexion im Handgelenk, S. 216),
M. flexor poll. long. (Flexion im Daumenendgelenk S. 230).

[2] Der Unterarm des Patienten liegt in Pronationsstellung auf der Behandlungsbank (Abb. **71 b**). Die Fixation wird handgelenksnah gesetzt.

Die Bewegung erfolgt aus der Ulnarabduktion in die Radialabduktion. Der während der Bewegung entstehende Reibungswiderstand wird durch ein unter die Hand gelegtes Tuch gemindert.

[3] Der Unterarm befindet sich in Mittelstellung und die Hand hängt über die Kante der Behandlungsbank (Abb. **71 c**). Der Unterarm wird vom Prüfer handgelenksnah fixiert.

[4] [5] [6] Ausgangsstellung und Fixation entsprechend Test 3 (Abb. **71 d**).

Der Widerstand wird vom Prüfer am Os metacarpale I gegeben.

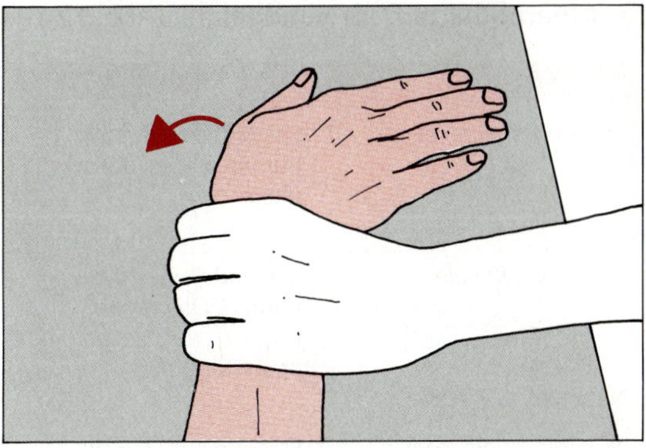

b

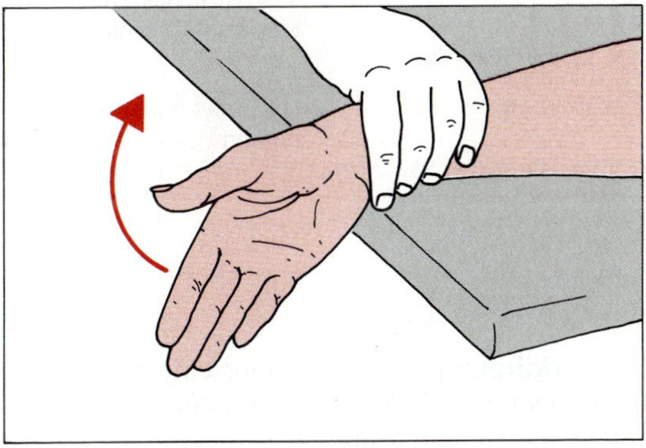

c

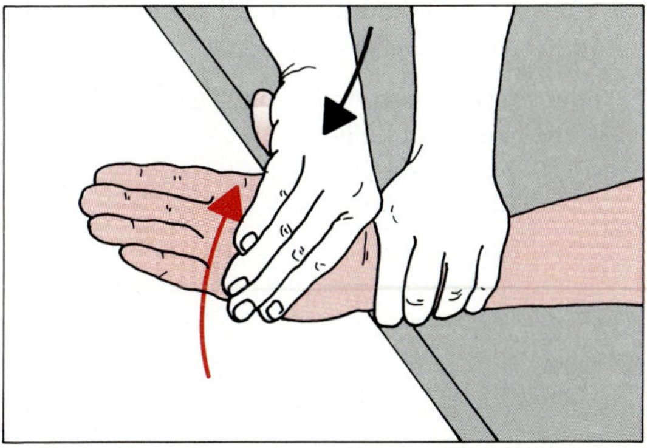

d

Abb. **71 b–d** Prüfung der Radialabduktion des Handgelenkes auf die Testnoten 2, 3, 4, 5 und 6

## Ulnarabduktion im Handgelenk (Abb. **72 a**)

| Muskel | | Ursprung | Ansatz |
|---|---|---|---|
| *M. extensor carpi uln.*<br>N. radialis (C7 – C8) | 1 | Epicondylus lateralis humeri, Facies dorsalis ulnae | Basis des Os metacarpale V |
| *M. flexor carpi uln.*<br>N. ulnaris (C7 – C8) | 2 | Epicondylus medialis humeri, Olecranon, obere $^{2}/_{3}$ des Margo posterior ulnae | Os pisiforme |
| *M. extensor dig. com.*<br>N. radialis (C6 – C8) | | Epicondylus lateralis humeri, Lig. collaterale lat., Lig. anulare radii, Fascia antebrachii | Basen der Grundphalangen, Dorsalaponeurosen der 2. – 5. Finger |
| *M. extensor dig. minimi*<br>N. radialis (C6 – C8) | | Epicondylus lateralis humeri | Dorsalaponeurose des 5. Fingers |

### Klinische Symptomatik

**Verkürzungen:** Neben einer eingeschränkten Radialabduktion können bei einer Verkürzung auch die Dorsalextension und die Volarflexion im Handgelenk beeinträchtigt sein.

**Schwäche:** Eine Schwäche bei der Ulnarabduktion im Handgelenk ist immer kombiniert mit einer Schwäche bei der Dorsalextension oder der Volarflexion.

Eine Kraftminderung bezogen auf die Ulnarabduktion ist funktionell wenig auffällig.

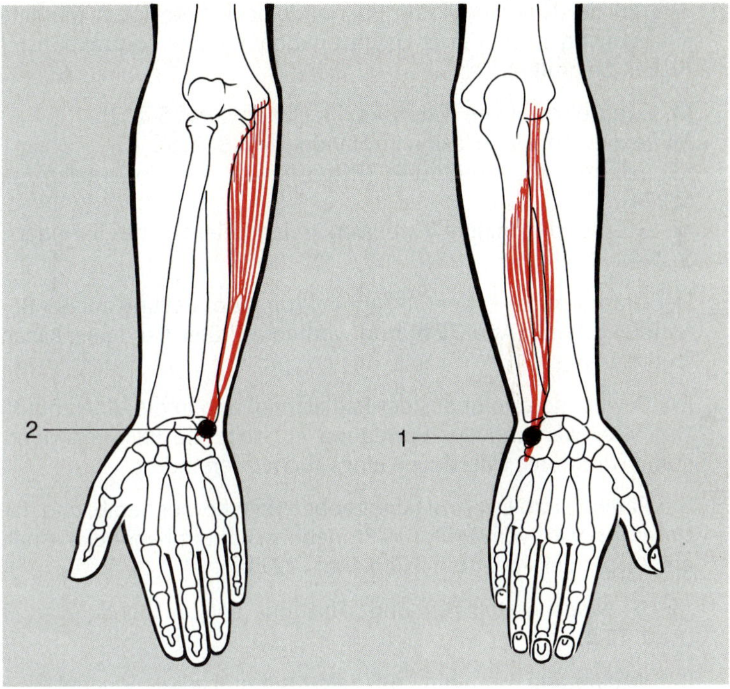


Abb. **72a** Muskeln, die an der Ulnarabduktion des Handgelenkes beteiligt sind

1 M. extensor carpi uln.
2 M. flexor carpi uln.

1 Alle an der Ulnarabduktion im Handgelenk beteiligten Muskeln sind günstiger unter ihrer Hauptfunktion auf eine Kontraktionsfähigkeit zu prüfen:

M. extensor carpi uln. (Extension im Handgelenk, S. 212),
M. flexor carpi uln. (Flexion im Handgelenk, S. 216),
M. extensor dig. communis (Extension in den Fingergelenken, S. 274),
M. extensor dig. minimi (Extension in den Gelenken des 5. Fingers, S. 274).

2 Der Unterarm des Patienten liegt in Pronationsstellung auf der Behandlungsbank (Abb. **72 b**) und wird vom Prüfer handgelenksnah fixiert.

Die Bewegung erfolgt aus der Radialabduktion in die Ulnarabduktion. Der während der Bewegung entstehende Reibungswiderstand wird durch Unterlegen eines Tuches gemindert.

3 Der Patient sitzt. Der Arm hängt neben dem Körper herab, und der Unterarm wird vom Prüfer in Pronationsstellung handgelenksnah am Körper des Patienten fixiert (Abb. **72 c**).

4 5 6 Ausgangsstellung und Fixation entsprechend Test 3 (Abb. **72 d**).

Der Widerstand wird vom Prüfer am Os metacarpale V gegeben.

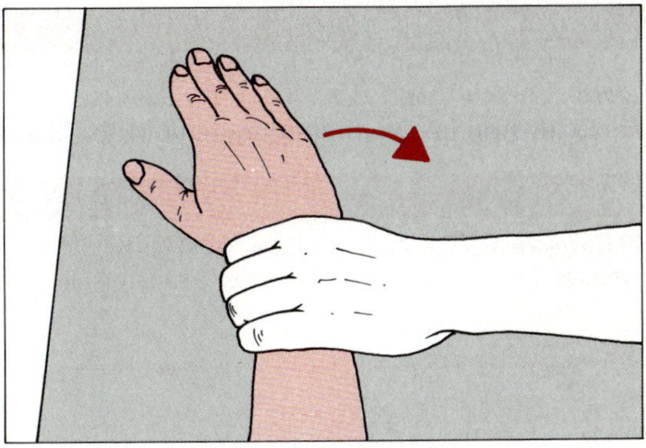

b

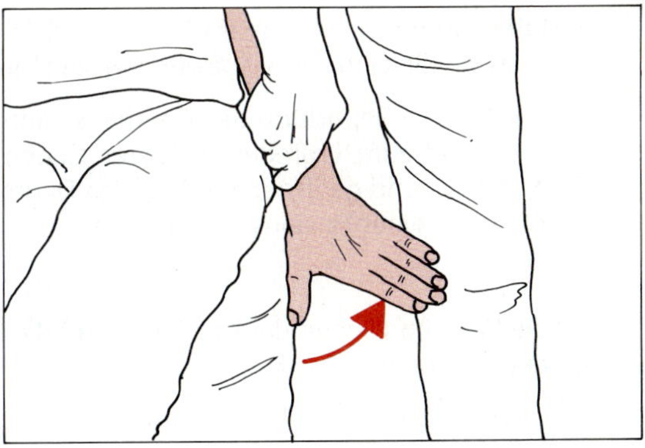

c

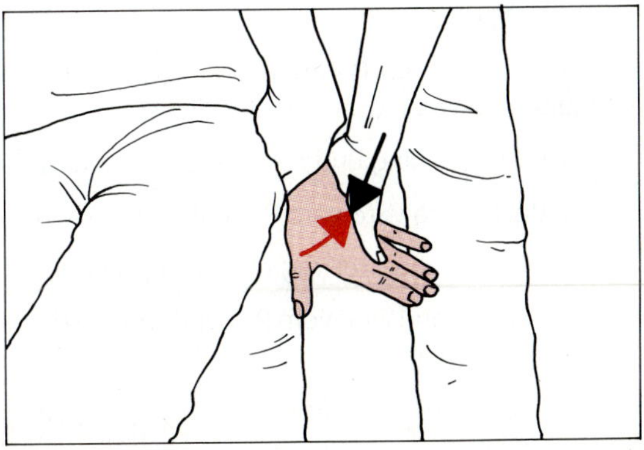

c

Abb. **72 b – d**
Prüfung der Ulnarabduktion des Handgelenkes auf die Testnoten 2, 3, 4, 5 und 6

## Daumengelenke

### Extension im Daumenendgelenk (Abb. **73 a**)

| Muskel | | Ursprung | Ansatz |
|---|---|---|---|
| *M. extensor pollicis longus* | **1** | Facies dors. ulnae, Membrana interossea | Basis der Endphalanx des Daumens |
| N. radialis (C7 – C8) | | | |

#### Klinische Symptomatik

**Verkürzungen:** Die Flexion im Grund- und Endgelenk des Daumens sowie die Oppositionsbewegung sind eingeschränkt.

**Schwäche:** Die Reposition des Daumens kann nicht vollständig erfolgen und zum Ergreifen größerer Gegenstände die Hand nicht ausreichend geöffnet werden. Das Daumenendgelenk befindet sich in einer Flexionsstellung.

1 Für die Palpation liegen der Unterarm und die Hand des Patienten auf der Behandlungsbank.

Das Daumengrundgelenk wird vom Prüfer fixiert.

2 Der Unterarm und die Hand des Patienten liegen auf der Behandlungsbank. Das Daumenendgelenk wird vom Prüfer fixiert (Abb. **73 b**).

Die Extension im Daumenendgelenk wird vom Patienten bis zum halben Bewegungsausmaß erreicht.

3 Ausgangsstellung und Fixation entsprechend Test 2.

Die Bewegung wird vom Patienten vollständig erreicht.

4 5 6 Ausgangsstellung und Fixation entsprechend Test 2.

Der Widerstand wird vom Prüfer dorsal an der Endphalanx des Daumens gegeben.

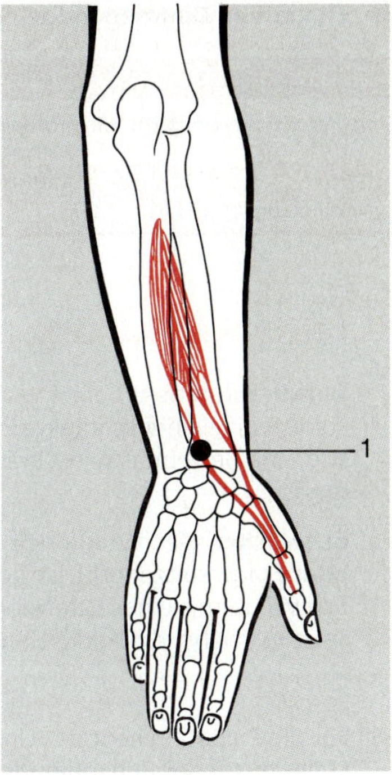


a

Abb. **73 a** Muskel, der eine Extension im Daumenendgelenk durchführt

1 M. extensor pollicis long.

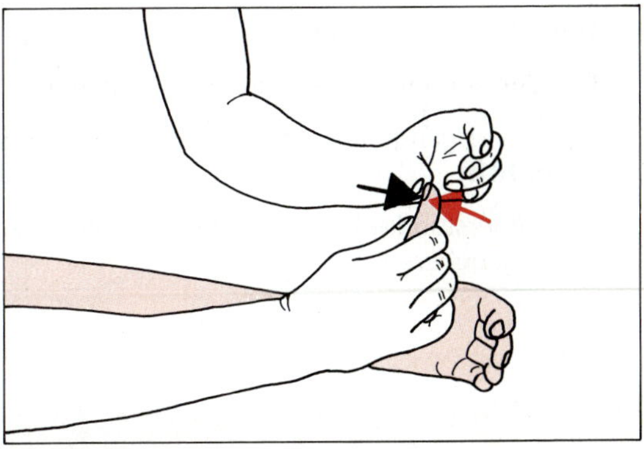

b

Abb. **73 b** Prüfung der Extension des Daumenendgelenkes auf die Testnoten 4, 5 und 6

## Flexion im Daumenendgelenk (Abb. **74 a**)

| Muskel | | Ursprung | Ansatz |
|---|---|---|---|
| *M. flexor pollicis longus*<br><br>N. medianus (C6 – C8) | 1 | Vorderfläche des Radius, Membrana interossea | Basis der Endphalanx des Daumens |

### Klinische Symptomatik

**Verkürzungen:** Aus einer Verkürzung des M. flexor poll. long. resultiert eine eingeschränkte Extension im Daumenendgelenk sowie eine Bewegungseinschränkung bei der Reposition des Daumens.

**Schwäche:** Der funktionell sehr bedeutungsvolle Pinzetten- oder Fingerspitzengriff ist gestört. Der Patient greift bei einer Schwäche mit einer Extension im Endgelenk des Daumens und setzt vermehrt die Adduktion des Daumens ein.

[1] Für die Palpation liegt der Unterarm des Patienten in Supinationsstellung auf der Behandlungsbank. Das Daumengrundgelenk wird vom Prüfer in Extension fixiert.

[2] Ausgangsstellung und Fixation entsprechend Test 1.

Die Flexion im Daumenendgelenk wird vom Patienten bis zum halben Bewegungsausmaß durchgeführt.

[3] Ausgangsstellung und Fixation entsprechend Test 2.

Das Bewegungsausmaß wird vom Patienten vollständig erreicht.

[4] [5] [6] Ausgangsstellung und Fixation entsprechend Test 2 (Abb. **74 b**).

Der Widerstand wird vom Prüfer volar an der Endphalanx des Daumens gegeben.

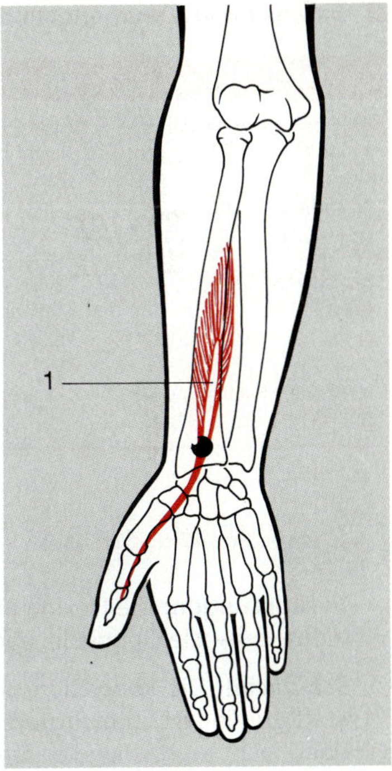


a

Abb. **74 a** Muskel, der eine Flexion im Daumenendgelenk durchführt

1 M. flexor pollicis long.

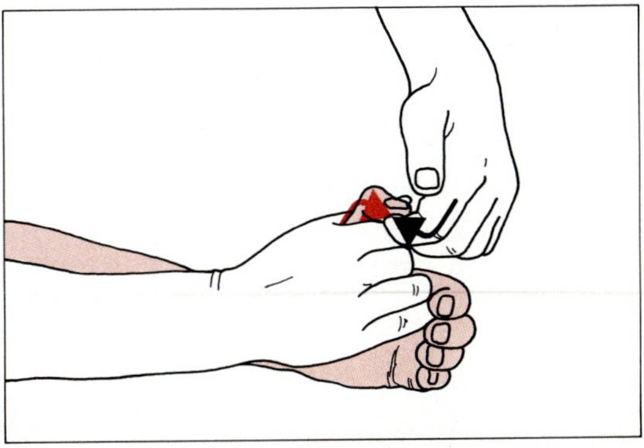

b

Abb. **74 b** Prüfung der Flexion des Daumenendgelenkes auf die Testnoten 4, 5 und 6

## Extension im Daumengrundgelenk (Abb. 75 a)

| Muskel | | Ursprung | Ansatz |
|---|---|---|---|
| *M. extensor pollicis longus*<br><br>N. radialis R. prof. (C7 – C8) | 1 | Facies dorsalis ulnae, Membrana interossea | Basis der Endphalanx des Daumens |
| *M. extensor pollicis brevis*<br><br>N. radialis R. prof. (C7 – Th1) | 2 | Facies dorsalis ulnae, Membrana interossea, Facies dorsalis radii | Basis der Grundphalanx des Daumens |

### Klinische Symptomatik

**Verkürzungen:** Die Flexion im Grund- und Endgelenk des Daumens sowie die Oppositionsbewegung sind eingeschränkt.

**Schwäche:** Die Repositionsbewegung des Daumens ist in der Kraft gemindert. Zum Ergreifen größerer Gegenstände kann die Hand nicht ausreichend geöffnet werden.

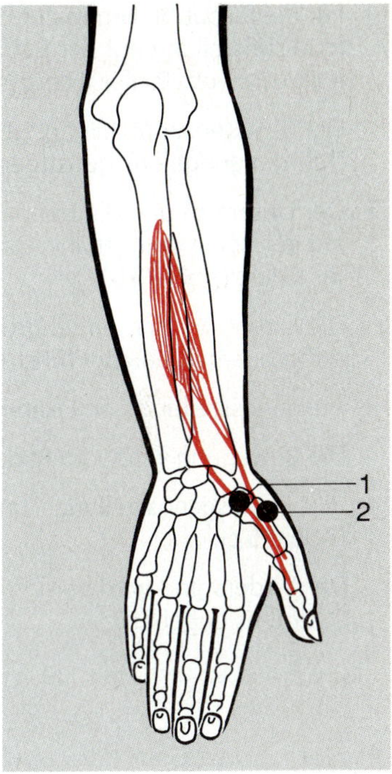


a

Abb. **75 a** Muskeln, die eine Extension im Daumengrundgelenk durchführen

1 M. extensor pollicis long.
2 M. extensor pollicis brev.

[1] Für die Palpation liegen der Unterarm und die Hand des Patienten in Mittelstellung auf der Behandlungsbank. Das Daumensattelgelenk wird vom Prüfer fixiert (s. Abb. **75 b** für den Test 2).

Der M. extensor poll. long. ist in Verbindung mit einer Extension im Daumenendgelenk günstiger zu palpieren.

[2] Der Unterarm und die Hand des Patienten liegen in Mittelstellung auf der Behandlungsbank. Das Daumensattelgelenk wird vom Prüfer fixiert (Abb. **75 b**).

Die Extension im Daumengrundgelenk wird bis zum halben Bewegungsausmaß durchgeführt.

[3] Ausgangsstellung und Fixation entsprechend Test 2.

Die Bewegung wird vom Patienten vollständig durchgeführt.

[4] [5] [6] Ausgangsstellung und Fixation entsprechend Test 2 (Abb. **75 c**).

Der Widerstand wird vom Prüfer dorsal an der Grundphalanx des Daumens gegeben.

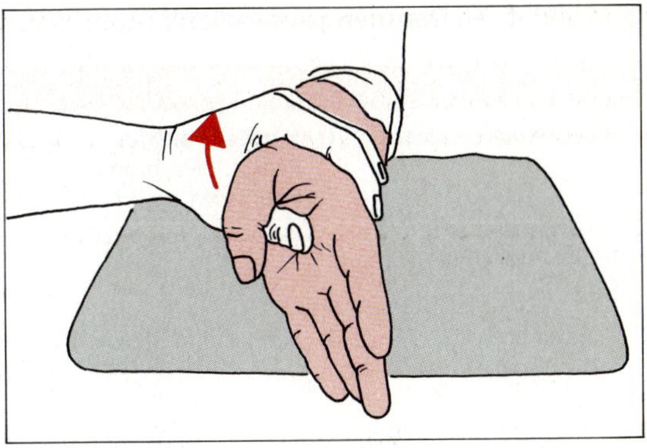

b

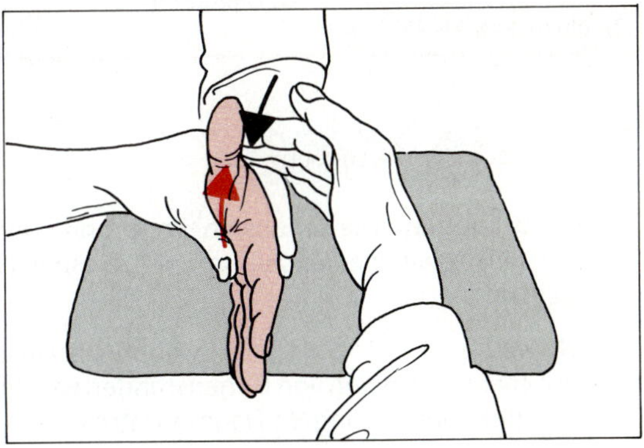

c

Abb. **75 b** u. **c** Prüfung der Extension des Daumengrundgelenkes auf die Testnoten 2, 3, 4, 5 und 6

## Flexion im Daumengrundgelenk (Abb. 76 a)

| Muskel | | Ursprung | Ansatz |
|---|---|---|---|
| *M. flexor pollicis longus*<br><br>R. interosseus palm. des N. medianus (C6–C8) | 1 | Vorderfläche des Radius, Membrana interossea | Basis der Endphalanx des Daumens |
| *M. flexor pollicis brevis*<br>Caput superf.<br><br>N. medianus (C8–Th1) | 2 | Retinaculum flexorum | Radiales Sesambein des Daumengrundgelenkes |
| Caput prof.<br><br>N. ulnaris (C8–Th1) | | Os trapezium, Os trapezoideum, Os capitatum | Radiales Sesambein des Daumengrundgelenkes |

### Klinische Symptomatik

**Verkürzungen:** Die Extension im Grund- und Endgelenk des Daumens sowie die Reposition sind bei einer Verkürzung beeinträchtigt.

**Schwäche:** Die Oppositionsbewegung ist in der Kraft gemindert. Beim Festhalten von Gegenständen weicht der Patient in eine Adduktionsstellung im Daumensattelgelenk aus.

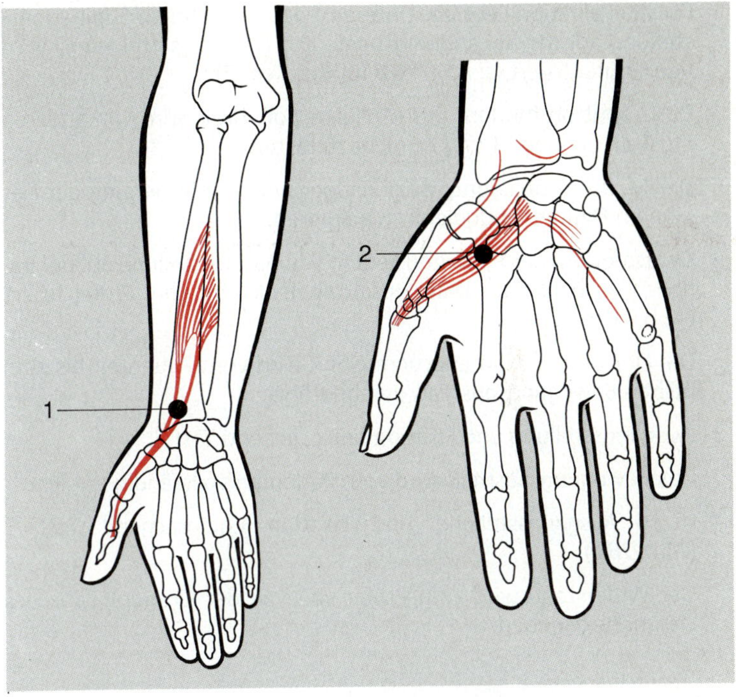


Abb. **76 a** Muskeln, die eine Flexion im Daumengrundgelenk durchführen

1 M. flexor pollicis long.
2 M. flexor pollicis brev.

1 Für die Palpation liegt der Unterarm des Patienten in Supinationsstellung auf der Behandlungsbank. Das Daumensattelgelenk wird vom Prüfer fixiert (s. Abb. **76 b** für den Test 2).

Das Caput profundum des M. flexor poll. brev. wird von anderen Muskeln überlagert und ist nicht zu tasten.

Der M. flexor poll. long. ist günstiger unter Einbeziehung der Flexion im Daumenendgelenk zu palpieren.

2 Der Unterarm des Patienten liegt in Supinationsstellung auf der Behandlungsbank. Das Daumensattelgelenk wird vom Prüfer fixiert (Abb. **76 b**).

Die Flexion im Daumengrundgelenk wird vom Patienten bis zum halben Bewegungsausmaß durchgeführt.

3 Ausgangsstellung und Fixation entsprechend Test 2.

Das Bewegungsausmaß wird vom Patienten vollständig erreicht.

4 5 6 Ausgangsstellung und Fixation entsprechend Test 2 (Abb. **76 c**).

Der Widerstand wird vom Prüfer volar an der Grundphalanx des Daumens gegeben.

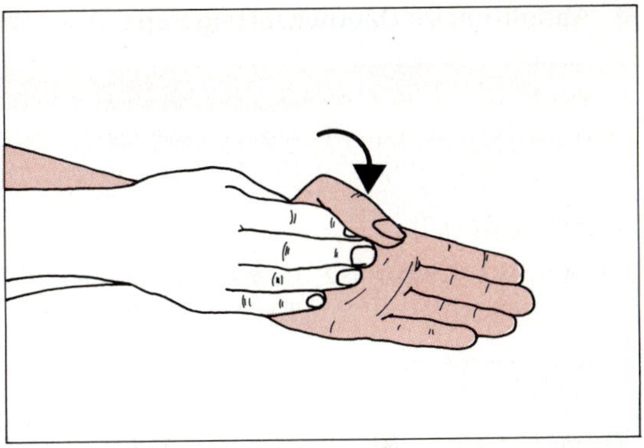

b

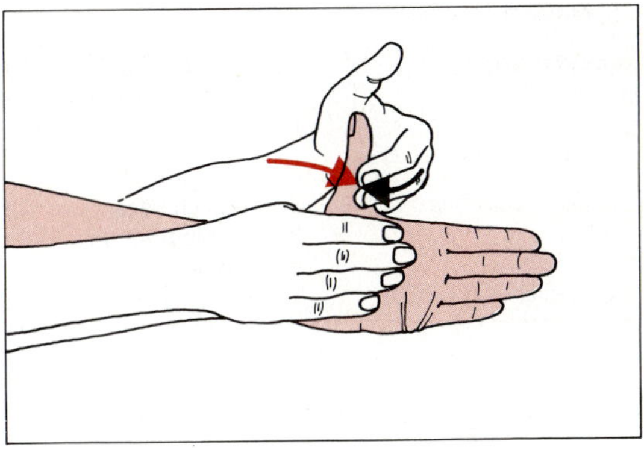

c

Abb. **76 b** u. **c** Prüfung der Flexion des Daumengrundgelenkes auf die Testnoten 2, 3, 4, 5 und 6

## Abduktion im Daumensattelgelenk (Abb. **77 a**)

| Muskel | | Ursprung | Ansatz |
|---|---|---|---|
| *M. abductor poll. longus*<br>N. radialis (C7 – C8) | 1 | Facies dorsalis ulnae, Membrana interossea, Facies dorsalis radii | Basis des Os metacarpae I |
| *M. abductor poll. brevis*<br>N. medianus (C8 – Th1) | 2 | Os scaphoideum, Retinaculum flexorum | Radiales Sesambein der Grundphalanx des Daumens |
| *M. extensor poll. brevis*<br>N. radialis (C7 – Th1) | | Ulna, Membrana interossea, Facies dors. radii | Basis der Grundphalanx des Daumens |
| *M. opponens poll.*<br>N. medianus (C6 – C7) | | Tuberculum ossis trapezii, Retinaculum flexorum | Rad. Rand des Os metacarpale I |
| *M. flexor poll. long.*<br>N. medianus (C6 – C8) | | Vorderfläche des Radius, Membrana interossea | Basis der Endphalanx des Daumens |

### Klinische Symptomatik

**Verkürzungen:** Selten sind Verkürzungen dieser Muskeln zu beobachten.

**Schwäche:** Der Daumen kann bei einer Schwäche nicht ausreichend abduziert werden. Die Oppositions- und Repositionsbewegungen des Daumens ist nur begrenzt durchführbar.

Funktionell wird diese Kraftminderung als positives Flaschenzeichen beschrieben: Beim Ergreifen einer Flasche oder eines Glases ist die Spanne zwischen Daumen und Zeigefinger vermindert, und die Schwimmhaut liegt dem Gegenstand nicht an.

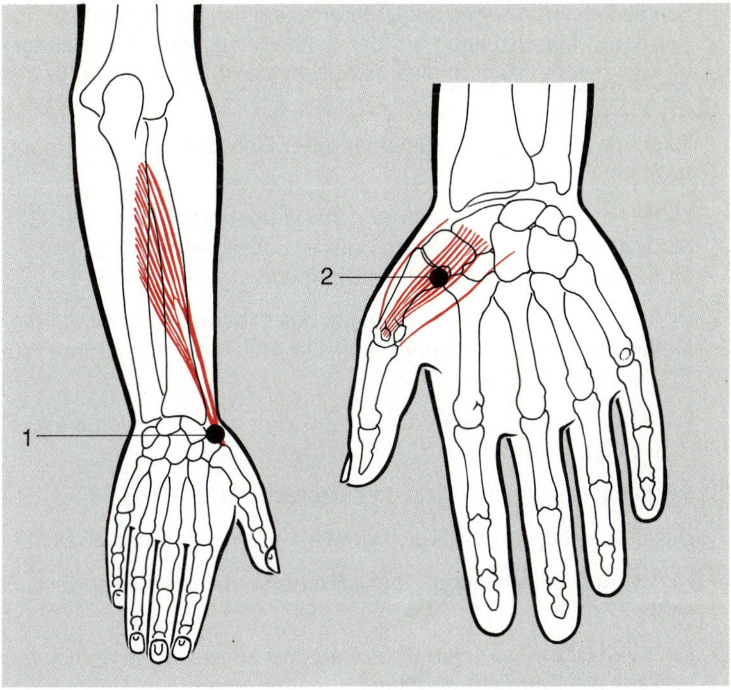


Abb. **77 a** Muskeln, die an der Abduktion des Daumensattelgelenkes beteiligt sind

1 M. abductor pollicis long.
2 M. abductor pollicis brevis

[1] Für die Palpation liegen der Unterarm und das Handgelenk des Patienten in Mittelstellung auf der Behandlungsbank. Das Handgelenk wird vom Prüfer in dieser Position fixiert (s. Abb. **77 b** für den Test 2).

Folgende Muskeln sind günstiger unter Einbeziehung ihrer Hauptfunktion zu palpieren:

M. extensor poll. brev. (Extension im Daumengrundgelenk, S. 232),
M. opponens poll. (Flexion im Daumensattelgelenk, S. 252),
M. flexor poll. long. (Flexion im Daumenendgelenk, S. 252).

[2] Der Unterarm und das Handgelenk des Patienten liegen in Mittelstellung auf der Behandlungsbank. Das Handgelenk wird vom Prüfer fixiert (Abb. **77 b**).

Die Abduktion des Daumens wird bis zum halben Bewegungsausmaß durchgeführt.

[3] Ausgangsstellung und Fixation entsprechend Test 2.

Das Bewegungsausmaß wird vom Patienten vollständig erreicht.

[4] [5] [6] Ausgangsstellung und Fixation entsprechend Test 2 (Abb. **77 c**).

Der Widerstand wird vom Prüfer an der radialen Seite der Grundphalanx des Daumens gegeben.

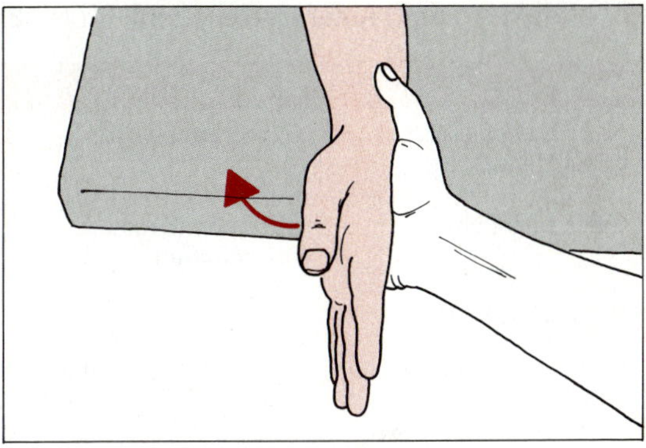

b

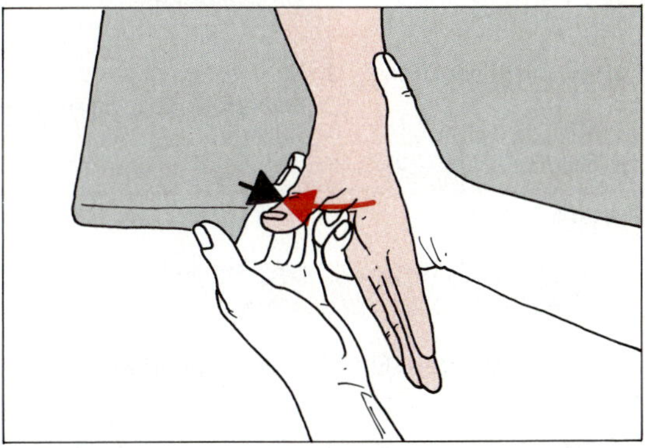

c

Abb. **77 b** u. **c** Prüfung der Abduktion des Daumensattelgelenkes auf die Testnoten 2, 3, 4, 5 und 6

## Adduktion im Daumensattelgelenk (Abb. **78 a** u. **b**)

| Muskel | | Ursprung | Ansatz |
|---|---|---|---|
| *M. adductor pollicis*<br>Caput transv.<br><br>Caput obliquum<br><br>N. ulnaris (C8 – Th1) | **1** | Os metacarpale III<br><br>Os trapezoideum, Os capitatum | Ulnares Sesambein des Daumengrundgelenkes<br>Ulnares Sesambein des Daumengrundgelenkes |
| *M. flexor pollicis brevis*<br>Caput superf.<br><br>Caput profundum<br><br>N. ulnaris (C8 – Th1) | **2** | Retinaculum flexorum<br><br>Os trapezium, Os trapezoideum, Os capitatum | Radiales Sesambein des Daumengrundgelenkes<br>Radiales Sesambein des Daumengrundgelenkes |
| *M. opponens pollicis*<br><br>N. medianus (C6 – C7) | **3** | Tuberculum ossis trapezii, Retinaculum flexorum | Radialer Rand des Os metacarpale I |

### Klinische Symptomatik

**Verkürzungen:** Einschränkungen in Richtung Abduktion sind zu erwarten.

**Schwäche:** Deutlich ist bei einer Schwäche die Atrophie zwischen dem Os metacarpale I und II; insbesondere, wenn eine Parese des N. ulnaris vorliegt und die Mm. interossei mit betroffen sind.

Zum einfachen Überprüfen einer Schwäche dient ein Blatt Papier, das der Patient im Pinzettengriff festhält. Wenn der Prüfer das Blatt herauszieht, kann der Betroffene, durch die schwachen Adduktoren, den Pinzettengriff nicht beibehalten. Er versucht über einen stärkeren Einsatz der Flexoren zu kompensieren. Dadurch geht das Endgelenk des Daumens vermehrt in eine Beugung (positives Froment-Zeichen).

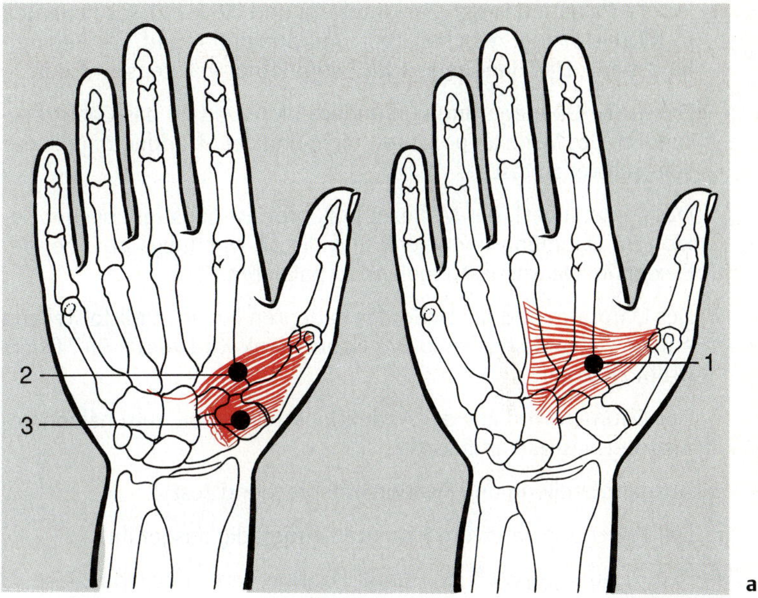


Abb. **78 a** Muskeln, die eine Adduktion im Daumensattelgelenk durchführen

1 M. adductor pollicis
2 M. flexor pollicis brev.
3 M. opponens pollicis

[1] Für die Palpation liegen der Unterarm und die Hand des Patienten in Mittelstellung zwischen Pro- und Supination auf der Behandlungsbank. Das Handgelenk wird vom Prüfer in Extension fixiert.

Durch die Überlagerung von anderen Muskeln ist das Caput profundum des M. flexor poll. brev. nicht und der M. adductor poll. nur sehr schwer zu tasten.

Das Caput superf. des M. flexor poll. brev. ist günstiger bei der Flexion im Daumengrundgelenk und der M. opponens poll. bei der Flexion im Daumensattelgelenk zu palpieren.

[2] Der Unterarm und die Hand des Patienten liegen in Mittelstellung auf der Behandlungsbank. Das Handgelenk wird vom Prüfer fixiert (Abb. **78 b**).

Der Daumen wird aus der Abduktionsstellung bis zum halben Bewegungsausmaß adduziert.

[3] Ausgangsstellung und Fixation entsprechend Test 2.

Die Bewegung wird vom Patienten endgradig ausgeführt.

[4] [5] [6] Ausgangsstellung und Fixation entsprechend Test 2 (Abb. **78 c**).

Der Widerstand wird vom Prüfer an der ulnaren Seite der Grundphalanx des Daumens gegeben.

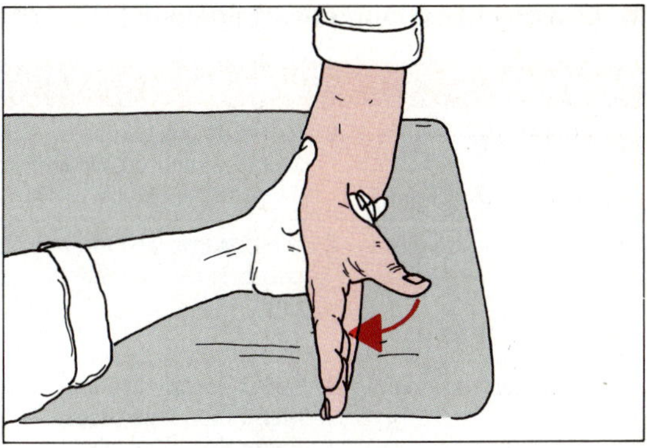

b

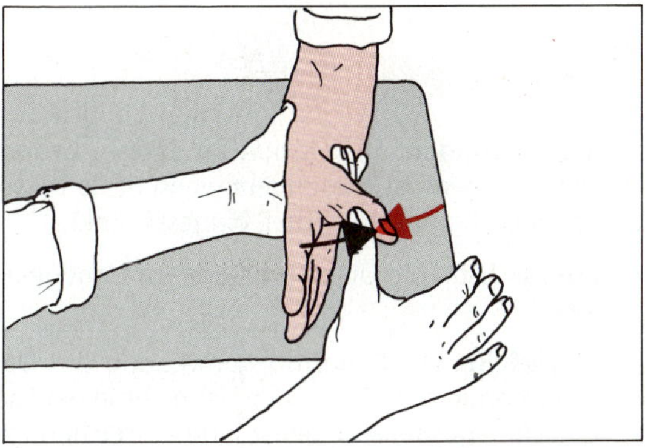

c

Abb. **78 b** u. **c** Prüfung der Abduktion des Daumensattelgelenkes auf die Testnoten 2, 3, 4, 5 und 6

## Extension im Daumensattelgelenk (Abb. **79 a**)

| Muskel | | Ursprung | Ansatz |
|---|---|---|---|
| *M. extensor poll. longus*<br>N. radialis (C7 – C8) | **1** | Facies dorsalis ulnae, Membrana interossea | Basis der Endphalanx des Daumens |
| *M. extensor poll. brevis*<br>N. radialis (C7 – Th1) | **2** | Ulna, Membrana interossea, Facies dorsalis radii | Basis der Grundphalanx des Daumens |
| *M. abductor poll. longus*<br>N. radialis (C7 – C8) | **3** | Facies dorsalis ulnae, Membrana interossea, Facies dorsalis radii | Basis des Os metacarpale I |

### Klinische Symptomatik

**Verkürzungen:** Die Flexion im Sattel-, Grund- und Endgelenk des Daumens ist, besonders wenn diese Bewegungen gemeinsam durchgeführt werden, eingeschränkt.

Ebenso kann die Ulnarabduktion im Handgelenk beeinträchtigt sein.

**Schwäche:** Die Repositionsbewegung des Daumens ist in der Kraft gemindert. Der Patient ist nicht in der Lage, die Hand zum Ergreifen größerer Gegenstände ausreichend zu öffnen.

Dieses klinische Bild finden wir bei einer Parese des N. radialis (S. 291 – 292).

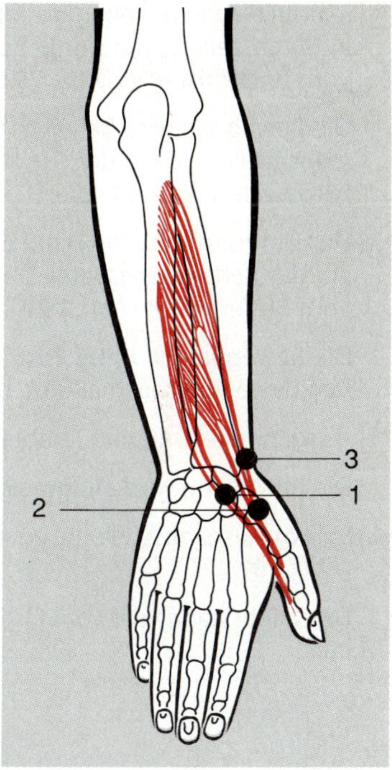


a

Abb. **79a** Muskeln, die eine Extension im Daumensattelgelenk durchführen

1 M. extensor pollicis long
2 M. extensor pollicis brev.
3 M. abductor pollicis long.

1 Für die Palpation liegen der Unterarm und die Hand des Patienten in Mittelstellung auf der Behandlungsbank. Das Handgelenk wird vom Prüfer fixiert (s. Abb. **79 b** für den Test 2).

Die Bewegung wird bei einer leichten Abduktionsstellung im Daumensattelgelenk in der Sagittalebene durchgeführt. Der Daumen wird nach radial extendiert.

2 Der Unterarm und die Hand des Patienten liegen in Mittelstellung auf der Behandlungsbank. Das Handgelenk wird in dieser Position vom Prüfer fixiert (Abb. **79 b**).

Die Bewegung ist unter Test 1 beschrieben und wird bis zum halben Bewegungsausmaß durchgeführt.

3 Ausgangsstellung und Fixation entsprechend Test 2.

Die Bewegung wird endgradig ausgeführt.

4 5 6 Ausgangsstellung und Fixation entsprechend Test 2 (Abb. **79 c**).

Der Widerstand wird vom Prüfer dorsal am Os metacarpale I gegeben.

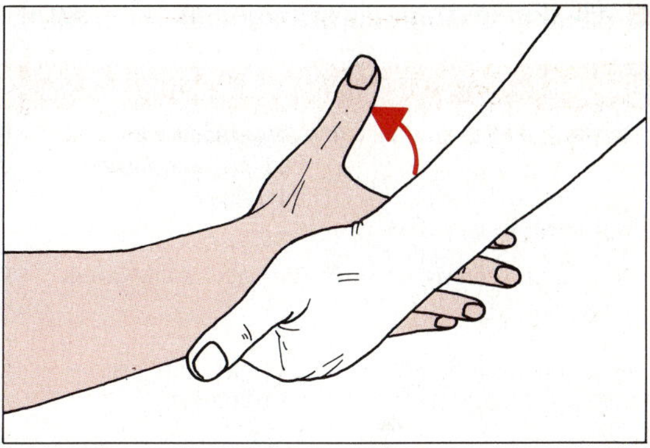

b

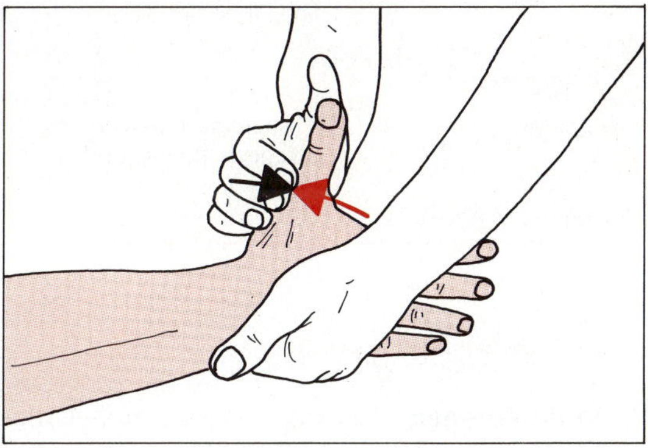

c

Abb. **79 b** u. **c** Prüfung der Extension des Daumensattelgelenkes auf die Testnoten 2, 3, 4, 5 und 6

## Flexion im Daumensattelgelenk (Abb. 80 a)

| Muskel | | Ursprung | Ansatz |
|---|---|---|---|
| *M. flexor poll. longus*<br><br><br>N. medianus (C6 – C8) | 1 | Vorderfläche des Radius, Membrana interossea | Basis der Endphalanx des Daumens |
| *M. flexor pol. brevis*<br>Caput superf.<br><br>N. medianus (C8 – Th1)<br>Caput profundum<br><br>N. ulnaris (C8 – Th1) | 2 | Retinaculum flexorum<br><br><br>Os trapezoideum, Os trapezium | Radiales Sesambein des Daumengrundgelenkes<br>Radiales Sesambein des Daumengrundgelenkes |
| *M. abductor pol. brevis*<br><br><br>N. medianus (C8 – Th1) | 3 | Os scaphoideum, Retinaculum flexorum | Radiales Sesambein des Grundphalanx des Daumens |
| *M. opponens pol.*<br><br><br>N. medianus (C6 – C7) | 4 | Tuberculum ossis trapezii, Retinaculum flexorum | Radialer Rand des Os metacarpale I |

### Klinische Symptomatik

**Verkürzungen:** Die Extension im Sattel-, Grund- und Endgelenk des Daumens ist eingeschränkt.

Der Daumen kann, je nach Verkürzungsgrad, nicht ausreichend in eine Repositionsstellung gebracht werden. Die Spannweite zwischen dem Daumen und den anderen Fingern verkleinert sich. Größere Gegenstände können vom Betroffenen nicht gegriffen werden.

**Schwäche:** Die Oppositionsbewegung des Daumens ist in der Kraft gemindert. Beim Anheben von schwereren Gegenständen versucht der Patient, die Schwäche durch den verstärkten Einsatz der Flexion im Grund- und Endgelenk des Daumens auszugleichen.

Sind die Flexoren ebenfalls ausgefallen oder geschwächt, kompensiert er die fehlende Funktion über eine Dorsalextension im

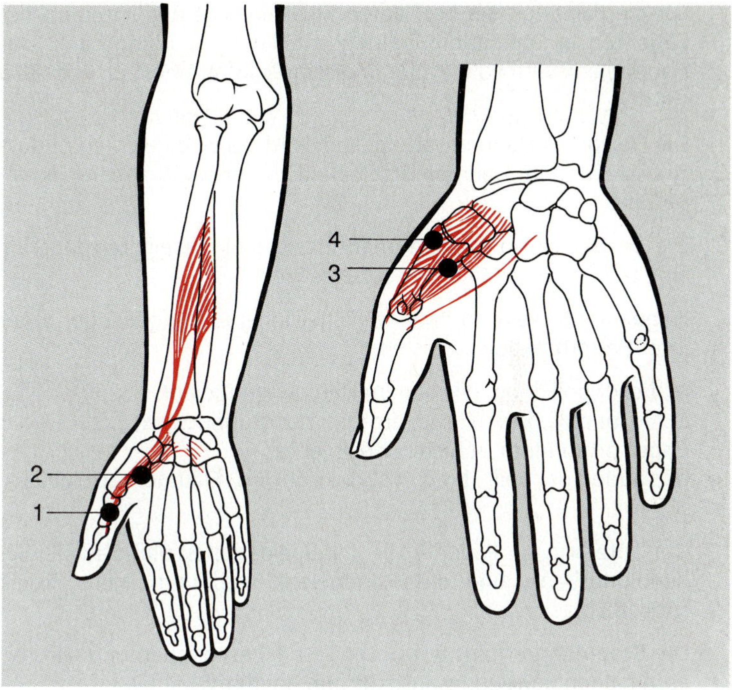


a

Abb. **80 a** Muskeln, die eine Flexion im Daumensattelgelenk durchführen

1 M. flexor pollicis long.
2 M. flexor pollicis brev.
3 M. abductor pollicis brev.
4 M. opponens pollicis

Handgelenk. Sie führt zu einer passiven Flexion im Grund- und Endgelenk des Daumens.

Weiterhin können von dem Patienten kleine Gegenstände nicht im Pinzetten- oder Spitzgriff gehalten werden. Er versucht diese Schwäche durch eine Adduktion im Daumensattelgelenk auszugleichen.

Dieses klinische Bild kann bei einer Parese des N. medianus beobachtet werden (s. S. 294 – 295).

[1] Für die Palpation der beteiligten Muskeln liegt der Unterarm des Patienten in Supinationsstellung auf der Behandlungsbank. Das Handgelenk wird vom Prüfer in dieser Position fixiert (s. Abb. **80 b** für den Test 2).

Die Flexion im Daumensattelgelenk wird bei einer leichten Abduktionsstellung im Daumensattelgelenk in der Sagittalebene durchgeführt.

Die an der Flexion im Daumensattelgelenk beteiligten Muskeln sind schwer gegeneinander abzugrenzen.

Folgende Muskeln sind bei fraglicher Innervation günstiger unter ihrer Hauptfunktion zu tasten:

M. flexor poll. long. (Flexion im Daumenendgelenk, S. 230),
M. flexor poll. brev. (Flexion im Daumengrundgelenk, S. 236) – das Caput profundum ist nicht zu palpieren –,
M. abductor poll. brev. (Abduktion im Daumensattelgelenk, S. 240).

[2] Der Unterarm des Patienten liegt in Supinationsstellung auf der Behandlungsbank, und das Handgelenk wird vom Prüfer fixiert (Abb. **80 b**).

Die Bewegung erfolgt wie unter Test 1 beschrieben und wird bis zum halben Bewegungsausmaß durchgeführt.

[3] Ausgangsstellung und Fixation entsprechend Test 2.

Die Bewegung wird vollständig ausgeführt.

[4] [5] [6] Ausgangsstellung und Fixation entsprechend Test 2 (Abb. **80 c**).

Der Widerstand wird vom Prüfer volar am Os metacarpale I gegeben.

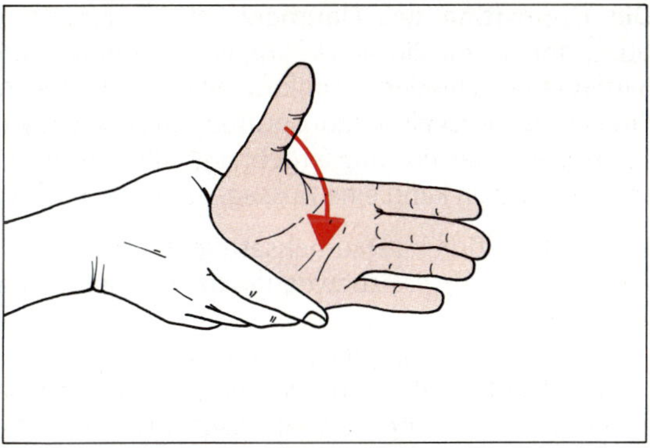

b

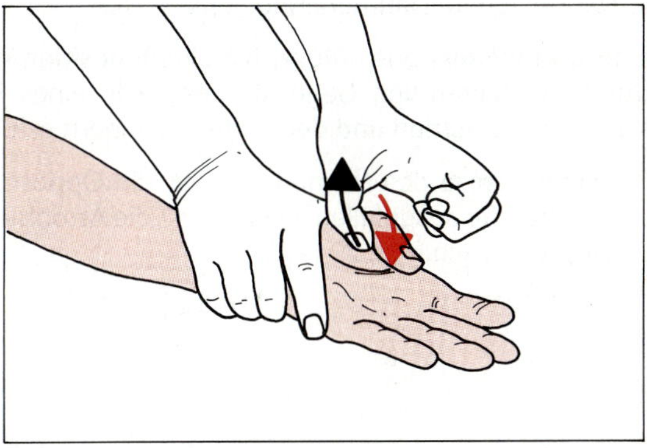

c

Abb. **80 b** u. **c** Prüfung der Flexion des Daumensattelgelenkes auf die Testnoten 2, 3, 4, 5 und 6

**Die Opposition des Daumens** ist ein zusammengesetzter Bewegungsablauf, da die Bewegung mehrgelenkig funktioniert und eine Synergie verschiedener Funktionen darstellt. Sie kann daher nicht im Sinne einer Muskelfunktionsprüfung untersucht werden. Erst über die Summation der Prüfungsergebnisse aller an der Opposition beteiligten Funktionen kann eine Aussage über die Kraft erfolgen:

- Die Abduktion im Daumensattelgelenk.
  Sie ist eine Abspreizbewegung des Os metacarpale I in der frontalen Ebene.
- Die Flexion im Daumensattelgelenk.
  Sie erfolgt bei Abduktionsstellung im Daumensattelgelenk. Das Os metacarpale I wird bis an die Sagittalebene, die durch das Os metacarpale II gelegt wird, herangeführt.
- Die Flexion im Daumengrundgelenk.
- Die Flexion im Daumenendgelenk.

Eine grobe Funktionsprüfung für die Opposition des Daumens kann durch Festhalten von Gegenständen, z. B. eines Stücks Papier, zwischen dem Daumen und den anderen Fingern erfolgen.

Bei einer Parese des N. medianus ist die Oppositionsbewegung geschwächt oder ausgefallen. Deutlich ist die Atrophie der Muskulatur im Bereich des Thenar (S. 294 – 295).

**Die Reposition des Daumens** ist, wie die Opposition, eine mehrgelenkige Bewegung. Sie ist die Synergie verschiedener Funktionen und läßt sich nicht nach den Gesichtspunkten der Muskelfunktionsprüfung untersuchen. Nur die Beurteilung der an der Bewegung beteiligten Funktionen gibt uns differenziert Auskunft über den Bewegungsablauf:

- Die Abduktion im Daumensattelgelenk.
  Sie ist eine Abspreizbewegung des Os metacarpale I in der frontalen Ebene.
- Die Extension im Daumensattelgelenk.
  Sie erfolgt bei Abduktionsstellung im Daumensattelgelenk. Der Daumen wird nach radial extendiert.
- Die Extension im Daumengrundgelenk.
- Die Extension im Daumenendgelenk.

Bei einer Parese des N. radialis ist die Repositionsbewegung des Daumens geschwächt oder ganz ausgefallen (S. 291 – 292).

# Fingergelenke

## Spreizen in den Fingergrundgelenken (Abb. **81 a**)

| Muskel | | Ursprung | Ansatz |
|---|---|---|---|
| *Mm. interossei dors.*<br>N. ulnaris (C8–Th1) | 1 | Zueinandergekehrte Seiten der fünf Metakarpalknochen | Basen der Grundphalangen, Dorsalaponeurosen 2–5 |
| *M. abductor digiti min.*<br>N. ulnaris (C8–Th1) | 2 | Os pisiforme, Lig. pisohamatum, Retinaculum flexorum | Ulnarer Rand der Basis der Grundphalanx V, Streckaponeurose des 5. Fingers |
| *M. extensor dig. com.*<br>N. radialis (C6–C8) | | Epicondylus lateralis humeri, Lig. collaterale lat., Lig. anulare radii, Fascia antebrachii | Basen der Grundphalangen, Dorsalaponeurose 2.–5. Finger |

### Klinische Symptomatik

**Verkürzungen:** Liegt eine Verkürzung der Mm. interossei dorsales vor, lassen sich die Fingergrundgelenke, bei gleichzeitiger Flexion der Mittel- und Endgelenke, nicht in Extension bringen. Meist sind zur gleichen Zeit auch die Mm. interossei palmares und die Mm. lumbricales verkürzt.

**Schwäche:** Zwischen den Metakarpalknochen und am Kleinfingerballen ist eine deutliche Atrophie sichtbar.

Sind die Mm. interossei dorsales geschwächt, befinden sich die Finger in Krallenstellung. Diese Krallenstellung entsteht durch das muskuläre Übergewicht des M. extensor dig. communis in den Fingergrundgelenken. Sie befinden sich dabei in Hyperextension, während die Mittel- und Endgelenke der Finger kompensatorisch durch den Zug der überdehnten Flexoren in den Grundgelenken flektiert sind.

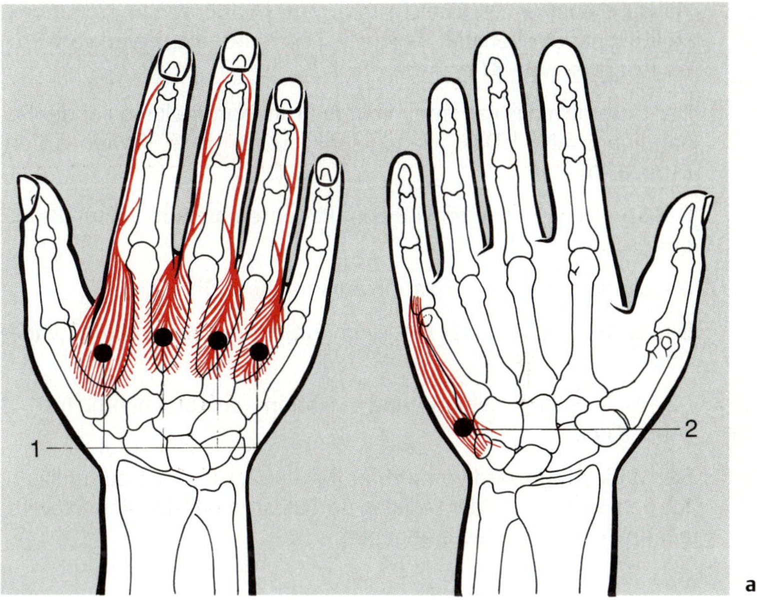


Abb. **81 a** Muskeln, die am Spreizen in den Fingergrundgelenken beteiligt sind

1 Mm. interossei dors.
2 M. abductor dig. min.

Ist der M. extensor dig. communis von einer Schwäche betroffen, ist eine deutliche Kraftminderung bei der Extension in allen Fingergelenken und bei der Dorsalextension im Handgelenk festzustellen.

[1] Für die Palpation liegt der Unterarm des Patienten in Pronationsstellung auf der Behandlungsbank. Das Handgelenk wird vom Prüfer fixiert (s. Abb. **81 b** für den Test 2).

[2] Der Unterarm des Patienten liegt in Pronationsstellung auf der Behandlungsbank. Das Handgelenk wird vom Prüfer fixiert (Abb. **81 b**).

Das Spreizen der Finger wird vom Patienten bis zum halben Bewegungsausmaß erreicht.

[3] Ausgangsstellung und Fixation entsprechend Test 2.

Das Spreizen der Finger wird vom Patienten vollständig durchgeführt.

[4] [5] [6] Ausgangsstellung und Fixation entsprechend Test 2 (Abb. **81 c**).

Der Widerstand wird vom Prüfer für den 2. Finger an der radialen, für den 3. Finger an der radialen und ulnaren, für den 4. und 5. Finger an der ulnaren Seite gegeben.

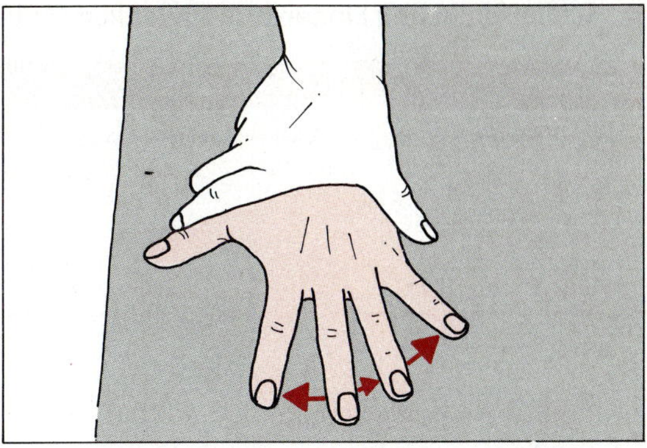

b

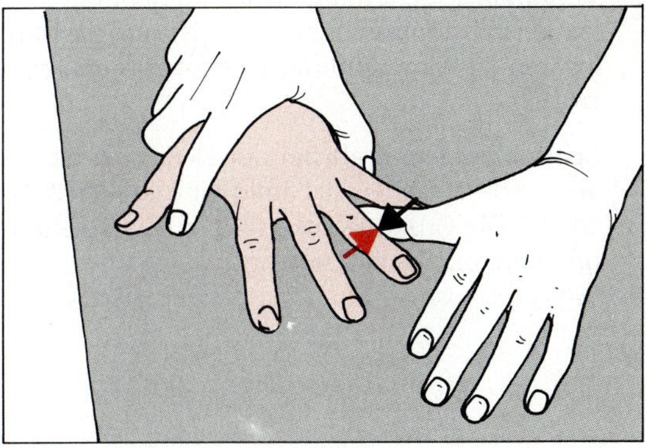

c

Abb. **81 b** u. **c** Prüfung des Spreizens in den Fingergrundgelenken auf die Testnoten 2, 3, 4, 5 und 6

## Schließen in den Fingergrundgelenken (Abb. 82 a)

| Muskel | Ursprung | Ansatz |
|---|---|---|
| *Mm. interossei palmares*<br><br>N. ulnaris (C8 – Th1) | Os metacarpale II, IV und V | Basen der Grundphalangen II, IV und V und der entsprechenden Dorsalaponeurosen |

### Klinische Symptomatik

**Verkürzungen:** Die Fingergrundgelenke lassen sich bei einer Verkürzung nicht mit gleichzeitig gebeugten Mittel- und Endgelenken in Extension bringen. Meist sind die Mm. interossei dorsales und die Mm. lumbricales ebenfalls von einer Verkürzung betroffen.

**Schwäche:** Die Kraft bei der Flexion in den Grundgelenken ist vermindert. Dabei ist häufig eine Krallenstellung der Finger zu sehen. Die Grundgelenke sind in Überstreckung und die Mittel- und Endgelenke in Beugung.

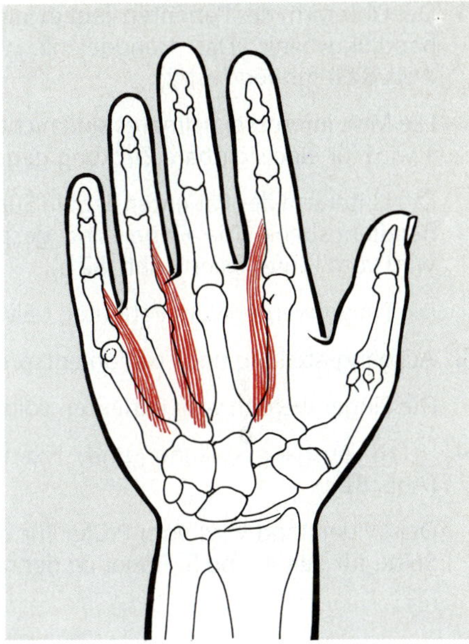

a

Abb. **82 a** Mm. interossei palmares, die das Schließen in den Fingergrundgelenken durchführen

[1] Der Unterarm des Patienten liegt in Supinationsstellung auf der Behandlungsbank. Das Handgelenk wird vom Prüfer fixiert (s. Abb. **82 b** für den Test 2).

Die Mm. interossei palmares sind nicht zu palpieren. Die Benotung 1 wird für eine sichtbare Zuckung gegeben.

[2] Der Unterarm des Patienten liegt in Supinationsstellung auf der Behandlungsbank. Die Finger sind gespreizt und das Handgelenk wird vom Prüfer fixiert (Abb. **82 b**).

Die Finger werden vom Patienten teilweise zueinander geführt.

[3] Ausgangsstellung und Fixation entsprechend Test 2.

Die Finger werden vom Patienten vollständig geschlossen.

[4] [5] [6] Ausgangsstellung und Fixation entsprechend Test 2 (Abb. **82 c**).

Der Widerstand wird vom Prüfer für den 2. Finger an der ulnaren Seite, für den 4. und 5. Finger an der radialen Seite gegeben.

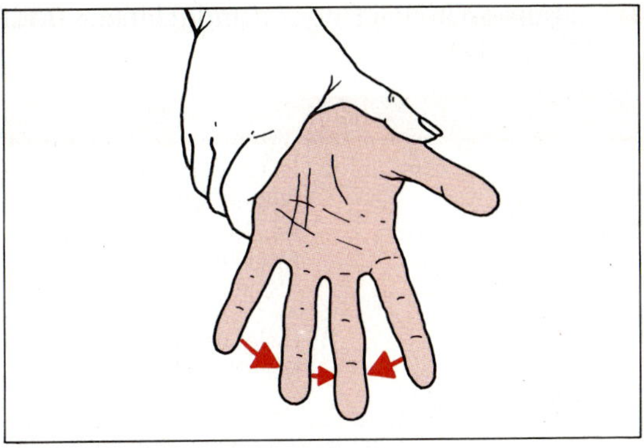

b

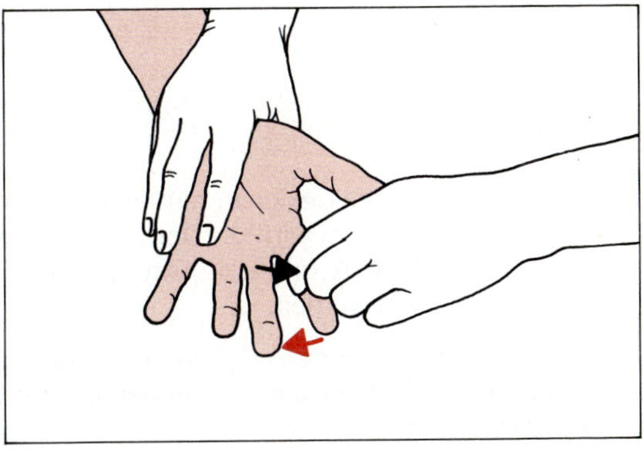

c

Abb. **82b** u. **c** Prüfung des Schließens in den Fingergrundgelenken auf die Testnoten 2, 3, 4, 5 und 6

## Extension in den Fingergrundgelenken (MCP-Gelenke) (Abb. **83 a**)

| Muskel | | Ursprung | Ansatz |
|---|---|---|---|
| *M. extensor dig. com.*<br>N. radialis (C6 – C8) | 1 | Epicondylus lateralis humeri, Lig. collaterale lat., Lig. anulare radii, Fascia antebrachii | Dorsalaponeurose des 2. bis 5. Fingers |
| *M. extensor indicis*<br>N. radialis (C6 – C8) | 2 | Facies dorsalis ulnae, Membrana interossea | Dorsalaponeurose des 2. Fingers |
| *M. extensor dig. minimi*<br>N. radialis (C6 – C8) | 3 | Epicondylus lateralis humeri | Dorsalaponeurose des 5. Fingers |

### Klinische Symptomatik

**Verkürzungen:** Die Flexion in sämtlichen Fingergelenken ist beeinträchtigt. Deutlich wird die Verkürzung, wenn eine Volarflexion im Handgelenk und eine Extension im Ellenbogengelenk hinzugenommen werden.

Eine länger bestehende Verkürzung mit gleichzeitiger Überbelastung dieser Muskeln kann Reizungen an den Ursprungssehnen am Epicondylus lateralis hervorrufen.

**Schwäche:** Eine Schwäche der beteiligten Muskeln, besonders des M. extensor dig. communis, führt neben einer Schwäche bei der Extension in den MCP-Gelenken ebenso zu einer Kraftminderung bei der Dorsalextension im Handgelenk.

Bei größerer Kraftminderung kann der Patient die Hand nicht aktiv öffnen. Um Gegenstände ergreifen zu können, bringt er das Handgelenk in Volarflexion, so daß sich die Hand passiv öffnet.

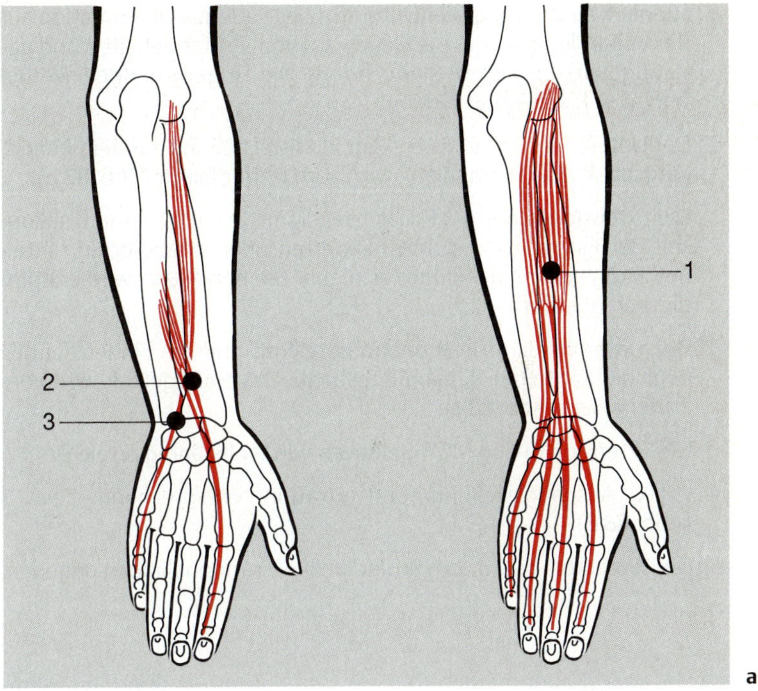


Abb. **83 a** Muskeln, die eine Extension in den Fingergrundgelenken durchführen

1 M. extensor dig. com.
2 M. extensor indicis
3 M. extensor dig. min.

[1] Für die Palpation liegt der Unterarm des Patienten in Pronation auf der Behandlungsbank. Die Hand wird vom Prüfer gehalten und das Handgelenk in Mittelstellung fixiert. Die Fingergrundgelenke befinden sich in leichter Flexion.

[2] Der Unterarm des Patienten liegt in Mittelstellung auf der Behandlungsbank. Das Handgelenk wird vom Prüfer fixiert (Abb. **83 b**).

Die Extension in den MCP-Gelenken kann, je nach Dehnungsfähigkeit der Fingerflexoren, mit flektierten oder extendierten Mittel- und Endgelenken der Finger erfolgen. Die Bewegung wird endgradig durchgeführt.

[3] Der Unterarm liegt in Pronationsstellung und die Finger hängen über die Kante der Behandlungsbank. Das Handgelenk wird vom Prüfer fixiert (Abb. **83 c**).

Die Extension in den MCP-Gelenken wird vollständig erreicht.

[4] [5] [6] Ausgangsstellung und Fixation entsprechend Test 3 (Abb. **83 d**).

Der Widerstand wird vom Prüfer an den Grundphalangen gegeben.

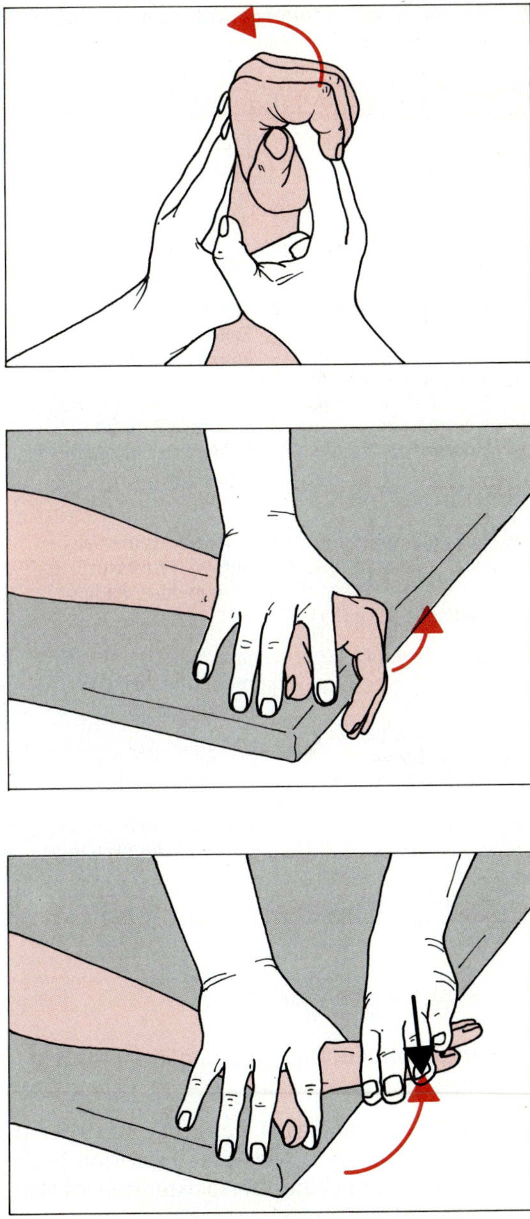

b

c

d

Abb. **83 b–d** Prüfung der Extension in den Fingergrundgelenken auf die Testnoten 2, 3, 4, 5 und 6

## Flexion in den Fingergrundgelenken (MCP-Gelenken) (Abb. **84 a**)

| Muskel | | Ursprung | Ansatz |
|---|---|---|---|
| *Mm. interossei palmares*<br>N. ulnaris (C8 – Th1) | | Os metacarpale II, IV und V | Basen der Grundphalangen II, IV und V und den entsprechenden Dorsalaponeurosen |
| *Mm. interossei dorsalis*<br>N. ulnaris (C8 – Th1) | **1** | zueinandergekehrte Seiten der fünf Metakarpalknochen | Basen der Grundphalangen, Dorsalaponeurosen 2 – 5 |
| *Mm. lumbricales*<br>N. medianus<br>N. ulnaris (C8 – Th1) | **2** | radiale Seiten der Sehnen des M. flexor dig. prof. | Gelenkkapsel der Grundgelenke, Streckaponeurosen |
| *M. flexor dig. sup.*<br>N. medianus (C7 – Th1) | **3** | Epicondylus medialis humeri, Processus coronoideus, Radius | Mitte der Mittelphalangen des 2. bis 5. Fingers |
| *M. flexor dig. prof.*<br>N. interosseus palm. des n. medianus, n. ulnaris (C7 – Th1) | | proximale 2/3. der Palmarfläche der Ulna, Membrana interossea | Basen der Endphalangen des 2. bis 5. Fingers |
| *M. flexor dig. min. brevis*<br>N. ulnaris (C8 – Th1) | | Retinaculum flexorum, Hamulus des Os hamatum | Palmarfläche der Basis der Grundphalanx |

### Klinische Symptomatik

**Verkürzungen:** Die Streckung in sämtlichen Fingergelenken ist eingeschränkt.

Eine Verkürzung des M. flexor dig. superf. und des M. flexor dig. prof. wird deutlich, wenn die Extension in den Fingergelenken gemeinsam mit einer Dorsalextension im Handgelenk durchgeführt wird.

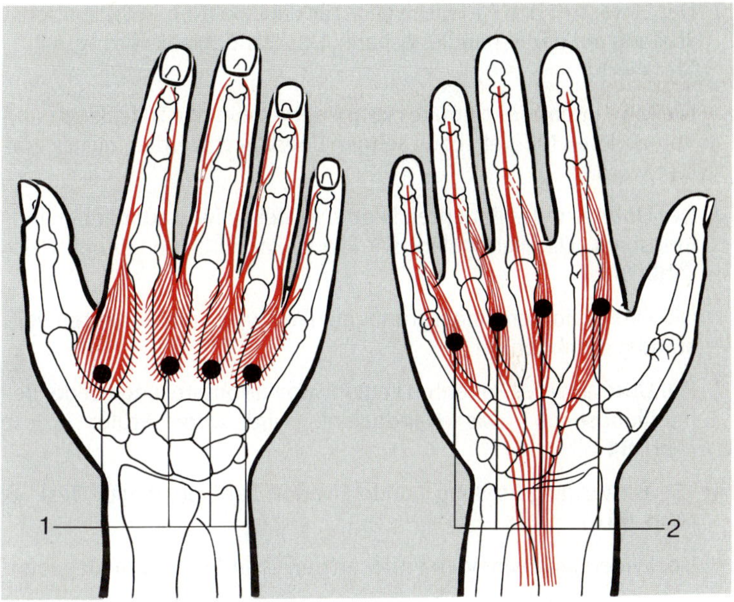


Abb. **84 a** Muskeln, die an der Flexion der Fingergrundgelenke beteiligt sind

1 Mm. interossei dors.
2 Mm. lumbricales

**Schwäche:** Eine Schwäche der beteiligten Muskeln hat neben einer Kraftminderung bei der Flexion in den Metakarpophalangealgelenken auch einen Kraftverlust bei der Flexion in den distalen und proximalen Interphalangealgelenken und bei der Volarflexion im Handgelenk zur Folge. Dieses bedeutet für den Patienten einen erheblichen Funktionsverlust, da der Faustschluß nur ungenügend durchgeführt werden kann. Schwerere Gegenstände können nicht unter Beibehaltung der Volarflexion angehoben werden.

Überwiegt die Schwäche bei der Flexion in den Metakarpophalangealgelenken, so sind die Mm. interossei und die Mm. lumbricales, als kräftigste Flexoren in diesen Gelenken, stärker betroffen. Klinisch können wir das Bild wie bei einer Parese des N. ulnaris beobachten (s. S. 292 – 293).

1 Der Unterarm des Patienten liegt für die Palpation in Supinationsstellung auf der Behandlungsbank. Das Handgelenk wird vom Prüfer fixiert.

Die Mm. interossei palmares können, da sie in der Tiefe liegen und von anderen Muskeln bzw. Sehnen überlagert werden, nicht getastet werden.

2 Der Unterarm des Patienten liegt in Mittelstellung auf der Behandlungsbank. Das Handgelenk wird von volar durch den Prüfer fixiert (Abb. **84b**).

Die Flexion in den Fingergrundgelenken wird vom Patienten vollständig durchgeführt.

3 Der Unterarm des Patienten liegt in Supinationsstellung auf der Behandlungsbank. Das Handgelenk wird vom Prüfer fixiert (Abb. **84c**).

4 5 6 Ausgangsstellung und Fixation entsprechend Test 3 (Abb. **84d**).

Der Widerstand wird vom Prüfer an den Grundphalangen gegeben.

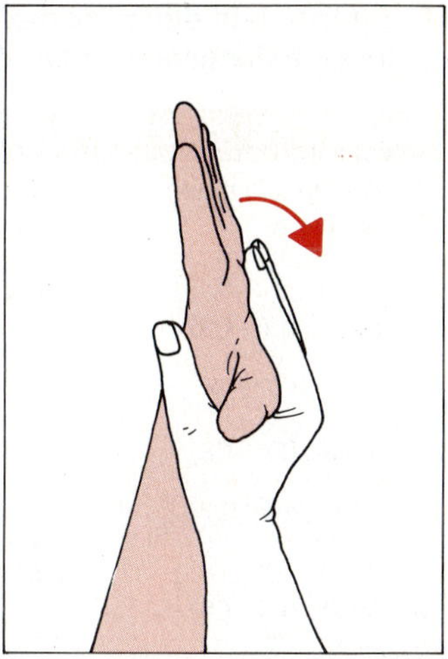

b

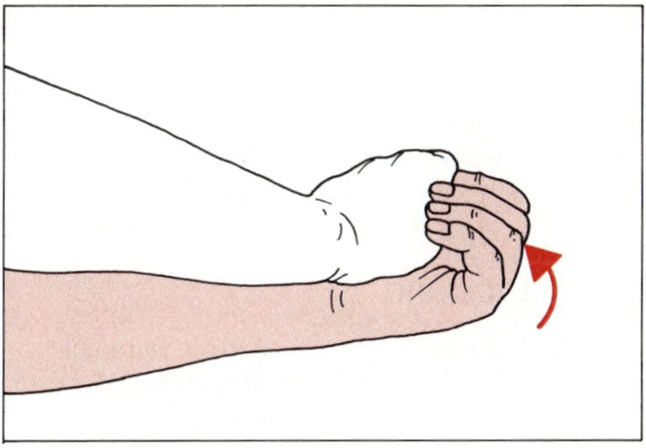

c

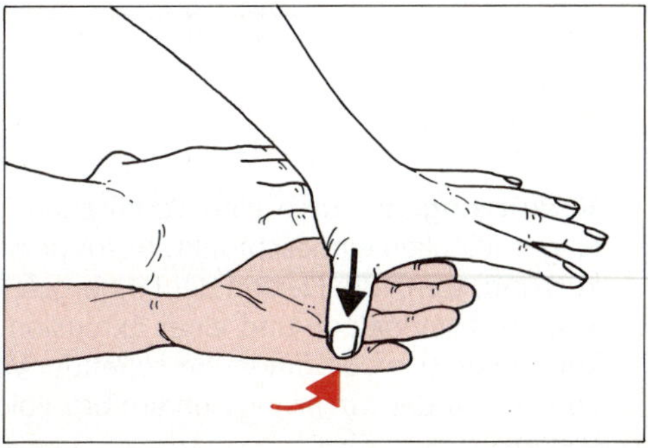

d

Abb. **84b–d** Prüfung der Flexion in den Fingergrundgelenken auf die Testnoten 2, 3, 4, 5 und 6

## Extension in den proximalen und distalen Interphalangealgelenken (PIP- und DIP-Gelenke) (Abb. **85 a**)

| Muskel | | Ursprung | Ansatz |
|---|---|---|---|
| *M. extensor digitorum communis*<br>N. radialis (C6–C8) | 1 | Epicondylus lateralis humeri, Lig. collaterale lat., Lig. anulare radii, Fascia antebrachii | Dorsalaponeurosen des 2.–5. Fingers |
| *M. extensor indicis*<br>N. radialis (C6–C8) | | Facies dorsalis ulnae, Membrana interossea | Dorsalaponeurose des Zeigefingers |
| *M. extensor digiti minimi*<br>N. radialis (C6–C8) | | Epicondylus lateralis humeri, Lig. collaterale lat., Lig. anulare radii | Dorsalaponeurose des 5. Fingers |
| *Mm. interossei palmares*<br>N. ulnaris (C8–Th1) | | Os metacarpale II, IV und V | Basen der entsprechenden Grundphalangen, Dorsalaponeurosen |
| *Mm. interossei dorsales*<br>N. ulnaris (C8–Th1) | 2 | Zweiköpfig von den zueinandergekehrten Seiten der fünf Metakarpalknochen | Basen der Grundphalangen, Dorsalaponeurosen |
| *Mm. lumbricales*<br>N. medianus<br>N. ulnaris (C8–Th1) | | Radiale Seiten der Sehnen des M. flexor dig. prof. | Gelenkkapseln der Grundgelenke, Dorsalaponeurosen |

### Klinische Symptomatik

**Verkürzungen:** Durch eine Verkürzung ist die Flexion in allen Fingergelenken eingeschränkt. Besonders deutlich wird die Verkürzung, wenn die Flexion der Fingergelenke mit einer Volarflexion im Handgelenk und einer Extension im Ellenbogengelenk kombiniert wird. Bei länger bestehender Verkürzung können Reizungen an den Ursprungssehnen am Epicondylus lateralis entstehen.

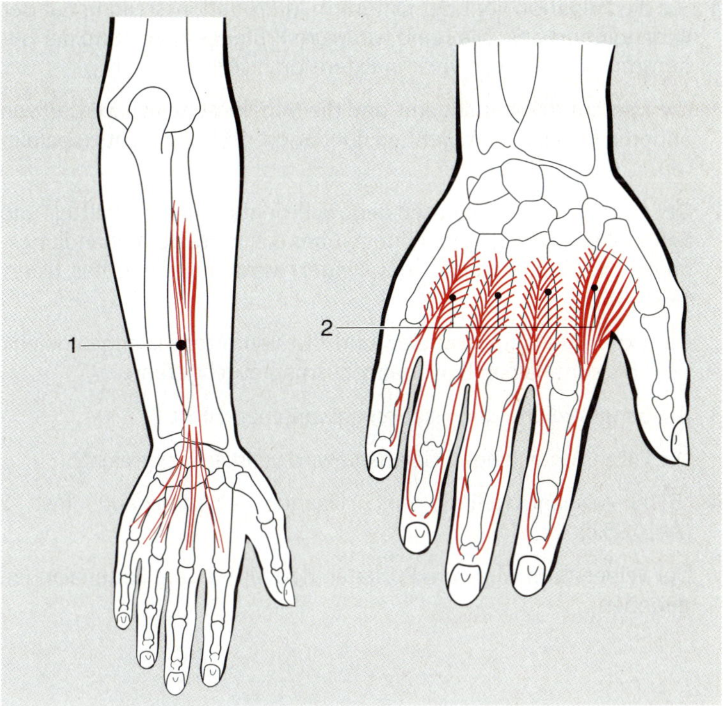


Abb. **85 a** Muskeln, die an der Extension der prox. und dist. Interphalangealgelenke beteiligt sind

1 M. extensor dig. com.
2 Mm. interossei dors.

Eine Verkürzung der Mm. interossei und der Mm. lumbricales kann festgestellt werden, wenn die Grundgelenke der Finger in Extension und die Mittel- und Endgelenke in Flexion gebracht werden.

**Schwäche:** Eine Schwäche führt zu einer deutlichen Kraftminderung bei der Extension in allen Fingergelenken und bei der Dorsalextension im Handgelenk.

Sind die Mm. interossei und die Mm. lumbricales betroffen, so ist die Kraft bei der Flexion in den Metakarpophalangealgelenken und beim Spreizen und Schließen in den Fingern herabgesetzt.

[1] Für die Palpation liegt der Unterarm in Pronationsstellung auf der Behandlungsbank. Die Hand wird vom Prüfer gehalten und die Fingergrundgelenke von volar in Extension fixiert.

Die Mm. interossei palmares und die Mm. lumbricales werden von anderen Muskeln bzw. Sehnen überlagert und sind nicht zu palpieren.

[2] Der Unterarm des Patienten liegt in Pronation und die Mittel- und Endphalangen der Finger hängen über die Kante der Behandlungsbank. Die Grundgelenke der Finger werden vom Prüfer fixiert (Abb. **85 b**).

Die Extension im proximalen und distalen Interphalangealgelenk wird bis zum halben Bewegungsausmaß durchgeführt.

[3] Ausgangsstellung und Fixation entsprechend Test 2.

Die Extension in beiden Gelenken wird vollständig erreicht.

[4] [5] [6] Ausgangsstellung und Fixation entsprechend Test 2 (Abb. **85 c**).

Der Widerstand wird vom Prüfer an den Mittel- und Endphalangen gegeben.

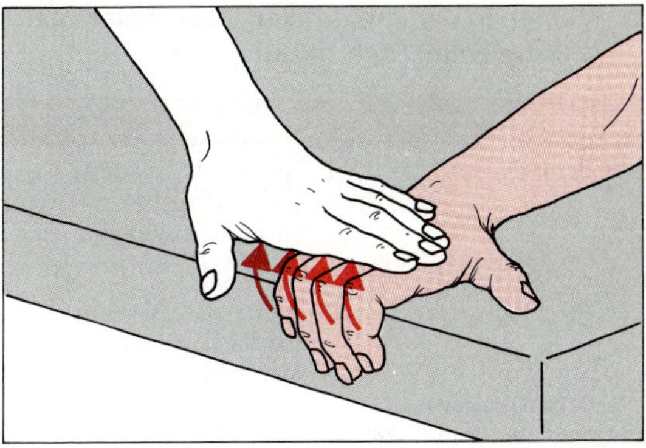

b

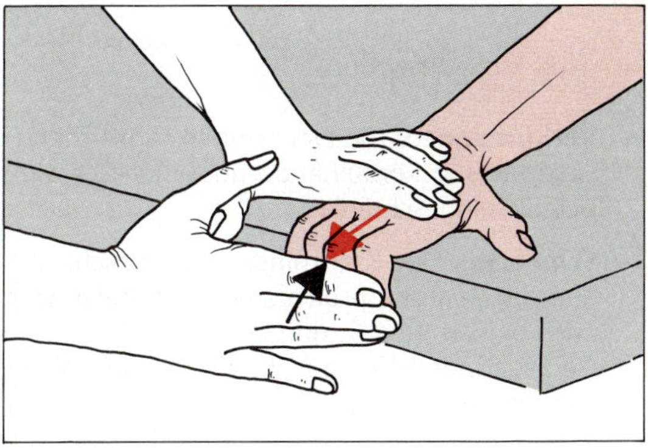

c

Abb. **85 b** u. **c** Prüfung der Extension in den proximalen und distalen Interphalangealgelenken auf die Testnoten 2, 3, 4, 5 und 6

## Flexion in den proximalen Interphalangealgelenken (PIP-Gelenke) (Abb. **86a**)

| Muskel | | Ursprung | Ansatz |
|---|---|---|---|
| *M. flexor dig. sup.*<br>N. medianus (C7–Th1) | 1 | Epicondylus medialis humeri, Processus coronoideus, Radius | Mitte der Mittelphalangen des 2. bis 5. Fingers |
| *M. flexor dig. prof.*<br>N. interosseus aus N. medianus und N. ulnaris (C6–Th1) | 2 | Proximale 2/3. der Palmarfläche der Ulna, Membrana interossea | Basen der Endphalangen des 2. bis 5. Fingers |

### Klinische Symptomatik

**Verkürzungen:** Die Extension in sämtlichen Fingergelenken ist, besonders in Kombination mit einer Dorsalextension im Handgelenk, eingeschränkt.

**Schwäche:** Eine Kraftminderung ist nicht nur bei der Flexion in den distalen und proximalen Interphalangealgelenken sondern auch bei der Volarflexion im Handgelenk vorhanden. Schwerere Gegenstände können nicht unter Beibehaltung der Volarflexion angehoben werden.

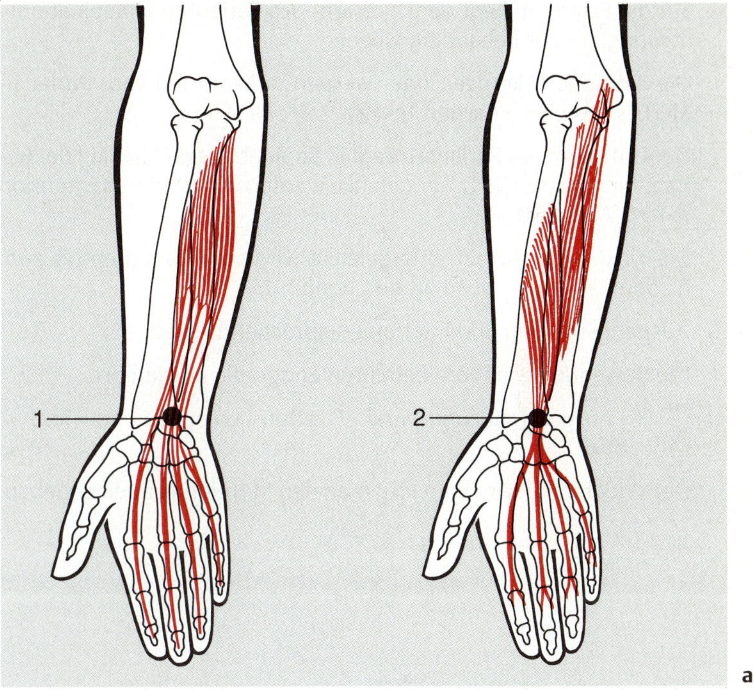


Abb. **86 a** Muskeln, die eine Flexion in den proximalen Interphalangealgelenken durchführen

1 M. flexor dig. prof.
2 M. flexor dig. superf.

1 Für die Palpation liegt der Unterarm des Patienten in Supinationsstellung auf der Behandlungsbank.

Die Grundgelenke der Finger werden in Extension vom Prüfer fixiert (s. Abb. **86 b** für den Test 2).

2 Der Unterarm des Patienten liegt in Supinationsstellung auf der Behandlungsbank. Die Grundgelenke werden vom Prüfer in Extension fixiert (Abb. **86 b**).

Die Flexion der Fingermittelgelenke wird vom Patienten bis zum halben Bewegungsausmaß durchgeführt.

3 Ausgangsstellung und Fixation entsprechend Test 2.

Die Bewegung wird vom Patienten endgradig ausgeführt.

4 5 6 Ausgangsstellung und Fixation entsprechend Test 2 (Abb. **86 c**).

Der Widerstand wird vom Prüfer an den Mittelphalangen gegeben.

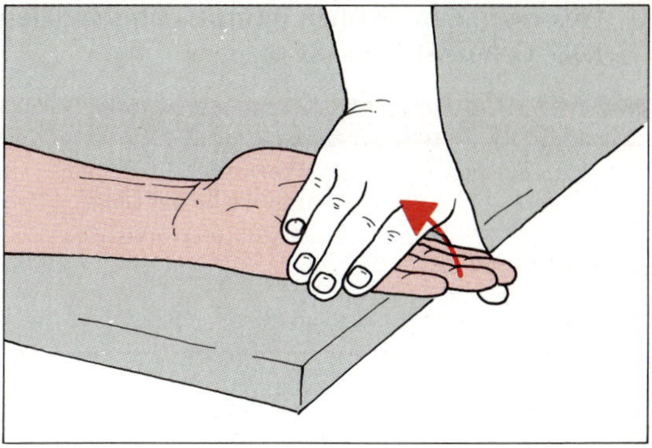

b

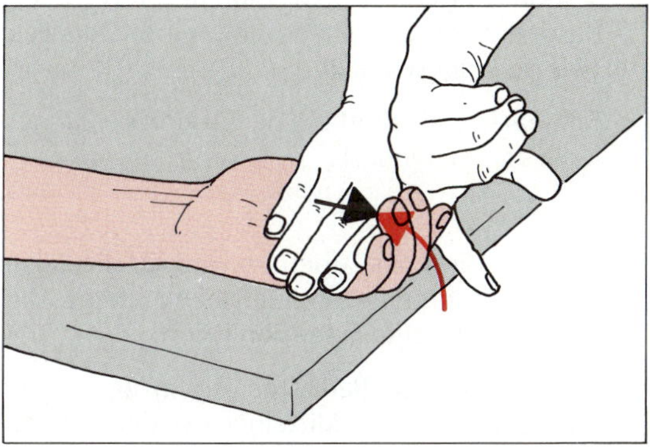

c

Abb. **86 b** u. **c** Prüfung der Flexion in den proximalen Interphalangealgelenken auf die Testnoten 2, 3, 4, 5 und 6

## Flexion in den distalen Interphalangealgelenken (DIP-Gelenke) (Abb. **87 a**)

| Muskel | | Ursprung | Ansatz |
|---|---|---|---|
| *M. flexor dig. prof.*<br><br>N. interosseus aus N. medianus und N. ulnaris (C6–Th1) | **1** | Proximale 2/3. der Palmarfläche der Ulna, Membrana interossea | Basen der Endphalangen des 2. bis 5. Fingers |

### Klinische Symptomatik

**Verkürzungen:** Die Extension in sämtlichen Fingergelenken ist, besonders in Kombination mit einer Dorsalextension im Handgelenk, eingeschränkt.

**Schwäche:** Die Kraft bei der Flexion der Finger und des Handgelenkes ist gemindert.

1 Der Unterarm des Patienten wird für die Palpation in Supinationsstellung auf die Behandlungsbank gelegt. Die Mittelgelenke werden vom Prüfer in Extension fixiert.

2 Der Unterarm des Patienten liegt in Supinationsstellung auf der Behandlungsbank. Die Mittelgelenke der Finger werden vom Prüfer in Extension fixiert.

Die Flexion in den distalen Interphalangealgelenken wird vom Patienten teilweise durchgeführt. Der Test erfolgt für jedes Gelenk einzeln.

3 Ausgangsstellung und Fixation entsprechend Test 2.

Die Bewegung wird endgradig durchgeführt.

4 5 6 Ausgangsstellung und Fixation entsprechend Test 2 (Abb. **87 b**).

Der Widerstand wird vom Prüfer an der Endphalanx der Finger gegeben.

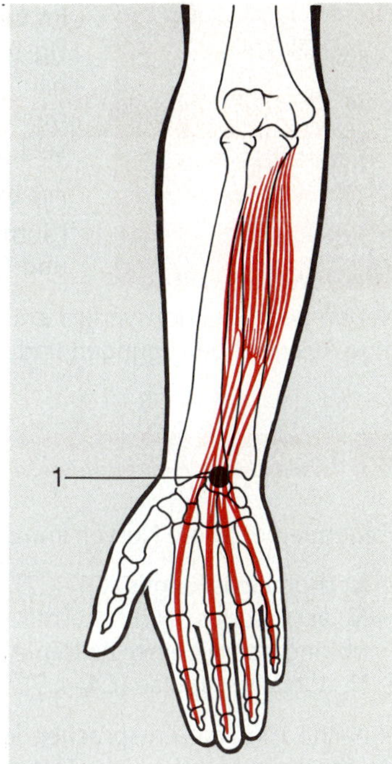


a

Abb. **87 a** M. flexor digitorum profundus, der eine Flexion im distalen Interphalangealgelenk durchführt

1 M. flexor dig. prof.

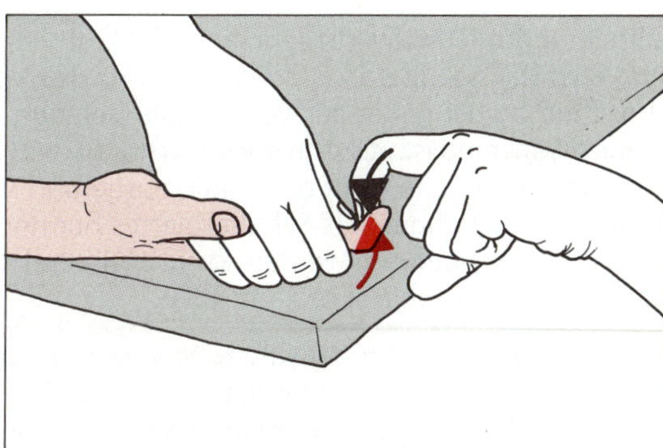

b

Abb. **87 b** Prüfung der Flexion in den distalen Interphalangealgelenken auf die Testnoten 4, 5 und 6

## Klinische Bilder – Beispiele aus der Praxis

Im folgenden Abschnitt werden die wichtigsten und in der praktischen Arbeit am häufigsten auftretenden peripheren Lähmungsformen der oberen Extremität beschrieben.

Die Kenntnis über das klinische Bild dieser Lähmungsformen hat für die Diagnostik und Therapie eine große Bedeutung.

Neben dem Funktionsverlust entstehen sichtbare Atrophien, notwendige Ausweichbewegungen und Sekundärschäden.

### Scapula alata basierend auf einer Läsion peripherer Nerven

Folgende periphere Nerven kommen in Betracht:

- N. thoracicus longus (C5 – C7),
- N. accessorius (Hirnnerv mit eigenem Kerngebiet in der Medulla oblongata; mit einer Zellsäule herunterreichend bis in Höhe C5/6),
- N. dorsalis scapulae (C4 – C5).

Je nach Läsion des entsprechenden Nervs sind der M. serratus anterior (N. thoracicus longus), der M. trapezius (N. accessorius) oder die Mm. rhomboidei (N. dorsalis scapulae) betroffen. Das klinische Merkmal bei allen drei Lähmungsformen ist die Scapula alata. Die verschiedenen Kombinationen von paretischer und intakter Muskulatur bestimmen die Stellung des Schulterblattes zur Wirbelsäule und zum Thorax im Ruhezustand und in der Bewegung.

Fällt die ventrolateralwärts gerichtete Zugkraft des *M. serratus anterior* aus, wird das Schulterblatt durch die Kraft des M. trapezius und der Mm. rhomboidei näher zur Wirbelsäule herangezogen. Der mediale Schulterblattrand ist deutlich von der Thoraxwand entfernt. Die Elevation des Armes kann nicht endgradig ausgeführt werden, da die dazu erforderliche Drehung des Schulterblattes nur noch teilweise vom M. trapezius durchgeführt werden kann. Während der Bewegung verstärkt sich die Scapula alata (Abb. **88**).

Ist durch eine Schädigung des N. accessorius der *M. trapezius* geschwächt, weicht das Schulterblatt durch den Zug des M. serratus anterior und des M. pectoralis minor von der Wirbelsäule nach lateral-ventral ab. Der mediale Schulterblattrand entfernt sich etwas von der

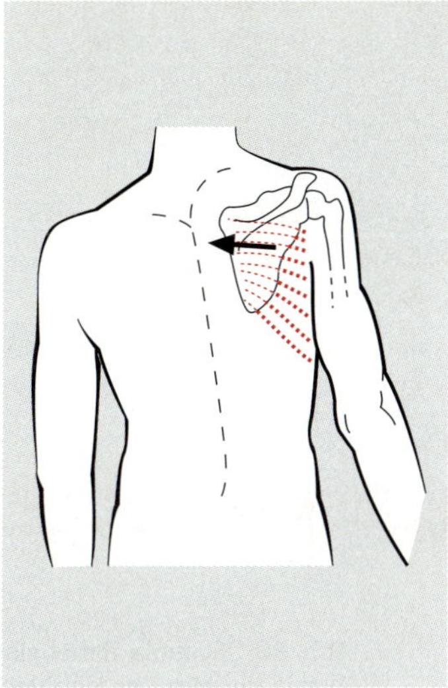

Abb. **88** Scapula alata bei einer Serratus-anterior-Lähmung

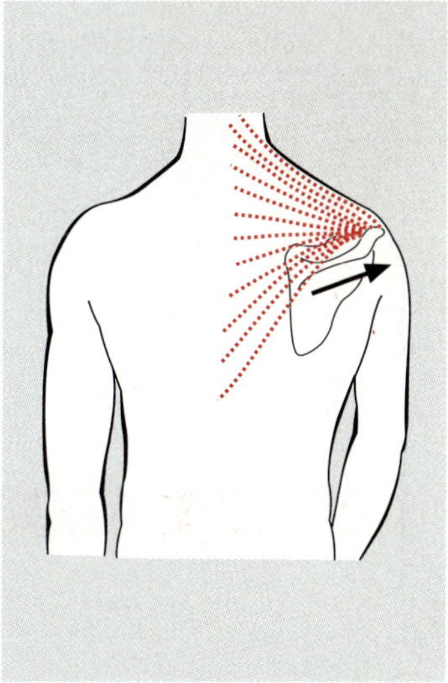

Abb. **89** Scapula alata beim Ausfall des M. trapezius

Thoraxwandung, was beim Heben des Armes wieder durch den Zug des M. serratus anterior ausgeglichen werden kann. Jedoch ist auch hier keine volle Elevation zu erwarten (Abb. **89**).

Beim Ausfall der *Mm. rhomboidei* ist die Scapula alata am wenigsten ausgeprägt. Das Schulterblatt weicht auch hier etwas von der Wirbelsäule nach lateral ab. Die Drehung des Schulterblattes kann jedoch vollständig über den M. serratus anterior und über den M. trapezius ausgeführt werden, so daß eine volle Elevation des Armes durchgeführt werden kann (Abb. **90**).

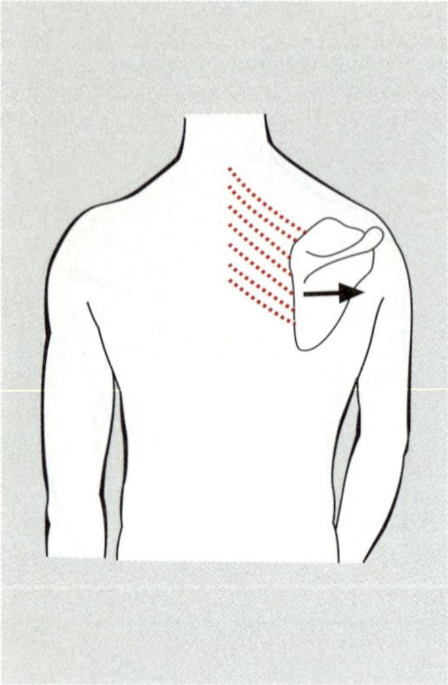

Abb. **90** Scapula alata beim Ausfall der Mm. rhomboidei

## Scapula alata bei muskulärer Schwäche

Eine fehlerhafte Haltung, mit einer starken Kyphose in der Brustwirbelsäule, tritt meist in Kombination mit einer muskulären Schwäche der Mm. rhomboidei und des M. trapezius auf.

Bei mangelndem Trainingszustand ist die Scapula alata häufig zu beobachten.

Das Schulterblatt weicht von der Wirbelsäule ab, und der mediale Schulterblattrand ist von der Thoraxwand entfernt. Das volle Bewegungsausmaß wird bei der Elevation im Schultergelenk oft nicht erreicht, und eine Minderung der Kraft beim Heben des Armes ist vorhanden. Hält der Betroffene ein leichtes Gewicht mit nach vorn gestreckten Armen, so sieht man nach kurzer Zeit, wie sich die Schulterblattränder von der Thoraxwand lösen (Matthiaß I, II, III).

Dieses muskuläre Defizit führt zu Überlastungserscheinungen der an der Schulter angreifenden kontraktilen und nicht kontraktilen Strukturen.

## Obere Plexusparese (Erb-Duchenne-Lähmung)

Ursachen für eine Läsion des oberen Plexus sind meist direkte traumatische Einwirkungen, z. B. häufig nach Motorradunfällen.

Es handelt sich um eine Schädigung der Nerven aus den Halsmarksegmenten C5, C6 und seltener C7.

Die aus diesen Segmenten versorgten Muskeln können, je nach Sitz des Verletzungsortes, unterschiedlich stark geschächt sein, da sie in der Regel aus mindestens 2 Segmenten innerviert werden. Die Paresen zeigen sich vor allem an folgenden Muskeln:

| *Muskel* | *Innervation* |
|---|---|
| M. deltoideus | N. axillaris (C4 – C6) |
| M. teres minor | N. axillaris (C4 – C6) |
| M. supraspinatus | N. suprascapularis (C4 – C6) |
| M. infraspinatus | N. suprascapularis (C4 – C6) |
| M. serratus anterior | N. thoracicus longus (C5 – C7) |
| Mm. rhomboidei | N. dorsalis scapulae (C4 – C5) |
| M. biceps brachii | N. musculocutanaeus (C5 – C6) |
| M. brachioradialis | N. radialis (C5 – C6) |
| M. supinator | N. radialis (C5 – C6) |

### Klinisches Bild

Durch den Ausfall des *M. deltoideus,* der *Mm. supra-* et *infraspinatus* und des *M. teres minor* hängt der Arm in Innenrotation schlaff am Körper herunter. Die Schulter ist nach vorn gezogen, und der mediale Schulterblattrand ist, durch den Ausfall des *M. serratus anterior* und der *Mm. rhomboidei,* im Sinne einer Scapula alata von der Thoraxwand entfernt.

Deutlich sichtbar ist die Atrophie im Bereich des *M. deltoideus* und des *M. biceps brachii.* Der Oberarmkopf befindet sich in einer Subluxationsstellung, mit der typischen „Delle" unterhalb des Akromions (Abb. **91**).

Die wichtigsten Funktionen, die durch die Parese verloren gehen, sind das Heben des Armes nach vorn und zur Seite sowie das Beugen des Armes im Ellenbogengelenk.

Das Heben des Armes kann nur ungenügend über das Hochziehen der Schulter in Verbindung mit einer Seitneigung des Rumpfes kompensiert werden.

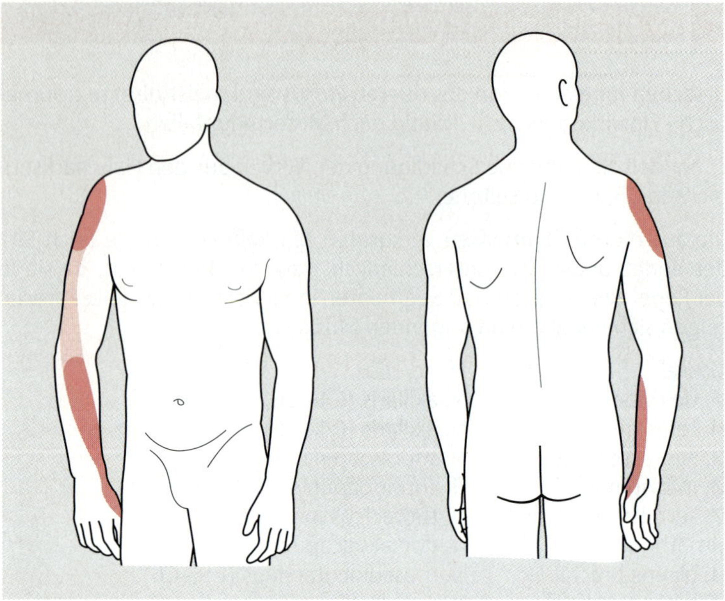

Abb. **91** Haltung des Armes bei einer oberen Plexusparese von ventral und von dorsal

## Untere Plexusparese (Typ Dejerine Klumpke)

Bei der Läsion des unteren Plexus handelt es sich um eine Schädigung der Nerven aus den Rückenmarksegmenten C8–Th1, mitunter auch C7.

Von der Lähmung sind die kleinen Handmuskeln und die Fingerflexoren betroffen, seltener die Flexoren des Handgelenkes. Die Sensibilität ist im Bereich des N. ulnaris gestört.

### Klinisches Bild

Die Hand befindet sich, durch das Überwiegen der Extensoren und durch den Ausfall der *Mm. interossei* und *Mm. lumbricales* (Extension in den Mittel- und Endgelenken der Finger), in einer Krallenstellung.

## Lähmung des N. suprascapularis (C4–C6)

Bei einer Parese des N. suprascapularis sind der M. supraspinatus und der M. infraspinatus betroffen. Der *M. supraspinatus* wirkt neben der Abduktion im Schultergelenk auch als gelenksichernder Muskel. Sein Ausfall wirkt sich auf die Abduktion, durch einen Ausdauerverlust, nur geringfügig aus, da der M. deltoideus die Bewegung zwar deutlich geschwächt, aber doch noch weitgehend alleine durchführen kann. Die gelenksichernde Funktion besteht darin, die kraniale Kapselpartie des Schultergelenkes zu spannen, den Humeruskopf während der Abduktion in die Pfanne zu pressen. Eine Lähmung führt, durch das Fehlen dieser gelenksichernden Funktion, zu Überlastungserscheinungen anderer Schultermuskeln, wie z.B. des Caput longum des M. biceps brachii, des M. subscapularis oder des M. teres minor.
Der Ausfall des *M. infraspinatus* führt zu einem erheblichen Kraftverlust bei der Außenrotation im Schultergelenk, da nur noch der M. teres minor und die hintere Portion des M. deltoideus diese Funktion ausführen können. Gemeinsam mit M. teres minor, wirkt der M. infraspinatus als hinterer Kapselspanner. Sie verhindern eine Luxation des Humeruskopfes nach hinten. Bei einem Ausfall des M. infraspinatus kommt es zu Überlastungserscheinungen anderer Schultergelenksmuskeln, wie z.B. des M. subscapularis oder/und des M. teres minor (Abb. **92**).

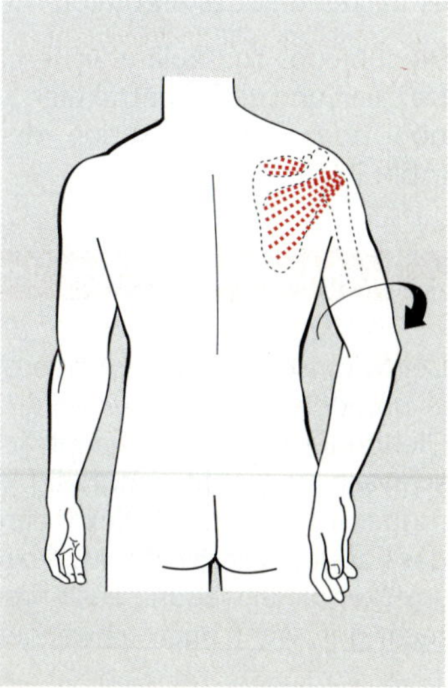

Abb. **92** Stellung des Armes bei einer Lähmung des N. suprascapularis

Bei länger bestehender Lähmung wird die Atrophie des M. infraspinatus unter der Spina scapulae deutlich sichtbar. Der M. supraspinatus wird vom M. trapezius überlagert, so daß eine Atrophie dieses Muskels nicht so auffällig ist.

## Lähmung des N. axillaris (C4–C6)

Der Nerv wird meist durch Schulterluxationen, Oberarmfrakturen oder auch durch den Druck von Achselstützen geschädigt.

Die motorischen Auswirkungen betreffen den *M. deltoideus* und den *M. teres minor.* Dadurch ist das Heben des Armes nach vorn und zur Seite erheblich geschwächt und die Außenrotation des Armes ist ebenfalls in der Kraft deutlich gemindert.

Über den M. supraspinatus kann die Abduktion und über das Caput longum des M. biceps brachii, den M. coracobrachialis und den M. pectoralis major die Elevation des Armes noch teilweise ausgeführt werden. Für die Außenrotation des Armes ist der M. infraspinatus noch vorhanden.

Die Kraftminderung ist bei allen drei Bewegungen sehr deutlich.

Bei länger bestehenden Paresen sieht man, durch die Atrophie des M. deltoideus, deutlich die Veränderung des Schulterreliefs. Die Schulter ist flacher und das Akromion tritt eckig hervor.

Die fehlende muskuläre Sicherung führt zu Überdehnungen der kontraktilen und nicht kontraktilen Strukturen und damit zu einer Subluxation oder sogar Luxation der Schulter im Glenohumeralgelenk (Abb. **93**).

## Lähmung des N. musculocutaneus (C5–C6)

Der N. musculocutaneus versorgt den *M. biceps brachii,* den *M. brachialis* und den *M. coracobrachialis.* Dementsprechend ist die Beugung im Ellenbogengelenk die hauptsächlich betroffene Funktion. Nur sehr schwach und nicht endgradig können der M. brachioradialis, der M. pronator teres, der M. flexor carpi rad., der M. flexor carpi ulnaris und das Caput humerale des M. flexor dig. superf. sowie die Handgelenksstrecker die Bewegung ausführen. Die Elevation des Armes kann noch recht gut, wenn auch schwächer über den M. deltoideus und dem M.

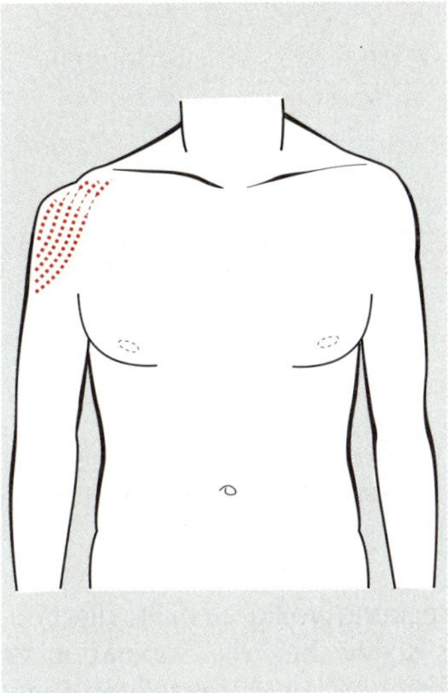

Abb. **93** Lähmung des N. axillaris

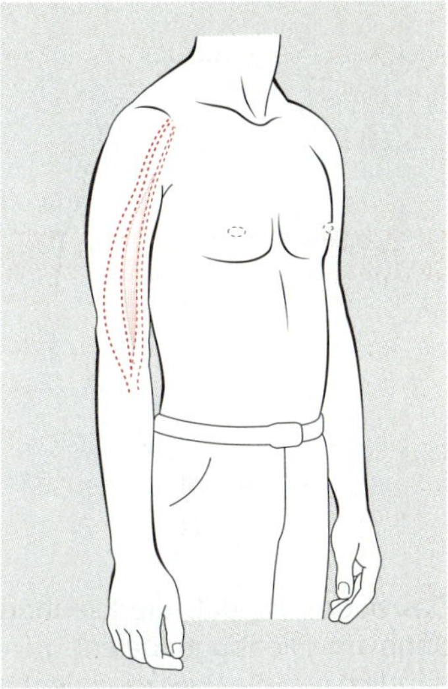

Abb. **94** Lähmung des N. musculocutaneus

pectoralis major (Pars clavicularis et Pars sternalis) durchgeführt werden.

Die Supination des Unterarmes ist durch den Ausfall des M. biceps brachii deutlich in der Kraft gemindert.
Auffallend ist die Abflachung des Muskelreliefs im Bereich der Oberarmbeuger und die völlige Streckung des herunterhängenden Armes (Abb. **94**).

## Lähmung des N. radialis (C5–C8)

Das klinische Bild einer Radialisparese ist immer abhängig vom Ort der Schädigung, da vom Nerv am Oberarm und am Unterarm in verschiedenen Höhen die motorischen Äste abzweigen.
So sind bei Schädigungen in der Achselhöhle sämtliche vom N. radialis innervierten Muskeln betroffen. Dies sind der *M. triceps brachii*, der *M. brachioradialis*, der *M. supinator*, sämtliche *Finger-* und *Handgelenksextensoren* sowie der *M. abductor poll. long.*

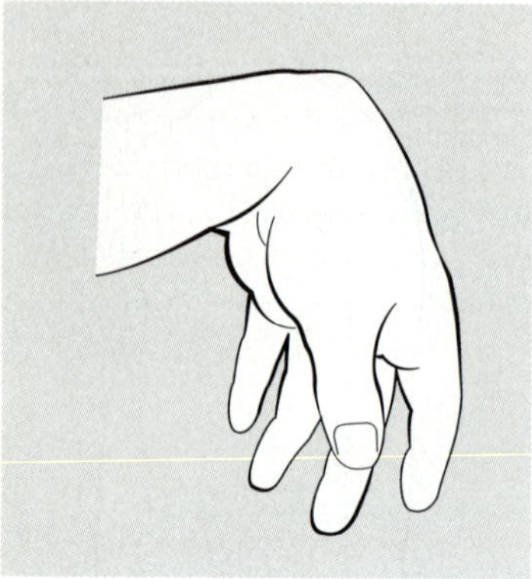

Abb. **95** Die Fallhand, bei einer Lähmung des N. radialis

Das bedeutet, daß die Ellenbogenstreckung völlig ausfällt, die Beugung im Ellenbogengelenk ist etwas schwächer, die Supination ist deutlich und die Pronation des Unterarmes bis zur Mittelstellung ebenfalls in der Kraft gemindert, und die aktive Streckung im Handgelenk und in den Fingergelenken ist nicht mehr durchzuführen.
Wird der Nerv am Oberarm geschädigt, distal der Abzweigung für den M. triceps brachii, so bleibt die Streckung im Ellenbogengelenk voll erhalten.
Liegt die Läsion am Unterarm, sind noch die Extensoren der Finger und des Handgelenkes ausgefallen. Somit ist die Fallhand, unabhängig vom Ort der Schädigung, immer ein charakteristisches Zeichen für eine Radialisparese (Abb. **95**).

## Lähmung des N. ulnaris (C8–Th1)

Das klinische Bild einer Ulnarisparese wird hauptsächlich durch den Ausfall der *Mm. interossei* und der dadurch entstehenden Krallenhand bestimmt. Weiterhin fallen die beiden ulnaren *Mm. lumbricales,* das *Caput profundum* des *M. flexor poll. brevis,* der *M. adductor poll.* und die Muskeln des *Kleinfingerballens* aus.
Bei Schädigungen im Bereich des Ellenbogens sind zusätzlich der M. flexor carpi ulnaris, der M. palmaris long. und der M. flexor dig. profundus für den 4. und 5. Strahl betroffen.
Die für die Ulnarisparese typische Krallenhand läßt sich durch den Ausfall der einzelnen Muskeln und des daraus entstehenden Übergewich-

tes der Gegenspieler erklären. Auffallend ist die Hyperextension in den Fingergrundgelenken, besonders des 4. und 5. Fingers (Abb. **96**).

Die Mm. interossei und Mm. lumbricales haben die größte beugende Wirkung auf die Grundgelenke der Finger. Somit erlangen die Fingerextensoren beim Ausfall dieser Muskeln ein Übergewicht in den Grundgelenken. Der 2. und 3. Finger ist von dieser Überstreckung weniger betroffen, da die beiden Mm. lumbricales und sämtliche langen Fingerflexoren hier noch intakt sind.

Der Daumen ist abduziert und im Grundgelenk überstreckt („signe de Jeanne“). Durch die Lähmung des M. adductor poll. erlangen die Abduktoren des Daumens ein Übergewicht, und durch die Schwäche des Caput breve des M. flexor poll. brevis bewirken die Strecker eine Hyperextension im Grundgelenk.

Der Ausfall des M. adductor pollicis ist die Ursache für das positive Froment-Zeichen: Will der Betroffene ein Stück Papier im Pinzettengriff festhalten, wird die Schwäche des Muskels über den Einsatz des M. flexor poll. long. kompensiert, und das Daumenendgelenk wird flektiert.

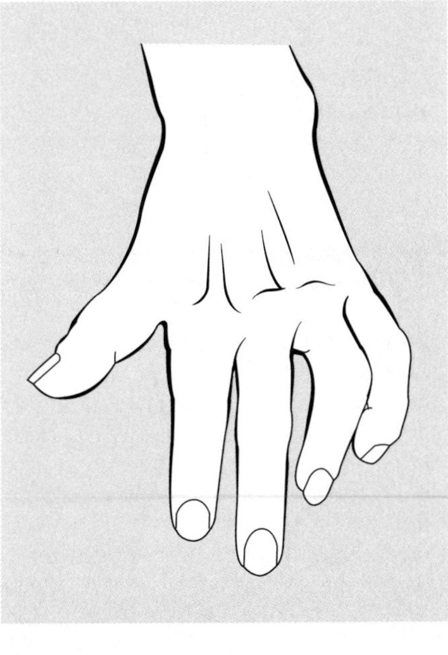

Abb. **96** Die Krallenhand, bei einer Lähmung des N. ulnaris

Bei länger bestehenden Paresen ist die Atrophie zwischen den Os metacarpale und am Kleinfingerballen deutlich sichtbar.

## Lähmung des N. medianus (C5–Th1)

Bei einer hohen Parese des N. medianus entsteht das charakteristische Bild einer Schwurhand:

Das Handgelenk befindet sich in Dorsalextension, da der *M. flexor dig. superf.* und der *M. flexor dig. prof.* für den 2. und 3. Strahl sowie der *M. flexor carpi rad.* ausgefallen sind. Daumen, Zeige- und Mittelfinger sind durch die Schwäche des *M. flexor poll. long.*, des *M. flexor dig. superf.*, des *M. flexor dig. prof.* (2. und 3. Strahl) und der 2 medialen *Mm. lumbricales* in Streckstellung. Außerdem liegt der Daumen flach dem Zeigefinger an, da der *M. abductor poll. brev.*, der *M. opponens poll.* und das *Caput superficialis* des *M. flexor poll. brevis* auch betroffen sind (Abb. **97**).

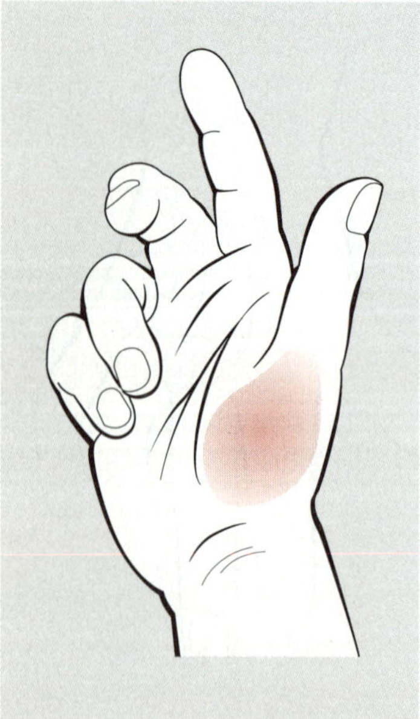

Abb. **97** Die Schwurhand, bei einer Lähmung des N. medianus

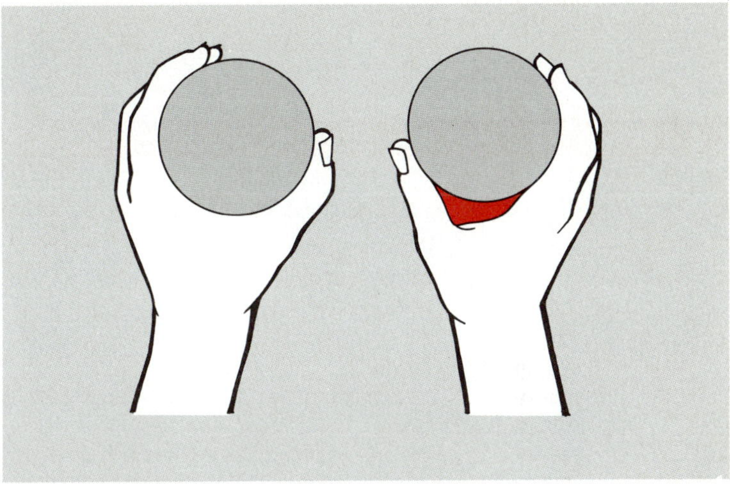

Abb. **98** Die rechte Hand zeigt ein positives Flaschenzeichen, entstanden durch eine Lähmung des N. medianus

Wird der N. medianus distal der Unterarmmitte geschädigt, besteht nur eine Lähmung der medianusinnervierten kleinen Handmuskeln.
In beiden Fällen führt die Parese bei längerem Bestehen zu einer deutlichen Atrophie des Daumenballens (einer sog. Affenhand). Ebenso ist in beiden Fällen das sog. Flaschenzeichen positiv: Wenn ein Glas oder eine Flasche mit der betroffenen Hand gefaßt werden soll, kann der Daumen nicht genügend abduziert werden, so daß die Schwimmhaut zwischen Daumen und Zeigefinger nicht dem Gegenstand anliegt (Abb. **98**).
Die Oppositionsbewegung des Daumens ist beeinträchtigt. Sie wird nur noch durch eine Beugung im Endgelenk teilweise ausgeführt. Die pronatorische Kreiselung des Daumens fehlt völlig.

# Fragenkatalog

## ? Prüfungsfragen

1. Definiere die Kraftgrade 0–6!
2. Nenne die Kennmuskeln für die Segmente C6, C7, L4 und S1!
3. Welche Rolle haben flankierende und welche stabilisierende Muskeln?
4. Wie zeigt sich eine Schwäche der Extensoren des Hüftgelenkes?
5. Was passiert bei einer Verkürzung der Flexoren des Hüftgelenkes?
6. Beschreibe die funktionelle Beinlängendifferenz bei einer Kontraktur der Abduktoren und der Adduktoren des Hüftgelenkes!
7. Beschreibe die Hinkmechanismen, die bei einer Schwäche der Abduktoren des Hüftgelenkes auftreten können!
8. Was haben eine Schwäche des M. quadriceps femoris und der ischiokruralen Muskulatur gemeinsam?
9. Beschreibe die Auffälligkeit einer Fußheberschwäche!
10. Wie verläuft das Schwerelot des aufrecht stehenden Menschen?
11. Welche von kaudal angreifende Muskulatur beeinflußt maßgeblich die Beckenkippung und welche die Beckenaufrichtung?
12. Welche Muskulatur kann hebend auf den Thorax wirken?
13. Welche drei Nerven können bei Schädigung das Bild einer Scapula alata verursachen?
14. Wodurch unterscheiden sich die drei Formen der Scapula alata?
15. Welche Muskulatur ist bei einer oberen Plexusparese betroffen?
16. Welche Muskulatur ist bei einer unteren Plexusparese betroffen?
17. Welche Muskulatur ist bei einer Lähmung des N. suprascapularis ausgefallen?
18. Benenne die Muskulatur, die durch eine Lähmung des N. axillaris ausgefallen ist und welche Bewegungen dadurch besonders geschwächt sind!
19. Wie heißen die Muskeln, die durch eine Lähmung des N. musculocutaneus betroffen sind?
20. Wie ist das typische Bild einer Radialislähmung, einer Ulnarislähmung und einer Medianuslähmung?
21. Was ist ein positives Flaschenzeichen und wodurch entsteht es?
22. Wie ändern sich der Muskeltonus und die Muskeleigenreflexaktivität bei zentralen und peripheren Störungen?

23. Warum ist bei einem Bandscheibenvorfall die Testung der Ästhesie nicht so aussagekräftig wie die Testung der Algesie?
24. Welche Symptomatik zeigt ein Bandscheibenvorfall L4 – L5 bei der Testung der Kennmuskeln, der Sensibilität und der Muskeleigenreflexe?
25. Aus welchen Bewegungskomponenten setzen sich die Opposition und die Reposition des Daumens zusammen?
26. An welchen Bewegungen im Schultergelenk ist der M. deltoideus beteiligt?
27. Welche Bewegungen im Schultergelenk können eingeschränkt sein, wenn der M. teres major verkürzt ist?
28. Wie wirkt sich eine Verkürzung des M. pectoralis minor auf die Stellung der Schulter aus und welche Bewegungen im Schultergelenk können eingeschränkt sein?
29. Welche Bewegungen im Hüftgelenk können eingeschränkt sein, wenn der M. tensor fascia latae verkürzt ist?
30. Welches Segment ist bei einem Bandscheibenvorfall C5 – C6 betroffen und welches bei einem Vorfall L4 – L5?
31. Welchen Muskeleigenreflex testet man bei einem Bandscheibenvorfall C5 – C6 und welchen bei einem Vorfall L4 – L5?.
32. Was kann durch eine Schwäche der Supinatoren des unteren Sprunggelenkes hervorgerufen werden?
33. Wodurch kann sich eine Schwäche der Pronatoren des unteren Sprunggelenkes zeigen?
34. Welche Muskeln muß man überprüfen, wenn die Elevation im Schultergelenk nicht mit voller Kraft durchgeführt werden kann?
35. Wie äußert sich eine Schwäche der Flexoren des Handgelenkes?

## ! Antworten auf die Prüfungsfragen

1. 0 = Keine sicht- oder tastbare Anspannung eines an der Bewegung beteiligten Muskels.
   1 = Sicht- oder tastbare Kontraktion eines an der Bewegung beteiligten Muskels.
   2 = Die Bewegung wird vollständig unter Aufhebung der Schwerkraft durchgeführt.
   3 = Die Bewegung wird vollständig gegen die Schwerkraft durchgeführt.
   4 = Die Bewegung wird vollständig gegen die Schwerkraft und mittleren Widerstand durchgeführt.
   5 = Die Bewegung wird vollständig gegen die Schwerkraft und maximalen Widerstand durchgeführt.
   6 = Die Bewegung wird vollständig mindestens 10mal gegen die Schwerkraft und maximalen Widerstand durchgeführt.
2. C6 M. extensor carpi radialis longus et brevis
   C7 M. triceps brachii
   L4 M. tibialis anterior
   S1 M. triceps surae
3. Flankierende Muskeln bewirken, daß eine bestimmte Ebene während einer Bewegung beibehalten wird. Sie greifen z. B. rotatorisch, ab- und adduktorisch korrigierend bei einer Flexion oder Extension ein. Stabilisierende Muskeln sind Muskeln, die das Schulterblatt bei einer Bewegung des Armes am Rumpf fixieren oder das Becken zum Rumpf hin fixieren, wenn das Bein bewegt wird.
4. Um dem Zug der stärkeren Flexoren des Hüftgelenkes entgegenzuwirken und damit eine Beckenkippung zu vermeiden, verlagert der Betroffene den Oberkörper nach hinten und erreicht darüber eine Überstreckung der Hüftgelenke, wodurch er einen passiven Halt über die Ligg. Iliofemoralia erhält.
5. Bei einer doppelseitigen Verkürzung der Flexoren des Hüftgelenkes finden wir neben einer verstärkten Beckenkippung mit einer Verlagerung des Oberkörpers nach vorne eine eingeschränkte Hüftstreckung, eine Hyperlordose der Lendenwirbelsäule, eine Beugung der Kniegelenke als Kompensation für die Verlagerung des Oberkörpers und eine verstärkte Dorsalextension in den oberen Sprunggelenken.
   Einseitige Verkürzung der Flexoren des Hüftgelenkes:
   Die Beckenhälfte der betroffenen Seite ist nach vorne gedreht und das Kniegelenk ist in einer Beugestellung. Die einseitige Verkür-

zung bedeutet eine funktionelle Beinverkürzung der betroffenen Seite und damit verbunden einen Beckenschiefstand und eine skoliotische Haltung der Wirbelsäule.

6. Eine Kontraktur der Abduktoren führt zu einer funktionellen Beinverlängerung und eine Verkürzung der Adduktoren zu einer funktionellen Beinverkürzung, jeweils auf der betroffenen Seite.
7. Duchenne-Zeichen: In der Standbeinphase der geschwächten Seite verlagert der Patient den Oberkörper über die betroffene Hüfte zur Entlastung der Muskulatur.
   Trendelenburg-Zeichen: In der Standbeinphase der betroffenen Seite kippt die gegenseitige Beckenhälfte nach unten, da die Abduktoren nicht in der Lage sind, das Becken zu halten.
8. Die Überstreckung des Kniegelenkes und damit verbunden ein passiver Halt durch die dorsalen Kapselbandstrukturen.
9. Die fehlende Dorsalextension im oberen Sprunggelenk erfordert eine vermehrte Hüft- und Knieflexion, um den Vorfuß vom Boden zu lösen. Der erste Bodenkontakt in der beginnenden Standbeinphase der betroffenen Seite erfolgt über den Vorfuß.
10. Von der Seite betrachtet verläuft das Schwerelot vom äußeren Gehörgang zum Hüftgelenk, mittig durchs Kniegelenk und trifft den Fuß in Höhe des Os naviculare.
11. Die Beckenkippung wird in erster Linie über die Flexoren des Hüftgelenkes beeinflußt und die Beckenaufrichtung über die Extensoren des Hüftgelenkes.
12. Der M. errector trunci, die Mm. scaleni, der M. sternocleidomastoideus und der M. pectoralis major et minor in Zusammenarbeit mit den Schulterblattfixatoren.
13. Der N. accessorius – M. trapezius,
    der N. thoracicus longus – M. serratus anterior,
    der N. dorsalis scapulae – Mm. rhomboidei.
14. Bei einer Schädigung des N. thoracicus longus wird das Schulterblatt näher zur Wirbelsäule herangezogen, wohingegen bei einer Schädigung des N. accessorius das Schulterblatt deutlich von der Wirbelsäule abweicht. Ist der N. dorsalis scapulae betroffen, weicht das Schulterblatt nur etwas von der Wirbelsäule ab. Die Scapula alata und die Schwäche bei der Elevation des Armes sind nicht so deutlich wie bei den beiden anderen Formen.
15. Betroffen sind der M. deltoideus, der M. teres major, der M. supraspinatus, der M. infraspinatus, der M. serratus anterior, die Mm.

rhomboidei, der M. biceps brachii, der M. brachioradialis und der M. supinator.

16. Die Fingerflexoren, die Mm. lumbricales sowie die Mm. interossei sind betroffen.
17. Der M. supraspinatus und der M. infraspinatus sind ausgefallen.
18. Der M. deltoideus und der M. teres minor sind ausgefallen. Die Elevation, die Abduktion und die Außenrotation im Schultergelenk sind geschwächt.
19. Der M. biceps brachii, der M. brachialis und der M. coracobrachialis sind in ihrer Kraft gemindert.
20. Radialislähmung – Fallhand
    Medianuslähmung – Schwurhand
    Ulnarislähmung – Krallenhand
21. Das positive Flaschenzeichen entsteht durch den Ausfall der Daumenballenmuskulatur bei einer Medianuslähmung. Der Daumen kann bei Fassen einer Flasche nicht genügend abduziert werden, so daß die Schwimmhaut zwischen Daumen und Zeigefinger nicht an der Flasche anliegt.
22. Der Muskeltonus und die Muskeleigenreflexaktivität sind bei zentralen Störungen meist gesteigert und bei peripheren Schädigungen immer geschwächt.
23. Die Dermatome weisen für das Berührungsempfinden eine große Überlappung auf, was für das Schmerzempfinden nicht zutrifft.
24. Kennmuskeln: M. tibialis anterior geschwächt
    M. quadriceps femoris geschwächt
    Sensibilität: Störungen im Bereich der Oberschenkelaußenseite, untere Hälfte der Patella, Unterschenkelinnenseite bis zum medialen Fußrand.
    Muskeleigenreflexe: Patellasehnenreflex abgeschwächt.
25. Opposition des Daumens:
    - Abduktion und Flexion im Daumensattelgelenk,
    - Flexion im Daumengrund und -endgelenk.

    Reposition des Daumens:
    - Abduktion und Extension im Daumensattelgelenk
    - Extension im Daumengrund und -endgelenk.
26. Der M. deltoideus ist an allen Bewegungen im Schultergelenk beteiligt.
27. Die Elevation, die Außenrotation und die Abduktion können bei einer Verkürzung des M. teres major eingeschränkt sein.

28. Sie bewirkt eine Protraktion der Schulter. Dadurch können die Elevation, die Außenrotation und die Abduktion eingeschränkt sein.
29. Die Extension und die Adduktion in der Hüfte können eingeschränkt sein sowie die Außenrotation in geringerem Maße.
30. Bei einem Bandscheibenvorfall C5–C6 ist das Segment C6 betroffen und bei einem Vorfall L4–L5 das Segment L4.
31. Bei einem Bandscheibenvorfall C5–C6 muß der Brachioradialis-Reflex getestet werden und bei einem Vorfall L4–L5 der Patellasehnenreflex.
32. Durch die Schwäche der Supinatoren des oberen Sprunggelenkes kann ein Knickfuß entstehen.
33. Durch eine Schwäche der Pronatoren des oberen Sprunggelenkes ist die laterale Stabilität des Fußes nicht gegeben, was die Ursache für eine Distorsion sein kann.
34. Wenn die Elevation nicht mit voller Kraft ausgeführt werden kann, müssen neben den Schultergelenkmuskeln (M. deltoideus, M. biceps brachii, M. pectoralis major, M. coracobrachialis und M. supraspinatus) noch die das Schulterblatt fixierenden und bewegenden Muskeln (M. trapezius und M. serratus anterior) überprüft werden.
35. Beim Anheben schwerer Gegenstände mit supiniertem Unterarm kann das Handgelenk nicht in Mittelstellung gehalten werden, es kippt nach dorsal ab.

# Literatur


Benninghoff, A., K. Goertler: Lehrbuch der Anatomie des Menschen, Band 1, 9. Aufl. Urban & Schwarzenberg, München 1964

Bruegger, A.: Die Erkrankungen des Bewegungsapparates und seines Nervensystems, 2. Aufl. Fischer, Stuttgart 1980

Daniels, Worthingham: Muskelfunktionsprüfung, 4. Aufl. Fischer, Stuttgart 1982

Feneis, H.: Anatomisches Bildwörterbuch, 7. Aufl. Thieme, Stuttgart 1993

Frisch, H.: Programmierte Untersuchung des Bewegungsapparates, 1. Aufl. Springer, Berlin 1983

Gustavsen, R., R. Streeck: Trainingstherapie im Rahmen der Manuellen Medizin, 2. Aufl. Thieme, Stuttgart 1991

Hoppenfeld, S.: Orthopädische Neurologie. Enke, Stuttgart 1980

Kahle, W., H. Leonhardt, W. Platzer: Taschenatlas der Anatomie, Bd. 1 und Bd. 3, 6. Aufl. Thieme, Stuttgart 1991

Kapandji, I. A.: Funktionelle Anatomie der Gelenke, Bd. 1: Obere Extremität, 1984, Bd. 2: Untere Extremität, 1985, Bd. 3: Rumpf und Wirbelsäule, 1985. Enke, Stuttgart

Kendall, H. O., F. P. Kendall, Wadsworth, G. E.: Muscles, Testing and Function, 2nd ed. Williams & Wilkins 1971

Klein-Vogelbach, S.: Funktionelle Bewegungslehre, 2. Aufl. Springer, Berlin 1977

von Lanz, T., W. Wachsmuth: Praktische Anatomie, Bd. 1/3 Arm, Bd. 1/4 Bein und Statik. Springer, Berlin 1972

Lewitt, K.: Manuelle Medizin, 2. Aufl. J. Barth, Leipzig 1977

Meinecke, F.-W.: Verletzungen der Wirbelsäule und des Rückenmarks – spezielle Chirurgie für die Praxis. Thieme, Stuttgart 1980

Mumenthaler, M.: Neurologie, 9. Aufl. Thieme, Stuttgart 1990

Pernkopf, E.: Atlas der topographischen und angewandten Anatomie des Menschen, Bd. 1 u. 2, 2. Aufl. Urban & Schwarzenberg, München, 1980

Sobotta, J., H. Becher: Atlas der Anatomie des Menschen, Bd. 1 u. 3, 17. Aufl. Urban & Schwarzenberg, München 1972

Tittel, K.: Beschreibende und funktionelle Anatomie des Menschen, 8. Aufl. Fischer, Stuttgart 1978

Winkel, Vleeming, Fisher, Meijer, Vroege: Nichtoperative Orthopädie, Teil 1: Anatomie in vivo; Teil 2: Diagnostik. Fischer, Stuttgart 1985

# Sachverzeichnis